PMMA骨水泥

PMMA Cements

原　著　Klaus-Dieter Kühn

主　译　张　克　吕维加

副主译　蔡　宏　李朝阳

北京大学医学出版社

PMMA GUSHUINI

图书在版编目（CIP）数据

PMMA骨水泥 / (奥) 库恩 (Kühn) 原著；张克，吕维加译.
－ 北京：北京大学医学出版社, 2015.10
　书名原文：PMMA cements
　ISBN 978-7-5659-1226-9

Ⅰ. ①P… Ⅱ. ①库… ②张… Ⅲ. ①聚甲基丙烯酸甲酯－
应用－骨科学 Ⅳ. ①R318.08②R687.3

中国版本图书馆CIP数据核字(2015)第216433号

北京市版权局著作权合同登记号：图字：01-2014-8230

PMMA 骨水泥

主　　译：张　克　吕维加
出版发行：北京大学医学出版社
地　　址：(100191) 北京市海淀区学院路 38 号　北京大学医学部院内
电　　话：发行部 010-82802230；图书邮购 010-82802495
网　　址：http：//www.pumpress.com.cn
E － mail：booksale@bjmu.edu.cn
印　　刷：北京圣彩虹制版印刷技术有限公司
经　　销：新华书店
责任编辑：王智敏　　责任校对：金彤文　　责任印制：李　啸
开　　本：787mm×1092mm　1/16　印张：18.5　字数：466 千字
版　　次：2015 年 10 月第 1 版　2015 年 10 月第 1 次印刷
书　　号：ISBN 978-7-5659-1226-9
定　　价：155.00 元

版权所有，违者必究
（凡属质量问题请与本社发行部联系退换）

译者名单

主 译

张 克　吕维加

副主译

蔡 宏　李朝阳

译 者

（以姓氏汉语拼音为序）

蔡 宏　崔永顺　董妍君　何 玄

李 锋　李 杨　李朝阳　李银霞

李子剑　刘延青　吕维加　田 华

于 涛　翟欣昀　张 克　赵 瑾

赵旻暐

译者前言一

当我们准备将 Klaus-Dieter Kühn 教授的《PMMA Cements》一书翻译成中文介绍给中国的骨科医生、科研工作者，甚至是食品药品监督管理部门的工作者的时候，作为一个从事了三十余年人工关节置换的医生，我心中五味杂陈。我不仅想起 1970 年 Sir John Charnley 在《Acrylic Cement in Orthopaedic Surgery》书中的一段话，"There is no doubt that in orthopaedic surgery acrylic cement is going to be widely used in many different parts of the world; there is equally no doubt that its use by uninformed operators will produce complications which might seriously threaten its reputation and might hold back the progress of science. If criticism of acrylic cement are to come from this type of source, it is important to have available the main references to research in this field, both in favour of and against the main thesis." 45 年前 Charnley 医生预言了中国的现状。

近二十年，伴随着人工关节置换在中国的逐渐成熟，以及椎体成形等治疗技术的引入，骨水泥市场在中国飞速发展。然而，对骨水泥的认识以及规范化的使用却远远跟不上步伐。目前中国大的关节置换中心，骨水泥型髋关节置换几乎绝迹，这也向学习者们传递一个错误的信号——"骨水泥已经过时"。而二、三线城市，置换量相对较小的医院，出于经济等方面考虑，又经常使用骨水泥型髋关节。然而，在既无良好水泥技术保证，又无配套的水泥工具使用的前提下，自然无法获得良好的使用结果，这也就给骨水泥增添了所谓的"恶名"。

在本世纪初，我们致力于传播骨水泥知识与骨水泥技术，并非我们对它有何偏爱或想成为另类。而是骨水泥作为一种基本的骨科材料，骨水泥技术作为一种基础的骨科操作技术，应当而且必须被所有的骨科医生掌握。中国的经济发展水平，患者的疾病类型与解剖特点等，使我们没有任何理由立刻走向"非水泥"的时代。

国内尚无全面翔实介绍骨水泥的专业书籍，我和我的同事们非常乐意倾注自己的努力为大家推出《PMMA Cements》的中译版，还原一个真实的"骨水泥"。也许我们的专业积累还不够，难免有理解错误与翻译偏颇，但是我们在尽力践行我们的责任——无论你是喜欢还是反对"骨水泥"，请了解它、认识它、研究它。

我要感谢我的同事们在繁忙的工作之余完成本书的翻译工作，特别是蔡宏医生对本书大部分章节进行了认真校对；感谢香港大学吕维加教授及其团队的合作，他们在基础医学方面的造诣和治学态度令人敬佩；感谢北京大学医学出版社的冯智勇、王智敏老师以及 Heraeus 公司的尹楚明先生对本书的顺利出版投入的热情与辛勤的工作。

张 克

译者前言二

聚甲基丙烯酸甲酯（PMMA）骨水泥在骨科的应用，由最初的关节假体固定扩展到骨缺损填充与椎体修复，已有长达五十多年的临床应用。PMMA骨水泥之所以能延续如此长的生命周期，最根本的原因在于其无可替代的优异特性，如稳定的固化过程、合适的力学强度、良好的生物相容性，是其他产品无法与之媲美的。

这是一本系统全面且解析透彻的关于骨水泥的著作。作者从PMMA骨水泥的历史、粉液组分及配比和力学特性等方面对骨水泥做了详细叙述。但本书内容不局限于此，作者还从材料物理与化学的角度对PMMA的聚合过程对其反应特点、物理特性等方面进行了深入剖析。作为一款骨科领域无可替代的产品，随着时间的推移虽然其主要成分没有显著改变，但与之配套使用的注射器械经历了多次发展。所以在本书中作者别具匠心地对现代骨水泥使用技术及发展趋势进行了综述和展望。希望本译著能为临床医生、工程技术人员、理学背景研究者以及患者提供较全面的骨水泥基本知识，也为今后的产品创新及技术改进提供理论基础及参考依据。

虽然PMMA骨水泥已为骨科医生及生物材料研究人员所熟知，但是本著作在详尽讲述其特性时涵盖了临床医学、生物学及材料化学等多个领域，所以本著作的翻译是在临床医生、理工科专家和相关研究人员的共同努力下完成的。这里要特别感谢北京大学附属第三医院张克教授团队、天津大学李朝阳博士课题组以及我所带领的香港大学骨科研究组；还有其他组织和参与本著作翻译的人员不在此逐一列出，感谢大家在翻译过程中的严谨态度和辛勤工作；同时衷心感谢原著作者授权将该书译为中文与大家分享。

香港大学矫形及创伤外科学系
伍振民基金教授
吕维加

原著前言

基于人口老龄化和现代生活方式的转变，每年罹患骨骼肌肉疾患的病例数在全世界范围内出现了快速的增长。由此产生的直接结果是，健康医疗相关花费迅速增加，并带给国家健康医疗系统巨大的经济压力。如果将目光投向来自关节置换登记系统的数据，我们会发现需要接受髋或膝关节置换的年轻患者也在增加。在不断增长的困难翻修病例中，也可以发现这一现象。在这样的大背景下，保证患者得到理想治疗的同时，减少内置物假体关节手术的花费不仅是一个目标，更是一种挑战。

这一挑战来自于时代的转变，即所有事情都需要接受是否有可能进一步改善的质疑以及相当长时间的检验。医学无法背离这一大趋势。或者说，恰恰相反，几乎没有任何其他领域遭受到了如此巨大的变化和经济方面的挑战。

每天在手术室内的工作，术者和（他们的）助手都能够感受到来自经济上不断增长的压力。根据有关医疗规定，从业人员、临床工作流程和相关措施都在持续不断地接受评估，财会审计工作严格进行，并较以往有所提高。多项临床路径皆在使患者术后快速重返其正常生活，专业的手术操作流程也带来了减少医疗花费的可能。

在这样的大环境下，不同的关节置换技术也被密切评估。更多讨论的主题是，先前使用骨水泥（PMMA）进行人工关节的锚定是否仍旧合适。

根据我个人的观察，不得不遗憾地说，现今很多年轻医生未能在其实习期间接受使用PMMA进行手术的良好训练。实际上，被认为是更先进的生物固定技术被更广泛地传播。继而，这些医生或许会产生错误的印象，认为除了生物固定系统外别无选择。使用生物固定的医生会推崇该方法更加先进，而将骨水泥固定看做是过时的方式。

这一普遍存在看法令人震惊，全世界范围内的关节登记系统都表明使用骨水泥固定内置物丝毫不逊于生物固定产生的效果。不仅如此，在许多国家骨水泥固定手术较生物固定有更低的翻修率。

因此，作为非常成功的一种生物材料，PMMA值得我们更多关注，而不是被越来越普遍地忽视。骨水泥在医学，特别是手术方面所展示出来的优点，是其他任何材料都难以企及的。

其他任何材料都无法具备同骨水泥一样良好的生物相容性，没有哪一种材料具有同骨水泥一样在医学方面的长期观察记录，同样的，没有哪一种材料可以在人工关节手术的使用上，显示出同骨水泥相匹配的良好临床疗效。

尽管有更认可生物固定这样的普遍看法，值得引起我们注意的是，目前绝大多数膝关节置换假体还是依赖PMMA的固定——至少在胫骨假体上是这样。同样有趣的是，在一些国家，有一部分医生在髋关节置换手术中也不认可生物固定，转而使用骨水泥固定。更进一步，在越来越多的肩关节置换手术中，使用PMMA被认为是一种理想的方法。

尽管对是否采用PMMA进行初次置换手术的争议不断，但骨水泥作为可靠固定材料和抗生素有效载体的地位未曾动摇。含有抗生素的骨水泥是一种能够释放活性成分的聚合物基质，它能够在局部的相当长一段时间内释放高浓度的抗生素，从而有效抑制细菌数量，有针对性地清除细菌。使用PMMA制作的占位器，可以帮助许多患者避免痛苦的截肢手术。

极少有其他材料能像骨水泥一样具有如此长时间和深入的临床观察，也没有其他材料能够具备如此广泛的医学需求。正是医生同材料学家共同携手努力，改进了 PMMA 的特性，使其在临床实践中取得了理想的效果。人工关节领域使用 PMMA 进行内置物假体的固定效果显著，便是一鲜活的例证。

尽管根据患者不同的年龄、健康状况等因素进行手术技术的选择合情合理，但在学习阶段的年轻医生往往有意避免学习骨水泥髋关节置换技术，并不愿意在任何初次或置换手术中考虑使用该方法。

为了避免这一令人遗憾的局面进一步扩大，以及对骨水泥在临床工作中显著成绩的正面肯定，这一版修订后的《PMMA（Bone）Cements》著作出版的时机，可以说是恰到好处。对 PMMA 在生物学以及理化性质方面的现代认识，应当使得临床医生、新材料研发者、药理学家、微生物学家以及经济学家对这一材料有全面、深入的理解。本书同样可以被用作参考文献。特别是对于未来的医生和医院工作人员，本书从临床训练、有关会议和专家角度，就如何在手术室安全、正确地使用骨水泥，收集了大量问题并给予解答。本书同样可作为一个全面的知识平台，为医院决策层（评估临床策略）提供依据。

（赵旻暐 译 蔡 宏 校）

原著序

　　骨水泥是较为常用的自凝式丙烯酸树脂水泥，其基本成分为甲基丙烯酸甲酯（MMA）。在手术中的最后操作是将液态单体和粉剂（聚合物）混合，从而形成聚合过程。很多内在和外在的因素均对骨水泥的质量和处理有影响。水泥的（最终）质量不仅仅取决于其化学成分和制备过程，同时还受到手术团队的知识和勤勉度的影响。

　　骨水泥在骨科手术和其他手术领域中继续扮演着极为重要的角色。它的基本作用是用以固定假体，但同时也被用作填充材料，以及对关节假体周围感染进行预防和治疗的重要局部抗生素释放载体。

　　目前市场上有很多种不同的骨水泥，但对于患者而言，获得良好治疗结果的最重要因素无外乎医生对骨水泥基本知识的理解、制备过程以及正确的应用技术。

　　本书的出版目的在于更新前版的知识，同时本书的作者是在本领域享誉世界的专家，并将其更多的相关前期研究补充于本书内。

　　全髋和全膝关节置换手术的长期良好疗效取决于（医生）对于骨水泥种类的选择和水泥技术的理解。来自关节登记系统的相关数据已经补充到这一新版本中，并对于骨水泥的临床相关质量给予了更多关注，特别是蠕变、应力松弛和人体内性状，同时也包括（当代）骨水泥技术。

　　本书新增了骨水泥过敏的章节，相关临床问题切合主题。并且，本书采用通俗易懂的方式，对抗生素骨水泥的有关知识进行了更为深入的阐释。

　　这本新书对有关 PMMA 理化性质的最新知识进行了全面、易懂的解释。同时，本书也对骨水泥有关的科学和临床知识进行了高度的总结。

　　因此，本书可以被认为是涉及了更广泛知识的更新版本，是所有涉及 PMMA 型骨水泥问题的一本非常有价值的参考书。

　　我希望，本书不仅仅为科研工作者所用，更能为临床医生提供有意义的指导。

Steffen J. Breusch

2013 年 10 月

（赵旻暐 译 蔡 宏 校）

致 谢

首先，我想对所有"我的"学生们表达最诚挚的谢意，特别是 Rafaela Echterdiek、Alexander Wilhelm，以及 Carsten Eberlein、Jan Meissner、Stefan Böhme 和 Daria Kasperski，本书的顺利出版得益于他们艰苦卓绝的工作，这包括制作各种表格、图片，扫描影像资料以及很多相关的翻译工作。

我还要因为所有的影像资料和相关描述，对来自 Tabea Hospital Hamburg 的 Götz v. Förster 表示深厚的谢意，Raimund Jäger (Fraunhofer Institute for Mechanics of Materials IWM, Freiburg)、Elmar 和 Stefanie Tschegg（来自 Vienna University of Technology) 评估了所有疲劳、蠕变和机械学测试结果，Erwin Steinhauser 和 Peter Oettinger（来自 Munich University of Applied Sciences) 的工作明确了玻璃化转变的问题，Andreas Koch (Munich University of Applied Sciences) 在 Gelnorm 黏度测试上付出努力，Iason 的专家们整理总结了临床研究和骨水泥个案报道的相关文章，Edgar Wüst 为提供材料和 ISO 骨水泥测试做了准备工作，Christian Kaddick(Endolab, Rosenheim) 根据 ISO 5833 标准对大量的材料进行了测试，Marion Mank 和 Sevda Kirbas 测试了材料成分，Clemens Kittinger(Medical University of Graz) 在抗生素方面对所有微生物相关研究进行了测试和科学综述，Jasmin Jelecevic 和 Kai Löwe (Medical University of Graz) 进行了 MMA 蒸气相关研究，Ulrike Dächert (Springer) 为本书的组织和印刷付出了努力，还有 Debora Coraca-Huber (Medical University of Innsbruck)、Vienna University of Technology 和 Hochschule RheinMain、University of Applied Sciences、Wiesbaden for SEM、Slawomira Chmil、Michael Eder-Halbedl (Medical University of Graz) 以及 Eric Fischer 在图片方面的工作，在此一并表示我最真诚的谢意。

不仅如此，我还要向所有提供科学帮助和精彩讨论的同道表示感谢，特别是 Christof Berberich（骨水泥技术、抗生素相关专题），还有那些为本书提出宝贵意见的学者，他们是 Udo Gopp（力学性能、蠕变、疲劳性能、玻璃转化温度），Silvia Hahn（审批要求），Hans Bösebeck（临床观察），Neil Watkins (DePuy 发展史相关)，Sigrid Brandt 和 Tim Hanstein（过敏部分、水泥历史），Nadine Zentgraf、Thomas Kluge 和 Sebastian Vogt（快速制备、水泥粘贴、成分以及化学性质方面），Elke Lieb（发展史部分），Florian Theisen（绪论、水泥粘贴），Giancarlo Rizzoli（商品化部分），Maren Schulze 和 Stanislaw Maidanjuk（水泥技术），Mareike Berghaus、Antonis Kontekakis 和 Sebastian Gaiser（关节登记系统），Jasmine Phan 和 Lothar Kiontke（抗生素部分）还有 Piet Bubenzer（法律事务相关）。

最后，我非常感谢来自爱丁堡大学的 Steffen Breusch 教授 (University of Edinburgh,UK) 为本书所书的精彩序言。

Klaus-Dieter Kühn

骨科手术部，Graz 医学院
Auenbruggerplatz 5, 8036 Graz, 奥地利

（赵旻暐 译 蔡宏 校）

目　录

1. 绪论

疾病或其他因素会引起关节磨损或撕裂等不可逆的结构损伤，最终关节疼痛进行性加重，导致活动受限，进而出现生活质量下降（■ 图 1.1）。尤其对晚期的骨关节病而言，人工关节置换是唯一有效的治疗方式。髋关节是置换最多的关节，膝关节次之。

1.1　髋关节疾病

对于健康的髋关节来说，关节间隙完整，不伴有畸形、骨赘和囊性变（■ 图 1.1a）。关节的受力部位在关节病变的早期很少表现出不规则变化和缺损，此时可采用保守治疗（■ 图 1.1b）。当 X 线上发现骨赘生成且关节间隙消失时，患者的疼痛水平将成为是否进行关节置换的决定性因素（■ 图 1.1c）。

在股骨头坏死的病例中，如果 X 线发现明显的囊性变，关节间隙狭窄，股骨头变形并且坏死，患者就急需进行关节置换术（■ 图 1.1d）。髋关节发育不良的患者也会出现类似的情形，如关节间隙狭窄、骨赘形成以及明显的股骨头外移（■ 图 1.1e），此时也应选择手术治疗。髋臼中心性脱位的病例呈现典型的变化——关节间隙多数情况下保持完好，但畸形的股骨头形成特征性的圆锥形，突入骨盆。再次重申，为了防止髋臼骨折，当见到骨赘与囊性变等畸形表现时，应建议行关节置换术（■ 图 1.1f）。

1.2　膝关节疾病

健康的膝关节关节间隙没有病变，与髋关节相似，同样也没有畸形，没有骨赘生成，没有囊性变。此外，还可能有一条内翻或外翻的力线（■ 图 1.2a）。关节病变早期，关节间隙很容易观察，然而，如见到轻微的骨硬化则提示早期畸形（■ 图 1.2b）。如同髋关节一样，建议进行保守治疗。内翻膝通常表现为关节间隙内侧磨损，而外侧则无影响（■ 图 1.2c）。相反，外翻膝则表现为关节间隙外侧磨损，而内侧无影响（■ 图 1.2d）。对于炎性关节病变而言，关节间隙双侧狭窄（■ 图 1.2e、f），在关节炎程度较重时，可见明显的骨赘。

PMMA 骨水泥在医学领域中广泛应用，但主要是用于人工关节假体的固定（■ 图 1.3）。骨水泥充填在假体与骨质之间的空隙里（■ 图 1.4）。不规则的骨床面以及骨水泥渗入海绵状的松质骨骨小梁中是植入物长期生存的前提条件（Charnley，1970；Draenert，1983）。由于自身的刚性和缓冲，骨水泥类似于一个弹性区域，将应力传导至周围的骨质（■ 图 1.5）。

■图1.1　健康的髋关节（a）与伴有病变的髋关节（b ~ f）的术前影像（感谢德国汉堡Tabea医院的 G.v.Foerster医生提供的支持）。a. 健康、正常的髋关节，关节间隙完整，没有发现病变，无异常影像，无赘骨生成，无囊性变，无畸形，无明显的外翻或内翻。b. 右侧髋关节的早期关节病变，髋内翻，颈干角（CCD角）大约115°，关节间隙的应力区域轻微异常，需要临床治疗干预。治疗方法：对早期代偿期的疼痛采用保守治疗：如理疗或透明质酸注射。c. 左侧髋关节外翻，CCD角大约160°，负重区关节间隙可见，下方部分退变，边缘性骨赘从下方延续到头-颈部。治疗方法：依患者症状而定，如果疼痛进行性加重，应该行全髋关节成形术（THA）。d. 右侧股骨头坏死。关节间隙完全消失，髋臼顶部形成囊性变，股骨头已经坏死变形，治疗方法：THA。e. 髋关节发育不良的髋骨性关节炎，负重区关节间隙完全消失，骨赘增生明显（向外延伸骨赘），股骨头外移（发育不良）。治疗方法：THA。f. 左侧为内陷性髋骨性关节炎，关节间隙存在但中心部位狭窄，股骨头向髋臼中心脱位，骨赘主要在头颈部移行，股骨头呈典型的圆锥形，股骨颈囊性变。治疗方法：THA

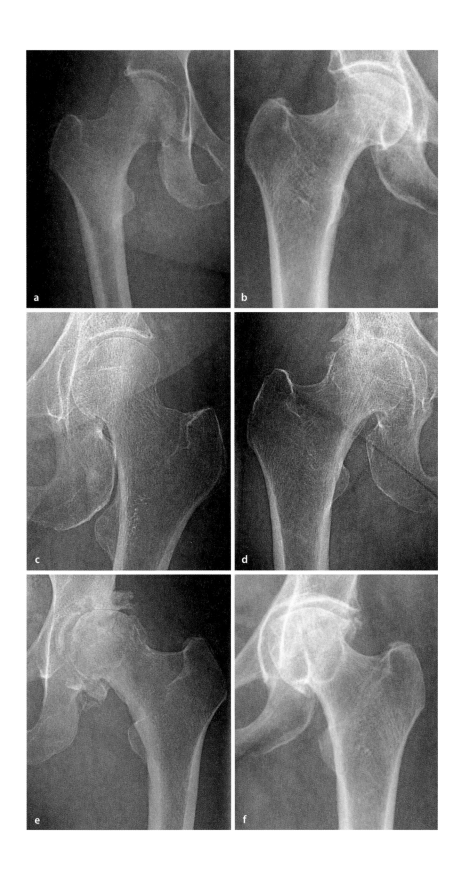

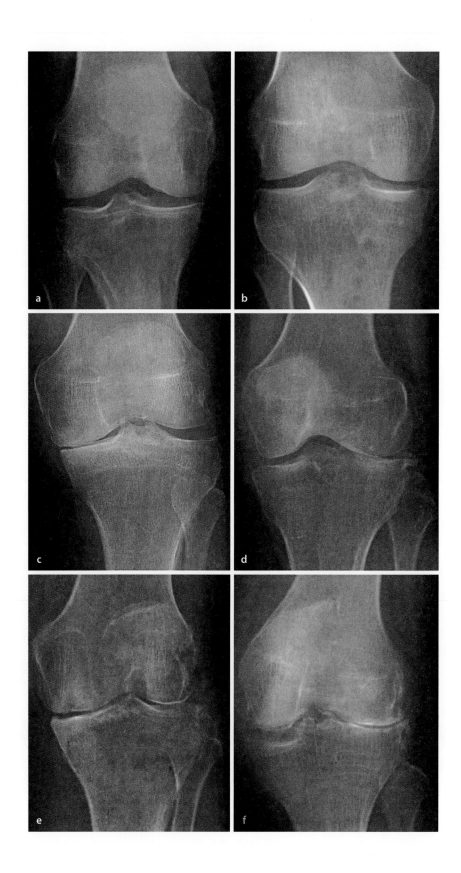

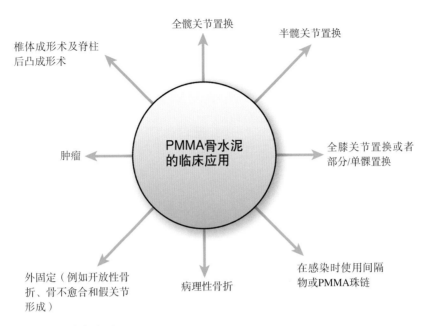

全髋关节置换

半髋关节置换

椎体成形术及脊柱
后凸成形术

PMMA骨水泥
的临床应用

全膝关节置换或者
部分/单髁置换

肿瘤

外固定（例如开放性骨
折、骨不愈合和假关节
形成）

病理性骨折

在感染时使用间隔
物或PMMA珠链

■图1.3　PMMA骨水泥的临床应用

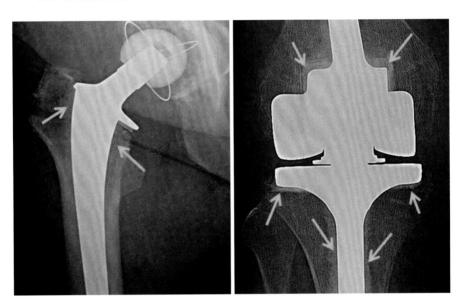

■图1.4　髋关节（左）及膝关节（右）骨水泥型关节置换术后的影像。箭头所指处为骨水泥层（感谢德国汉堡Tabea医院的G.v.Foerster医生提供的支持）

◀ ■图1.2　健康的膝关节（a）与伴有病变的膝关节（b～f）的术前影像（感谢德国汉堡Tabea医院的G.v.Foerster医生提供的支持）。a. 健康正常的膝关节，关节间隙未见异常，内外侧间隙清晰可见，无骨化，无骨赘生成，无囊性变，无畸形，无明显内翻或外翻畸形。b. 右侧关节炎前期表现，外侧关节间隙正常，内侧胫骨平台部位轻微硬化，需要临床治疗干预，治疗方法：初期代偿性疼痛采用保守治疗（理疗或透明质酸注射）。c. 左侧膝关节内翻，CCD角大约8°，内侧关节间隙磨损明显，外侧则不明显。治疗方法：全膝关节置换术（TKA），或者内侧单髁置换。d. 膝关节外翻畸形，外侧关节磨损明显，内侧不明显。治疗方法：TKA，或者单髁置换。e. 左侧全膝关节炎性关节病，伴随内翻畸形，双侧关节间隙明显狭窄。治疗方法：TKA。f. 左侧明显的全膝关节炎性关节病，合并明显外翻畸形，内外侧关节间隙完全磨损，关节边缘明显骨赘生成。治疗方法：TKA

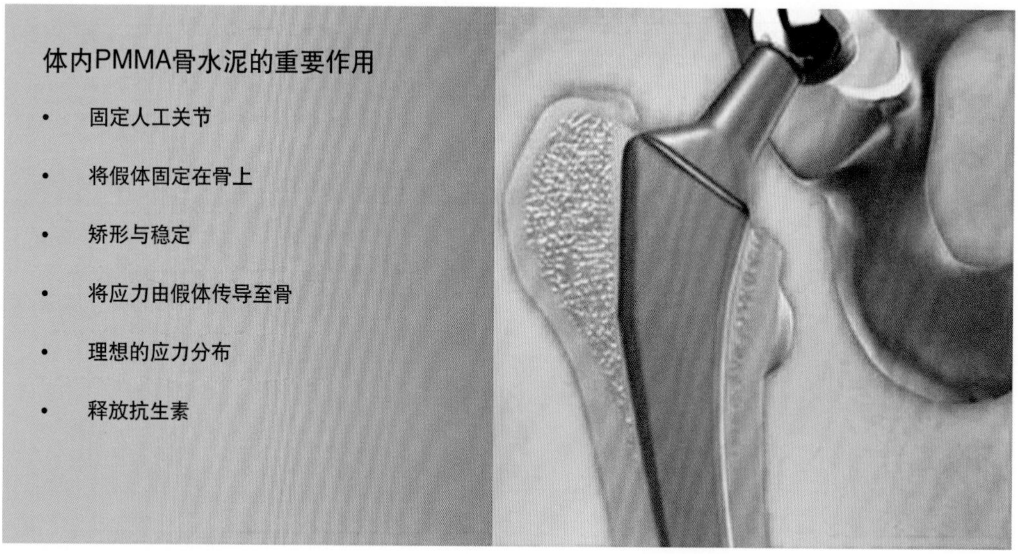
体内PMMA骨水泥的重要作用
• 固定人工关节
• 将假体固定在骨上
• 矫形与稳定
• 将应力由假体传导至骨
• 理想的应力分布
• 释放抗生素

■图1.5　体内PMMA骨水泥的重要作用

> 骨水泥层类似于一个弹性区域。

1.3　骨水泥型关节成形术

PMMA 骨水泥根据其物理及化学特性在人体中发挥着不同的作用（■ 图 1.5）。比如，PMMA 骨水泥是骨科里最理想的药物传递系统。

骨水泥与骨的连接以及骨水泥与假体的连接完全是机械性的。因此，自从骨水泥被应用

黏性结合
形态匹配连接
形态匹配连接
力学匹配连接

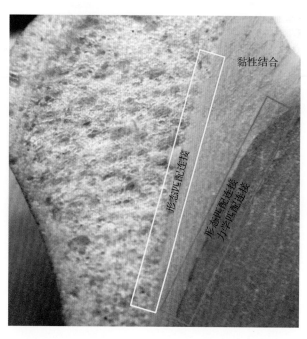

■图1.6　骨水泥假体内部的连接规律，可见骨-骨水泥作用界面（白色），骨水泥-假体作用界面（蓝色），骨水泥（绿色），假体（灰色），骨松质（乳白色）

于髋关节成形技术中，人们就开始根据其物理操作特征来研究骨水泥的连接特性（■ 图 1.6）。

—　FCC= 形态匹配连接（form-closed connection）

—　FFC= 力学匹配连接（force-fitted connection）

—　CB= 黏性结合（cohesive bonds）

在骨水泥发生聚合反应过程中以及反应结束后，可以在 PMMA 骨水泥内部成分中发现黏性结合区域。然而，我们在金属植入物和 PMMA 骨水泥之间并未发现黏性结合。纤维蛋白胶是医学中典型的黏性结合物质成分；但是，PMMA 骨水泥的功能并不是像胶水一样。

PMMA 骨水泥与金属植入物的连接是形态匹配连接与力学匹配连接的结合。形态匹配连接是由于金属植入物的表面粗糙或者是有排列的纹理或微小的凹槽，骨水泥填充在这些区域产生的。此外，许多植入物的长柄呈锥形。锥形楔入的效应产生了力学匹配连接。■ 图 1.6 展现出骨水泥渗透进入松质骨中，这是一种形态匹配连接。

进一步的例子是，股骨头与股骨柄之间的锥形连接即属于力学匹配连接，而生物型髋关节假体表面则呈现开放的孔隙，很快骨便长入这些腔隙，从而形成一种形态匹配的连接。

▶ PMMA 骨水泥不是像胶水一样发挥作用。它和金属假体的连接完全是机械性的。

MMA 混合物的优势与操作特征已成为诸多研究的主要内容。Kiaer（1951）第一次将 PMMA 单纯作为固定材料，将丙烯玻璃帽固定于已经清除软骨的股骨头之上（Henricksen 等，1953；Haboush，1953）。随着大量高分子聚合物的产生，开启了在头颅修复成形方面的应用研究（Worringer 和 Thomalske，1953）。快速固化树脂也应用于椎体骨折所致的骨缺损修补（Rau，1963）。Judet 与 Judet（1956）第一次开展了关节成形术。然而，很快便发现，由于人体生理以及机械的原因，PMMA 假体（Plexiglas®）不能和骨发生整合。

▶ PMMA= 聚甲基丙烯酸甲酯＝树脂玻璃®

1958 年，John Charnley 爵士首次成功使用自动聚合的 PMMA 骨水泥，将股骨头假体植入股骨上，随即发表了相关的手术经验（Charnley，1960）。他将这种材料称为"丙烯酸骨水泥"。他的研究描绘了一个全新的外科手术技术（■ 图 1.8a），并被公认为骨水泥关节成形术的鼻祖。

▶ J.Charnley 爵士在 1960 年将 PMMA 骨水泥定义为：丙烯酸骨水泥

将 PMMA 引入外科手术的先决条件是研究组织对 PMMA 植入物的反应。早期对 PMMA 植入物良好的生物相容性的描述，对于 PMMA 骨水泥的应用至关重要（Henricksen 等，1953；Wiltse 等，1957）。Hullinger（1962）也证明了 PMMA 固化后较好的生物相容性。例如，如果进行深入的细胞培养研究则表明聚氨酯（Ostamer®，一种用于治疗骨折的骨胶）会介导严重的组织排异反应，然而同样的研究中 PMMA 并不会导致细胞毒反应（Lehmann 和 Jenny，1961）。

基于生物相容性研究振奋人心的结果，临床医生对 PMMA 材料的关注日益增加，市场上骨水泥的数量也随之上升。为了制定统一规格以及生产检测标准，从 1976 年开始制定骨水泥的评价标准。最初的工作始于美国，并被写入美国试验与材料学会 (ASTM) 标准下 451-

76 中的"丙烯酸骨水泥的标准规格 (1978)"。ISO 5833/1(1979) 也在此基础上制定,并在 ISO 5833/2(1992) 中加以修订。现在,大多数国家都遵循现用的 ISO 5833/3(2002) 标准。

彼时,Ungethüm 和 Hinterberger(1978) 对 5 种骨水泥做了对照研究,Edwards 和 Thomasz (1981) 检测了 8 种材料。除了物理和化学特性以外,报告中也包括包装和标签的特征。截至 1984 年,市场上大约有 15 种不同的骨水泥。Scheuermann 和 Ege(1987) 对当时可应用的骨水泥结构与组合进行了详尽的调查。除了不同骨水泥的化学与机械特征数据以外,包装(包括标签)的规格也进行了对比并纳入之后的 ISO 标准与德国药物法(AMG,1998)的要求中。这些标准之中也包含一个简明的关于水泥搅拌的描述。

随着骨科医生对 PMMA 骨水泥关注度的提升,1984 年 Willert 和 Buchhorn(1987)召开了一个关于骨水泥在骨科手术中应用的研讨会(◻ 图 1.8b),他们希望能召集髋关节成形领域的专家共聚一堂讨论骨水泥材料的特性与临床意义。但由于 PMMA 骨水泥机械及物理学特性方面的文章难以相互对比,因此在讨论中受到质疑。

尽管研究者不断发表关于不同种类骨水泥的进一步对比研究结果,但是这些研究总是局限在几种型号的骨水泥以及一些特定的问题上。Hansen 和 Jensen(1992)根据 ISO 5833 标准对比了 10 种不同的骨水泥。新型的骨水泥很容易被拿来与 CMW® 骨水泥,Simplex®P 骨水泥,或者 Palacos® 骨水泥这样的"老字号"品牌来对比研究。例如,20 世纪 90 年代中期,Kindt-Larson 等对 Biomet 新研发的骨水泥 Boneloc® 的对比研究(◻ 图 1.7),使之被迫退出市场(Havelin 等,1995),而其他 4 种骨水泥则在美国市场获得注册。

这些研究往往只对几种特性加以比较,且研究的方法并不对每一种骨水泥都适用(Ege,1993)。这种状况对于采购决策者而言并不令人满意,特别是医生不能确切地了解每一种骨水泥的优势,因为他们很难对比市场上各种骨水泥的品质。Lewis(1997)发表了关于主要在美国市场使用的 6 种骨水泥特性的详细综述。

Bone loc®骨水泥的组成			
粉剂		**水剂**	
90.0%	甲基丙烯酸丁酯	50.0%	聚甲基丙烯酸甲酯
10.0%	二氧化锆	30.0%	甲基丙烯酸癸酯
0.7%	过氧化苯酰	20.0%	异冰片基甲基丙烯酸酯
0.1%	C.I.颜料蓝	0.5%	N.N二甲基对甲苯胺
		0.9%	二羟基茶碱甲苯胺
粉剂与水剂比例(%)68/32		Kindt-Larson等,1995	

◻图1.7 Boneloc®骨水泥的组成(Kindt-Larson等,1995)

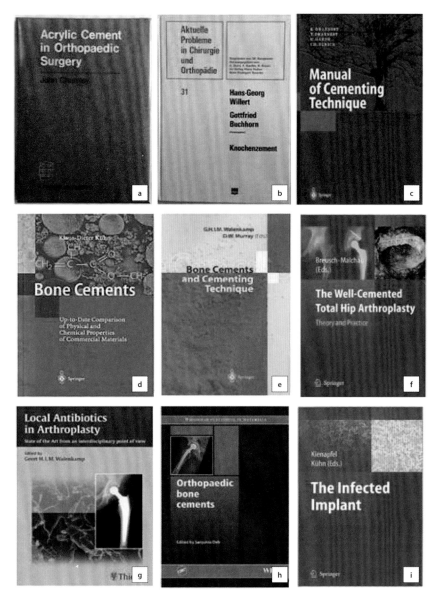

■图1.8 PMMA骨水泥相关图书。a. Charnley J: "Acrylic Cement in Orthopaedic Surgery", Churchill Livingstone, 1970; b. Willert HG, Buchhorn G, „Aktuelle Probleme in Chirurgie und Orthopädie ", Verlag Hans Huber Bern, 1987; c. Draenert K, Draenert Y, Garde U, Ulrich Ch: "Manual of cementing technique", Springer Verlag, Heidelberg, 1999; d. Kuehn KD, "Bone Cements: Up-to-Date Comparison of Physical and Chemical Properties of Commercial Materials", Springer Verlag, Heidelberg, 2000; e. Walenkamp GHIM, Murray DW: "Bone Cements and Cementing Technique", Springer Verlag, Heidelberg, 2001; f. Breusch SJ, Malchau H: "The Well-cemented Total Hip Arthroplasty, Theory and Practice", Springer Verlag, Heidelberg, 2005; g. Walenkamp GHIM: "Local Antibiotics in Arthroplasty", Georg Thieme Verlag, Stuttgart, 2007; h. Deb S: "Orthopaedic bone cements", Woodhead Publishing Series in Biomaterials, 2008; i. Kienapfel H. Kühn KD. (eds) "The Infected Implant" Sprin ger Verlag, Heidelberg, 2009

　　毕竟，外科医生在手术室中使用的产品是在严格的标准规定下生产的，并且生产过程可重复。1998 年起，相关机构将 PMMA 骨水泥的法律定位从药品领域降级到医疗器械领域，这一决定使得新产品如洪水般涌入市场。激烈的竞争或许会使患者受益。医生或采购者采购时并不是根据不同品种骨水泥之间的差异做出选择，而是倾向于该产品能满足法定标准的最低要求。

　　◎ 尽管临床证据与产品特性应该成为人们挑选医疗产品的标准，但是这些标准并不经常适用于 PMMA 骨水泥。

　　Draenert 等（1999）描述了一种技术成熟、过程可重复的髋关节成形术的理想状态。骨水泥质量的参差不齐，外加相关法令监管的松懈，都可能在将来危害骨水泥的有效使用，根本的原因是由于市场上很多骨水泥缺少循证数据（◎ 图 1.8c）。骨水泥的操作特性对于骨科医生及其手术小组来说至关重要，因为他们要制订手术计划并在假体植入的全过程中做出最终的调整。尽管 ISO 5833 2002 强制生产商在产品说明书中详尽描述操作特性，用户仍然在重复报表中材料参数时遇到极大困难，大多数用户抱怨骨水泥操作特性存在缺陷，这种令人不满的境况只能用医生缺乏关于骨水泥操作特性的知识，尤其是缺乏熟知影响材料特性的相关因素的知识来解释。因此，在 *Bone Cements*（◎ 图 1.8d）一书中，根据外科医生和刷手护士的经验，作者描述了一种简单生动的检测骨水泥操作稳定性的方法（Kühn，2000）。

　　◎ 骨水泥操作特性对于骨科医生及其小组至关重要。

　　目前市场上所有骨水泥都基于同样的化学物质：甲基丙烯酸甲酯（MMA）。早在 20 世纪初，科学家们就已经开始对这种物质进行了透彻的研究。诚然，所有 PMMA 骨水泥的化学基础都是可比较的，但是它们之间的差异却存在于理化特性的细节中，尤其是它们之间的内部结构。骨水泥的物质构成的轻微差异就可以使理化特性与内部结构发生变化（Wixon 和 Lautenschlager，1998）。

　　不幸的是，这种结构的轻微改变常会导致骨水泥理化特性的改变并严重影响临床结果。Boneloc® 的灾难就是一个很好例子！它告诉我们：仅仅满足于各种标准的骨水泥不代表可以满足临床上的应用需求。

　　PMMA 骨水泥厂商会为医院提供一个放在包装袋中的聚合物粉剂，以及置于安瓿瓶中的单体水剂组成的所谓双成分系统。刷手护士在手术室的搅拌区域准备这两种成分，并完成最后骨水泥面团的制作。

　　◎ 刷手护士和骨科医生的认识水平对骨水泥的质量有重大影响，并会在相当程度上影响到膝、髋关节成形术的长期临床效果。

　　此外，对于购买决策者，尤其是外科医生而言，重要的是去了解如何区分市场上 PMMA 骨水泥的差别，不仅需要了解这些骨水泥的操作特性，还要了解其物理特性、机械特性和生物学特性，以及临床的长期疗效。对于许多用户来说这些内在因素的联系并不明显，但如果将骨水泥特性与临床经验结合起来，这些不同骨水泥在质量上本质的区别就变得明显了。为了减少影响骨水泥质量的因素，人们改进了骨水泥的技术（◎ 图 1.8e）。Breusch 与 Malchau（2005）详细描述了骨水泥的临床正确使用方法与骨水泥的特性，并且提到不同的骨水泥技术的发展进程，以及其带给使用者的益处（图 1.8f）。

2008 年，S.Deb 在她所著的 *Orthopaedic bone cements* 一书中（图 1.8h）描述了骨水泥所有的重要方面。尤其值得关注的是术中对含抗生素 PMMA 骨水泥的分类，内容包括了不同品牌骨水泥中抗生素应用及其释放特性的差异，以及复合物粉剂中抗生素用量及其质量的差异。为了减低手术的感染风险，含抗生素 PMMA 骨水泥在 20 世纪 70 年代到 90 年代变得越来越流行。预防感染对于初次关节成形术和关节成形术的一期或二期翻修而言，是外科医生工作中的最重要的任务（图 1.8g、i）。

因为它涉及多个学科，所以增加多领域的知识对于理解 PMMA 骨水泥的复杂性十分必要。仅仅相信那些标准测试的过程及结果远远不够，因为有不同的因素会影响骨水泥在体外以及更重要的体内环境下的特性。很显然，我们不可能完全模拟骨水泥在人体内的状态，但是通过严格检查所有试验的结果来评估 PMMA 骨水泥的安全性十分必要。此外，我们建议评估每一种骨水泥的特性，起初基于已经发表的数据以及实际应用的经验分开进行评估，进而与其他的骨水泥一起提炼出完整的体系，这样我们通过以小见大的方式聚焦骨水泥材料的临床应用以期降低患者的风险。

> 仅仅相信标准测试的过程与结果对于评价 PMMA 骨水泥临床应用的安全性是远远不够的。

外科医生、微生物学家或感染学家、药学家以及一些化学家共同协作才能将骨水泥成功应用于人体中。化学家与物理学家携手生物学家及材料学家一起为外科医生提供相关骨水泥体内的特性以及与人体相互作用方面的信息。

根据医疗器械准则的相关规定，PMMA 骨水泥的生产厂家被强制在包装上或使用说明书中公开骨水泥的精确成分构成。根据以前作为药品生产的标准，这些信息也是被要求公开的。尽管《医疗器械法》有一定改变，生产厂商仍然按要求将信息保留在包装上。然而现在的厂商在更换新的包装后省略了那些信息，这就给外科医生、采购决策者以及患者在辨别市场上不同种类骨水泥之间的差异造成了困难，研究某种特定品牌的骨水泥成分在长时间放置后性质变化也变得不切实际了。这种趋势非常不好，它使得市场上所有品牌都变成了特性相似的同类产品。然而，化学成分相似的 PMMA 骨水泥产品并不意味着拥有同样的特性，反之，拥有相似特性的骨水泥并不一定是同样的产品。

> 化学成分相似的 PMMA 骨水泥产品并不意味着产于相同的厂商或者拥有相同的特性。

目前市场上鱼龙混杂的骨水泥品种导致购买者与用户的不确定性增加。迄今对于 PMMA 骨水泥的决策标准众说纷纭，决策者因而产生了巨大的疑惑。为了应用户要求解开那些疑惑，本书对当下的情况进行了概述以及结合实际进行对照，继而阐明这些产品在哪些方面存在差异以及产生差异的原因。本书进一步综述了骨水泥的历史，讲述了一些传统 PMMA 骨水泥的化学基础。此外，书中提出了对新一代 PMMA 骨水泥重要的技术及临床要求。本书说明了如何区分不同骨水泥的特性，以及这些差异如何影响临床应用从而使一些错误得以避免。我们可以从书中学习如何在手术室中操作骨水泥，以及了解哪些产品最终可以提供最好的效果。书中引入了全新的骨水泥过敏的相关数据，书中的经济学概述提供了骨水泥与非骨水泥手术的花费对比，统计数据范围涵盖了不同品牌骨水泥的临床应用效果，以及在循证医学数据基础上传统骨水泥品牌的临床应用效果。此外，本书呈现了现代骨水泥技术的发展以及其对临床疗效的影响。书中将引入并描述一种全新的简单有效的 PMMA 骨水泥技术。

尽管市场上的 PMMA 骨水泥有所谓的相似性，但在接下来的章节我们将阐明它们之间的差异。因此，之前那本名叫 *Bone Cements* 的骨水泥教科书里面的重要观点我们依然坚持，那就是：

❯ *每一种骨水泥都是不同的！ ……这一观点变得越来越重要！*

（何 玄 译 蔡 宏 校）

参考文献

AMG, German Drug Act, Gesetz über den Verkehr mit Arzneimitteln in der Fassung der Bekanntmachung vom 11.12.1998, BGBl. I, 3586, zuletzt geändert am 09.12.2004, BGBl. I, 3214, 2004

ASTM Specification F 451-76. Standard specification for acrylic bone cement. Annual Book of ASTM Standards: Medical Devices; Emergency Medical Services. Philadelphia, PA: American Society for Testing and Materials. 1978

Breusch, S., Malchau, H., "The Well-Cemented Total Hip Arthroplasty, Theory and Practice", Springer Verlag, Heidel-berg, 2005

Charnley, J.: Anchorage of the femoral head prosthesis of the shaft of the femur. J. Bone Joint Surg. 42 Br: 28-30, 1960Charnley, J.: "Acrylic Cement in Orthopaedic Surgery", Churchill Livingstone, 1970

Deb, S.: Orthopaedic bone cements King‹s College London, UK; Woodhead Publishing 2008

Draenert, K., Draenert, Y., Garde, U., Ulrich, Ch.: "Manual of cementing technique", Springer Verlag, Heidelberg, 1999

Edwards, RO.: Thomas, FGV.; Evalution of acrylic bone cements and their performance standards. J Biomat Mat Res 15,543-551,1981

Ege, W.: Knochenzement. In: Planck, H., Kunststoffe und Elastomere in der Medizin, Kohlhammer GmbH, Stuttgart, 112-121, 1993

Haboush, EJ.: A new operation for arthroplastyof the hip based on biomechanics, photoelasticity, fast setting dental acrylic and other considerations. Bull. Hosp. It. Dis N.Y.14, 242, 1953

Hansen, D., Jensen, JS.: Mixing does not improve mechanical properties of all bone cements. Manual and centrifu-gation-vacuum mixing compared of 10 cement brands. Acta Orthop. Scand. 63, 13-18, 1992

Havelin, LI., Espehaug, B., Vollset, SE., Engesaeter, LB.: The effect of cement type on early revision of Charnley total hip prosteses. J. Bone Joint Surg. 77 A, 1543-1550, 1995

Henrichsen, E., Jansen, K., Krogh-Poulson, W.: Experimental investigation of tissue reaction to acrylic plastics. Acta orthop. Scand 22, 141-146, 1953

Hullinger, L., Untersuchungen über die Wirkung von Kunstharzen in Gewebekulturen. Arch. Orthop. Unf. Chir. 54, 581, 1962

ISO. International standard 5833/1: Implants for Surgery-Acrylic Resin Cements. Orthopaedic Application. 1979

ISO. International standard 5833/2: Implants for Surgery-Acrylic Resin Cements. Orthopaedic Application. 1992

ISO. International standard 5833/3: Implants for Surgery-Acrylic Resin Cements. Orthopaedic Application. 2002

Judet, J., Judet, R.: The use of an artificial fermoral head for arthroplasty of the hip joint. J Bone Surg. 32 Br, 166, 1956

Kiaer, S.: Preliminary report on arthroplasty by use of acrylic head. Cliniquièm congress international. De Chirurgie orthopèdique, Stockholm 1951

Kienapfel H., Kühn KD (Eds.) "The Infected Implant", Springer Verlag, Heidelberg, 2009

Kindt-Larsen, T., Smith, D. B., Jensen, J.S.: Innovations in acrylic bone cement and application equipment. J. Appl. Biomat. 6, 75-83, 1995

Kuehn. KD., "Bone Cements Up-to-Date Comparison of Physical and Chemical Properties of Commercial Materials", Springer Verlag, Heidelberg, 2000

Lehmann, RA., Jenny, M.: Tierexperimentelle und histologische Ergebnisse bei der Frakturleimung mit dem Polyurethanpolymer Ostamer® Schweiz. Med. Wochenschr. 91, 908-914, 1961

Lewis, G.: Properties of acrylic bone cements: state-of-the-art-review. J Biomed Mater Res (Appl Biomater) 38, 155-182, 1997

Rau, H.: Plastische Deckung deformierter Schädel defekte. Arch Chir, 304, 926- 929, 1963

Scheuermann, H., Ege, W.: Aufbau und Zusammensetzung handelsüblicher Knochenzemente. In: Willert, H.-G., Buchhorn G (Hrsg.): Knochenzement. Aktuelle Probleme in der Chirurgie und Orthopadie 31, 17-20, 1987

Ungethüm, M., Hinternberger, I.: Die Normung von Implantatwerkstoffen am Beispiel Knochenzemente. Z. Orthop. 116, 303-311, 1978

Walenkamp, GHIM., Murray, DW., "Bone Cements and Cementing Technique", Springer Verlag, Heidelberg, 2001

Walenkamp, GHIM., "Local Antibiotics in Arthroplasty", Georg Thieme Verlag, Stuttgart, 2007

Willert, HG., Buchhorn, G., „Aktuelle Probleme in Chirurgie und Orthopädie ", Verlag Hans Huber Bern, 1987

Willert, HG, Buchhorn, G.: (Hrsg.): Knochenzement: Werkstoff, klinische Erfahrungen, Weiterentwicklungen. Aktuelle Probleme in Cirurgie und Orthopadie, Bd. 31: Huber Verlag, Bern, Stuttgart, Toronto, 1987

Wiltse, LL., Halle, RH., Stenehjem, JC.: Experomental studies regarding the possible use of self curing acrylic in ortho-paedic surgery. J Bone Joint Surg, 39-B, 961-972, 1957

Wixson, RL., Lautenschlager, EP.: 9. Methyl Methacrylate. In: The adult hip, Ed. Callagahan, JJ., Rosenberg, AG., Rubash, HE. Lippincott-Raven Publisher, Philadelphia, 135-157, 1998

Worringer, E., Thomalske, G.: Über die plastische Deckung von Schädelknochendefekten mit autopolymerisierender Kunstharzmasse. Eine neue Schnellmethode. Arch Psychiatr Nervenkr 191, 100-113, 1953

2. PMMA骨水泥的购买决策

尽管直到 2008 年全球经济危机前，健康保障方面的经济压力一直没有增加的迹象，但是全方位的医疗保障支出增长的先兆早在经济危机前就已很明显。竞争异常激烈的外科-骨科市场环境，也身处近些年的经济压力影响之下，人工关节假体也不例外。

2.1　决策者

购买者更多地侧重于临床的考虑而非经济的因素。当然，这伴随着诸多的影响因素，以及决策者本身（◉ 图 2.1），和跨越地区之上的中央决策趋势。

简化当前的观点，潜在的主要决策者可以分为以下 4 种：

— **医生（骨科医生）/ 微生物学家（感染学家）**

这些人是传统模式下做出决策或者拉出采购清单的人群。仅次于医生，微生物学家在感染性翻修的过程中扮演了重要的角色，临床证据及确证的观点对于临床医生与微生物学家而言是至关重要的因素。

— **采购部门 / 行政部门**

这个群体包括一家或多家联合的采购部门，医院的经理或董事会，采购协会以及药品经销商。与上述提到的经典决策者相比，这些机构更加注重于性价比与产品价格。除了经济因素，一些其他因素比如物流的货运时间、服务质量以及其他一些方面也都会被考虑其中。

— **专业从业人员**

这个组群包括所有在手术室中进行手术的人员，在骨水泥使用的过程中，外科护士准备并搅拌骨水泥，因而在决策中扮演了一个特殊角色。对于所有人来说，骨水泥准备过程的操作性、安全性以及术中把握合适时机也是评价的标准。

— **患者**

到目前为止，除了一些个例外，患者对手术方式的选择，是否应用骨水泥固定，及应用何种 PMMA 骨水泥等问题几乎没有影响。尽管一些大报刊上报道了一些让患者在骨水泥与非骨水泥之间做出选择的例子，但这种自主选择的趋势仍然不现实。因为患者更相信主治医生的专业知识与经验而不是自己的选择。

2.2　决策依据

对应以上的决策者，可以总结出以下三个标准来评估相应的 PMMA 骨水泥。

— **价格 / 成本**

这包括了购买者在购买产品时所有的相关花销：采购成本与医疗服务支付，教育及培训费用，货运与后勤成本以及存储成本。

— **临床证据**

临床证据一般是基于注册系统的数据，内部登记与同行评审也偶尔包含其中，很少有骨水泥的品牌长久占据霸主地位（如 Simplex®P 与 Palacos® R）。因此可靠的临床证据只能来源于目前市场上少数几种传统产品。

— **技术标准**

这些标准包括了在手术室中的易操作性与操作特性，骨水泥释放动力学，混合操作的可

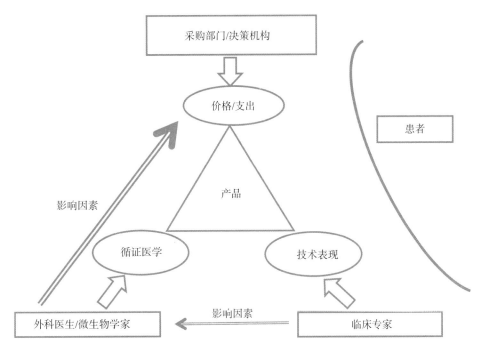

图2.1 决策三角展示了决策者与决策标准间的联系

重复性（产品标准）。后面的章节中将详尽地说明有助于决策过程的更多重要标准。

　　图 2.1 总结了一个决策者与决策标准关系的简化流程与内在联系（G.Rizzoli, Personal Communication，2013）。如果我们将今天的多种标准重点与多年前的评估方法进行对比，可以发现一个明显的结构性改变，即采购部分获得了更大的权重。决策的主要考虑问题不得不从临床疗效向综合成本转变。

　　全世界不同地区的市场呈现了不同国家之间决策标准权重的差异（　图 2.2，G.Rizzoli, Personal Communication，2013）。

　　　决策的主要考虑问题从临床疗效向综合成本转变是一种趋势。

　　当前美国、澳大利亚以及其他一些国家的主要决策者仍然是医生，而拉美国家与许多亚洲国家的决策则处于三种因素的平衡之中。单纯围绕经济因素做出决策的情况很少见，不过还是可以在那些受到经济危机重创的国家中见到。

　　此外，同一个国家内的不同领域也会有不同的选择倾向。比如英国，在国民保健机构所属的医院里，经济因素占三分之二的权重，而医护人员的意见只占可怜的三分之一。但是，在一些私立医院里，医生对于决策有最大的影响力。不管如何，英国采购决策的整体趋势是以经济问题为核心问题优先考虑。

　　　临床证据不再是唯一的决定因素，物价结构等其他因素也越来越受到重视，这就是为什么少数的创新型公司制造的高质量骨水泥被仿造，并且其复制品在没有任何疗效保障的情况下仍然被倾销的原因。

　　这种情况导致了一系列的后果：

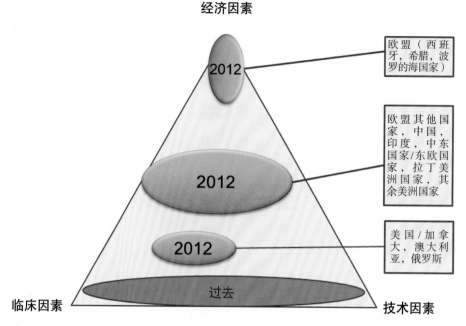

■图2.2   全球不同地区的决策标准权重因素的差异

1. 价格明显下降，高质量的骨水泥品牌受到价格的压力。

2. 质量与特性不同的骨水泥不再被认为是不同的产品（此骨水泥非彼骨水泥！）。

3. 如果国家登记系统中不将骨水泥单独列为一项登记内容的话，将会造成风险稀释。

4. 医生对 PMMA 骨水泥进一步发展的影响减小。

5. 仅仅关注为了节省开支而制订短期计划，而忽略国家医疗卫生政策的整体支出。

总之，骨水泥对临床疗效的巨大影响将会被临床证据进一步强化，这将会对减少患者开支方面有积极的影响。在当下，已经有征象表明仅仅考虑经济因素的采购决策趋势开始停滞，高质量产品又开始回到主要位置。时间将会告诉我们目前的市场价格究竟能持续多久。同时也将会揭晓医院所制定政策的优劣结果。最终，随着经济因素失去在决策中的主导地位，患者的利益将被优先考虑。

（何玄译　蔡宏校）

参考文献

Boston Consulting Group (BCG). Unsustainable commercial costs, outdated commercial models threaten medtech. Press release PR2074951.html, 2012

参考文献

Ernst & Young UK Medical Products Industry Monitor "Your Industry, Your Future, Your Say". Ernst & Young LLP London, 2006

Sorenson C., Kanavos P. Medical technology procurement in Europe: a cross-country comparison of current practice and policy. Health Policy 100:43–50, 2011

3. PMMA骨水泥的历史

一百多年前，德国图宾根大学的 Pechmann 教授将"丙烯酸聚合产物的研究"作为实验课题交给他的学生 Otto Röhm，来对聚合物进行更深入的研究。后来在实验结果的基础上，Otto Röhm 创建了 Röhm& Haas 公司（今天的 Evonik 公司）。在他们的研究实验室中，丙烯酸酯类聚合物被进一步地研究和发展。早在 1928 年，甲基丙烯酸甲酯已经被大规模工业合成。这使得以甲基丙烯酸甲酯作为基材的义齿诞生了，同年该技术被 Bauer 申请了专利（1935，DRP 652821）。当大多数生产技术方面的问题被解决后，产品的实用性需要有所保证，因此科学家们集中对材料如何用和用在哪进行探索，以及如何对现有的材料进行修饰以使其在未来有更好的应用。甲基丙烯酸甲酯（MMA）合成的建立使得丙烯酸树脂类开始应用于义齿。

聚甲基丙烯酸甲酯浇铸片材在透明度、强度、稳定性等方面的优势，使其商业化产品在 20 世纪 30 年代在义齿基材以及义齿的应用上有了进一步发展。

3.1   热固化的原理到室温固化的发展

1936 年，德国一家牙科公司（Heraeus）的 Kulzer GmbH&Co KG (1936，DRP 737058) 发现将研磨过的聚甲基丙烯酸甲酯粉末（PMMA）与液体状的单体混合后加入过氧苯甲酰（BPO）并置于石头模具内升温至 100℃可使其固化并得到面团状的物体。

在 1938 年，这种 PMMA 混合物第一次被尝试用在临床，对猴子的颅骨进行修复。当此种方法被大家所知道并证实可行后，外科医生希望将这种材料用在人体的整形外科手术中。热固化聚合物 Paladon® 65 首先被尝试用在人体的颅骨修复手术中，方法是先在实验室中合成基体材料，再将已固化的材料置于被修复部位进行相应调整（Kleinschmitt，1941）。

➤ 热固化：含有 BPO 的 PMMA 粉体与液相单体在石模中混合并加热到 100℃后发生固化。

当化学家们发现 MMA 可以在共引发剂存在的条件下在室温下发生聚合，Degussa 和 Kulzer 团队（Czapp 等，1943；DRP 973 590）在 1943 年用芳香叔胺促进 PMMA 骨水泥的聚合过程，该方法目前依然被广泛使用。Paladur® 是第一种室温固化的牙托粉。室温固化聚合物材料的发展和研究的确应被视为 PMMA 骨水泥的诞生，因为所有的 PMMA 骨水泥都是在牙托粉的基础上发展而来的。

➤ 室温固化：含有 BPO 的 PMMA 粉体与含有芳香叔胺的液相单体混合后在室温下聚合。

在接下来的几年里，铸造工艺有了进一步的发展，这就使得在 20 世纪 40 年代丙烯酸树脂在义齿以及假体（例如，颅骨成形术）方面有了普遍应用。一名德国化学家在 1943 年发现，将二甲基对甲苯胺与过氧化苯甲酰同时加入，处于面团期的 PMMA 可以在室温条件下进行聚合。第二次世界大战之后的 1945 年，该方法已经被普遍采用。因此在 20 世纪 50 年代，许多学者投身于对热固化以及室温固化的义齿、假体以及填充材料的研究。

➤ 所有的 PMMA 骨水泥都是在丙烯酸树脂类牙托粉的基础上发展来的。

在第二次世界大战后期，基于德国军备重整可能造成的危险，德国专利领域中很多关于甲基丙烯酸盐类的专利都被移交给胜利者。此后，从 Otto Röhm 开始，这项研究的实际应用在全世界传播开来。现在市场上销售的 PMMA 骨水泥在世界上的很多国家都在进行着开发：CMW® 骨水泥，Simplex® P 骨水泥和 Palacos® R 骨水泥。每一种骨水泥产品的开发都有着自己的故事！D.C.Smith（2005）对 PMMA 骨水泥的发展从个人角度给出了一个非常详细的概述。

3.2 从Nu-life®骨水泥到CMW®骨水泥

CMW 骨水泥的发展与 John Charnley 爵士在手术中使用骨水泥的兴趣紧密相关。Charnley 对骨水泥的兴趣开始于 20 世纪 50 年代早期与 D.C.Smith 的一次讨论，D.C.Smith 是英国曼彻斯特特纳牙科医院的一名讲师，并正在寻找一种合适的能够修复股骨假体的材料。他们对很多种牙科材料的性能，如残留单体以及强度，进行了考核与评价（Smith 和 Brains，1955，1956；Smith，1958）。根据牙科手术的经验来看，丙烯酸酯类假体可以重现细节，固化后硬度大而且人体中可以稳定存在，因此是非常好的修复材料。在使用牙科石膏失败以后，他们开始探索室温固化的牙科修复材料 Nu-Life。尝试往人工股骨中嵌入骨水泥，Charnley 在 1958 年开始用骨水泥对患有股骨颈骨折的老年人进行治疗。1960 年报道了首批的 6 个案例，并提到骨水泥面团必须在拇指的按压下被深深地"塞"进骨骼中，而且骨水泥起到的作用是水泥浆而非胶水（Charnley，1960）。骨水泥技术的进步不仅简单地包括丙烯酸骨水泥的应用，还包括人们意识到了骨水泥可以完全填充入骨髓腔并且与骨界面适应，这可以促进应力转移并减小局部应力，从而稳定并固定植入的假体。这是一项新的技术，并在未来十年为 Charnley 提出的低摩擦关节成形术（LFA）概念的发展提供了基础。

当 Charnley 开始对全髋关节成形术进行研究时，他首先用以非骨水泥固定的聚四氟乙烯（PTFE）作为髋臼假体，股骨侧是骨水泥固定的 Moore 假体。股骨假体头的直径被更小直径（22.25mm）的设计所取代，标志着他的低摩擦关节成形术概念的开始。由于 PTFE 磨损产物引起的一系列问题，髋臼假体被高分子聚乙烯制成的材料所取代，同时也采用了骨水泥的固定。这个将要获得巨大成功的设计理念在 1962 年 11 月首次在临床手术中应用。

1964 年 Charnley 与英国一家牙科制造公司的主管接触，希望能对他们的 Nu-Life 牙科材料进一步改进，使其更好地应用于外科整形手术中。因而就有了 Charnley 与这家牙科制造公司位于英国 Blackpool 的 CMW 实验室的合作。首先需要解决的是面团期时间、黏度、灭菌过程、显影以及包装问题。骨水泥配方已经有了很大的改进，例如取消牙科中使用的粉色着色剂以及加入显影剂硫酸钡使得 X 射线无法穿透骨水泥（图 3.1）。Dentsply 公司在 20 世纪 60 年代早期发展成为一家牙科公司，并生产 PMMA 基的整形外科材料。在 Blackpool，CMW-Dentsply 开发了一种需要研磨过程的聚合物粉体。研磨过的颗粒作为高黏度的 PMMA 骨水泥可以满足材料的各种需求，CMW® 1 产品就是在这个基础上发展而来的（CMW=calculated molecular weight，计算分子量）。

Charnley 发现股骨和髋臼处需要的显影剂剂量并不相同，可以将硫酸钡分成两个 2.5g 的剂量，根据髋臼或股骨的不同部位，可以选择加入一个或者两个剂量至 40g 骨水泥粉体中。粉体的除菌工作是通过甲醛蒸气来完成的，以甲醛片剂的形式加入到包装中（1967 年，用伽马射线对粉体进行除菌的方式被应用到商业中）。首批的 250 包"CMW® 骨水泥"在 1966 年 1 月 4 日被公开出售，这种骨水泥也正是 Charnley 在其后的临床工作中所使用的（图

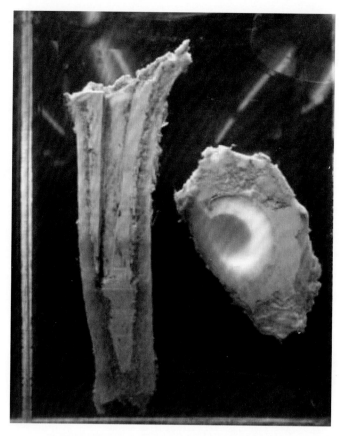

●图3.1　一位使用了Charnley低摩擦关节成形术患者病故后的标本显示最初的CMW®骨水泥包含粉色的染色剂。现代的CMW®骨水泥不包含染色剂（该图片获得Wrightington Hospital/John Charnley Trust, UK的许可；请注意所有John Charnley爵士研究的标本都可以在Wrightington Hospital的髋关节历史博物馆中看到）

3.2）。在随访 6 ~ 7 年后，Charnley 治疗的第一批患者在 1970 年被报道，从而证实了 Charnley 的 LFA 流程的可行性。现在依然有证据证实 Charnley 这种方法的可行性（Charnley, 1970）（N.Watkins, 2013 部分支持）。

　　CMW® 骨水泥（今天的 DePuy-JJ）作为一种高黏度的骨水泥依然在市场上销售。研磨后的聚合物是骨水泥粉体中的重要组成部分，然而原始材料的粉红色着色没有被保留。另外，目前已经使用伽马射线对材料进行杀菌处理。

❯ 基于室温固化的牙科修复材料 CMW® 骨水泥 =Nu-Life®

　　CMW® 骨水泥，特别是以 CMW® 骨水泥为基础发展来的骨水泥，与最原始的骨水泥有着非常明显的区别。真空混合对新产品的开发产生了较大的影响，并开发出了具有低黏度的骨水泥产品 CMW®3 骨水泥。在美国，含有苯乙烯共聚物的产品已经通过了许可。CMW®1 骨水泥的黏度通过研磨或者筛分的方式得到控制。共聚物具有的膨胀性等其他性质可以对材料的黏度产生影响，因此被用来加入到骨水泥中来调控骨水泥的黏度。添加抗生素的骨水泥产品开发和生产较晚。目前开发出来的骨水泥与原始的骨水泥相比有了非常大的变化。SmartSet® GHV 骨水泥中含有 MA-MMA 共聚物，并且骨水泥粉体中用二氧化锆替代了硫酸钡，聚合物使用环氧乙烷气体来进行灭菌处理，而非伽马射线。总之，含有苯乙烯共聚物的 CMW 骨水

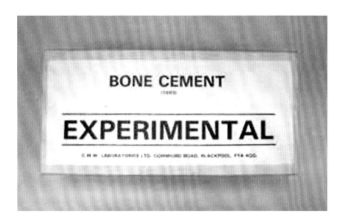

■图3.2　早期John Charnley爵士使用的CMW®骨水泥的包装（该图片获得Wrightington Hospital/John Charnley Trust, UK的许可）

泥与 Simplex® P 骨水泥非常类似，Smartset GHV 骨水泥与 Palacos® R 骨水泥非常类似。

3.3　从Simplex®Pentacryl骨水泥到Simplex®P骨水泥

在 1960 年末的 Norwich，G.K.McKee 在他的同事 J.Watson-Farrar 访问 Wrightington 后开始使用丙烯酸骨水泥。McKee 使用的是已经应用于颅骨成形术很多年的 Simplex 骨水泥。Simplex® 骨水泥的丙烯酸类材料是由英国的一家牙科填料有限公司生产的，这家公司主要销售填充材料及假体材料（McKee 和 Watson-Farrar, 1966）。

Simplex®Pentocryl 骨水泥，一种义齿材料，已经在 1954 年被 Robinson 和 McAlister 应用于直接颅骨修补中（Robinson 和 McAlister, 1954）。然后这种材料被命名为 Simplex®-P（可模压的黏状物），接着其另一种形式的产品被命名为 Simplex®-C（黏度呈现出乳状）。Simplex®-P 骨水泥被推荐用在颅骨成形术及关节成形术中，Simplex®-C 骨水泥更适合应用于神经外科手术中，例如颅内动脉瘤手术（Dutton, 1956; Harris, 1961）。Simplex®-C 骨水泥在 1958 年被引入欧洲（◉ 图 3.3，感谢 Stryker Howmedica 提供支持）。

长期以来，骨水泥液体的组成成分一直都没有变化，但是在 1962 年 Simplex®P 骨水泥被引入。一种新的可以精细划分出甲基丙烯酸甲酯均聚物的方法被开发出来，另外也有了一种特殊的方法可以将 BPO 包裹于甲基丙烯酸甲酯 - 苯乙烯共聚物的玻璃粉中。P 的配方在受辐照时发现，其混合后具有很黏的流动性并且可以变硬后成为骨水泥面团。Simplex® P 与之前介绍的 CMW® 骨水泥相比，在美国极受欢迎，而且它的配方长久以来并没有很大改变。PMMA 与苯乙烯共聚物的混合物一直在被使用。硫酸钡一直被添加在粉体中作为显影剂且聚合物粉体仍然使用伽马射线来进行杀菌。所有新的骨水泥都是在含有这几种基础材料的 Simplex® 骨水泥基础上发展起来的。

> Simplex®P 骨水泥是从 Simplex®Pentacryl 义齿材料基础上发展起来的。

1971 年 Simplex®P 骨水泥被 FDA 批准应用于全髋关节置换术中，并于 1973 年被批准应用于全膝关节置换术中。1975 年欧洲市场上出现了一种含有抗生素的骨水泥 Antibiotic Simplex®P ABC/AKZ 骨水泥。这种骨水泥的粉体中含有两种抗生素，分别是红霉素和黏菌素。

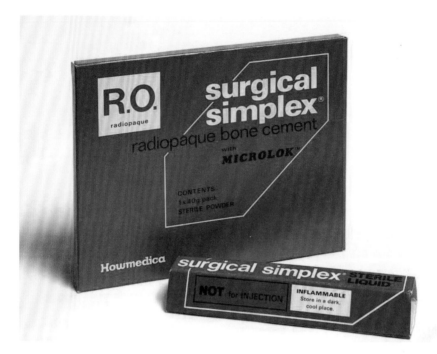

图3.3   Microlok®Howmedica的Surgical Simplex®可显影的骨水泥包装

另外在 1976 年，Simplex®P 骨水泥被特别允许应用于病理性骨折以及一般情况下的假体固定中。最新研发的抗生素骨水泥是含有妥布霉素的 Antibiotic Simplex® 骨水泥，它于 2000 年在欧洲市场上进行销售并在三年后于美国市场上销售。Simplex® 骨水泥中并不适合加入庆大霉素。2006 年与 Simplex®P 骨水泥相比具有较高黏性的 Simplex®P SpeedSet® 骨水泥被引入美国市场。Simplex®P SpeedSet® 骨水泥具有较高的黏度，使其操作时间与 Simplex®P 骨水泥相比要更加迅速。

3.4 从Paladur®骨水泥到Palacos®R骨水泥

在开发甲基丙烯酸甲酯塑料作为牙科修复材料以及引进被称为 Paladon® 流程的可塑性热固化过程的（Heraeus）Kulzer 公司的研究与开发实验室，Diener 博士花费了大量的时间和精力用来进一步开发快速固化塑料 Palavit® 和 Paladur®——一种红色的丙烯酸类物质。在过去，可塑性的 Paladon® 被作为一种可植入材料应用于骨质疏松症的治疗中。快速固化塑料 Palavit® 的引入标志着塑料生产的大幅简化。Diener 博士设法在已经存在并已应用在外科手术中的（Heraeus）Kulzer 产品的基础上研制出快速固化塑料的配方。1958 年，有了三种不同的 Palacos® 改进配方：

— Palacos® 用于保存骨量

— Palacos®K 用于颅骨缺损的修复及内镜治疗

— Palacos®R 用于颅骨缺损的修复及骨科手术，与 X 射线造影剂同时使用

Palacos®（ 图 3.4）在医院中被用来保护骨骼及软骨碎片。由此，医院可以非常方便及节约地建立一个骨组织库。

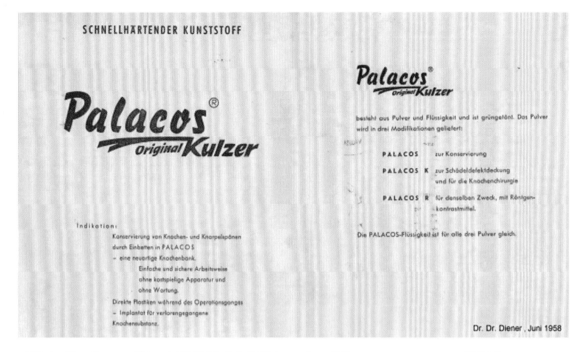

图3.4 第一代Palacos®的三个不同版本的宣传页（1958），获得Heraeus Medical GmbH的许可

Palacos®K 粉体最初与二氧化钛粉体（Kronos®）混合在一起。Palacos®R 粉体与二氧化锆相混合。于是 Palacos®K 与 Palacos®R 在临床应用于人体前必须经过消毒过程。环氧乙烷被用来对这两种材料进行消毒，因为用它进行处理不会影响两种塑料的性质。

> Palacos® 产品是在快速固化牙科材料 Palavit® 和 Paladur® 基础上发展来的。

当 Palacos® 最初被引进的时候，其液体组成部分要先被叶绿素染成绿色再与白色的粉体部分相混合。最后（Heraeus）Kulzer 与 Röhm 公司（今天的 Evonik 公司）合作，开发出了在生产过程中已经将 MA/MMA 共聚物染成绿色的 Palacos®R 骨水泥。临床医生希望在手术中能够很好地区分松质骨与注射入的骨水泥，但是这并不容易。为了达到这个目的，很多添加剂被加入到骨水泥粉体与液体混合时的混合物中。H.Scheuermann（Heraeus Kulzer）、Dr.W.Ege（Heraeus Kulzer）和 Dr.Kleine-Döpke（Röhm）一起加入到这个项目的开发中并研制出区分骨水泥和骨组织的好方法。如今这个被 Palacos® 开发和保护的方法已经被广泛地应用，并且将这种特征颜色加入到了 Palacos 的所有产品中。来自（Heraeus）Kulzer 的 H.Scheuermann 和 W.E 同样参与到了其后与德国汉堡的 St.George 医院合作进行的含有庆大霉素的 Palacos®R 骨水泥的研究与开发项目中。

3.5 从Palacos®R骨水泥到含庆大霉素的Palacos®R骨水泥

在 20 世纪 60 年代末，汉堡 St George 医院的 Buchholz 博士和 Heraeus Kulzer GmbH 首先考虑在 PMMA 骨水泥中加入抗生素（ 图 3.5）。此时对骨水泥中残留单体的扩散过程已经有了一定的了解。

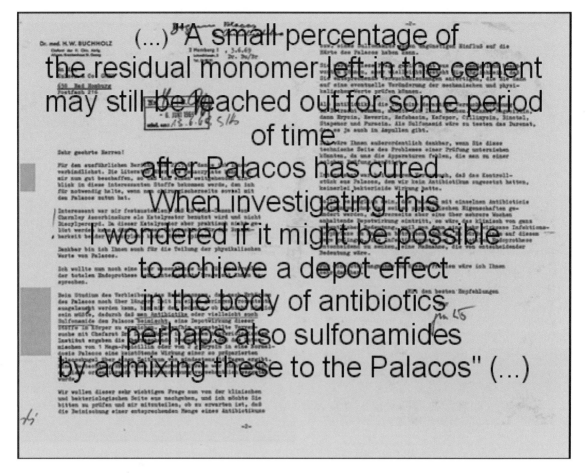

■图3.5   1969年Buchholz博士给Kulzer的信件原稿，获得Heraeus Medical GmbH的许可

　　因此，他们想知道一种活性成分能否也从骨水泥主体中被溶解释放出来。为了对这一想法进行探索，Buchholz 在 Palacos®R 骨水泥中加入了不同含量以及不同种类的抗生素。他之所以选择这种骨水泥，是因为这款骨水泥的特性非常适合临床应用。另外在德国进行的关节置换等手术中，应用的主要都是 Palacos®R 这款骨水泥。将 0.5g 庆大霉素加入到 Palacos®R 骨水泥中取得了令人振奋的结果。

　　为了尽量减少人为向骨水泥粉体中加入庆大霉素造成的污染，Buchholz 需要一种无菌的且可以工业化生产的含庆大霉素的 Palacos®R 骨水泥。因此他促成了 Heraeus Kulzer 与 E.Merck.E.Merck 公司间的第一次合作。E.Merck 公司为 Buchholz 提供了最初作为分析用途的冻干后的庆大霉素。在一系列实验后，Buchholz 对外公布了由细菌学家 Lodenkämper 博士用含有庆大霉素的 Palacos®R 骨水泥进行试验后 14 天中的抗菌效果。Buchholz 和 Engelbrecht 在 1960 年至 1970 年间发表了相关研究成果的文章（Buchholz 和 Engelbrecht 1970）。W.Ege 博士和来自 Heraeus Kulzer 的 H.Scheuermann 对加入抗生素后骨水泥力学强度稳定性进行了探索，这也是抗生素加入后一直需要考虑的因素之一。在含有抗生素的 Palacos®R 骨水泥被推出前，Hessert 和 Ruckdeschel 发现在骨水泥植入 24 小时内，被加入到骨水泥粉末中的庆大霉素有 80% 在人体中被检测到（Ruckdeschel 等，1973）。为了排除耳毒性损害，许多科学家特别是 A.Grieben 博士做了很多关于含有庆大霉素的 Palacos®R 骨水泥的药代动力学研究。

3.6　从含庆大霉素Palacos®R骨水泥到含庆大霉素/Refobacin®的Palacos®R骨水泥

　　Heraeus Kulzer 公司有意从 E.Merck 公司购买庆大霉素，并将其在工业生产中混合加入到 Palacos®R 骨水泥粉体中。Schering Plough 公司（美国）持有关于庆大霉素的专利。E.Merck 公司从 Schering Plough 公司手中取得了在德国和澳大利亚使用庆大霉素的权利。Schering Plough 公司将与 E.Merck 公司同样的抗生素引入德国，只不过使用了不同的商标品牌。Schering 公司抗生素，例如含有庆大霉素的药物分布在 Gentamicin® 和 Garamycin® 品牌旗下，而 E.Merck 公司为他们含有抗生素的药物注册了新商标 Refobacin®（Kühn，2007）。

　　在 20 世纪 70 年代早期，德国开始施行新的药物法的时候出现了另一个障碍。根据这条法律，加入药物的产品需要获得生产许可后才能进行生产制造。此时，Heraeus Kulzer 公司并没有获得德国药物法律批准的生产许可。因此，这就需要依靠一个能够获得生产许可证的合作者并将产品投入市场进行销售。Merck 公司不被允许给 Heraeus Kulzer 公司分配这种从属证书。因此 E.Merck 公司需要将投入市场的含有庆大霉素的 Palacos®R 骨水泥冠以 Merck 公司产品的名字而非 Heraeus Kulzer 公司。最后在德国和澳大利亚，Heraeus Kulzer 公司必须在 Refobacin®Palacos®R 商标旗下生产含有庆大霉素的 Palacos®R 骨水泥。在其他欧洲国家 Hereaus Kulzer 公司只将含有庆大霉素（Gentamicin）的 Palaco®R 或者含有庆大霉素（Garamycin）的 Palaco®R 产品销售给 Schering Plough 公司。Hereaus Kulzer 公司持有所有 Palacos®R 产品的所有产权（图 3.6；Kühn，2007 修正）。

　　迄今为止，Palacos® 家族的所有产品由于其特有的绿色聚合物粉末，都很容易被识别出来，而且它们的组成成分一直没有变化。现在商业上使用的 Palacos®R 骨水泥的组成成分与 20 世纪 50 年代末期使用的 Palacos®R 骨水泥的组成成分是相同的。这同样也包括抗生素加入后，其他组分的组成是不变的。高 -，中 - 和低 - 黏度的骨水泥中都加入了一定量的硫酸庆大霉素作为抗生素。在 20 世纪 90 年代末期，第一种含有两种抗生素的 Palacos® 骨水泥投入市场并用 Copal® 命名。在庆大霉素之后，克林霉素被加入到骨水泥粉体中（Copal®G+C）。从 2012 年以来含有庆大霉素与万古霉素两种抗生素的骨水泥 Palacos® 被允许使用并以 Copal®G+V 来命名。

　　尽管 Charnley 并非将丙烯酸骨水泥应用到骨科手术，或是将骨水泥应用到人工关节置换术中使之固定关节的第一人，但他是第一个成功使用现代水泥技术的医生——特别是通过骨水泥实现对人工关节的机械固定。另外，他对骨水泥的固定技术进行了深入的探索，包括如何在压力下注射入骨水泥面团以及什么对于一个高度可重复性和临床有效的手术方法贡献更大。Charnley 的很多研究成果都是现代骨水泥技术发展的基础。

3.7　传统PMMA骨水泥的临床实验数据

　　为了找到已经发表的关于 Palacos®R、Simplex®P 和 CMW®1 骨水泥的临床研究和案例报告，Iason 咨询公司查找了很多数据库（2012），包括 MEDLINE，Ovid MEDLINE In-

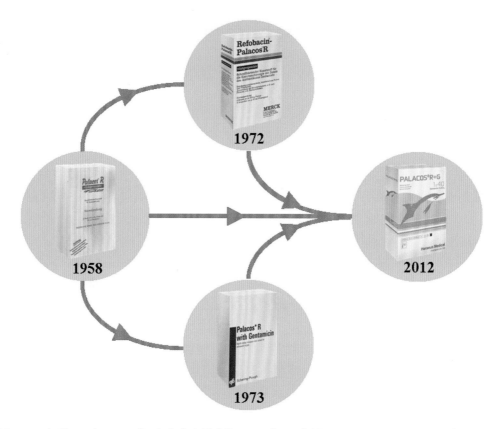

■ **图3.6**   1958年到2012年Palacos® R和含庆大霉素的Palacos® R，获得Heraeus Medical GmbH的许可

Process&Other Non-Indexed Citations，EMBASE（Ovid），Cochrane Library，registers of ongoing research （例如 National Research Register、metaRegister of Controlled Trials、MRC Clinical Trials Register、Cochrane Central Register of Controlled Trials 和 ClinicalTrials.gov） 和 Internet sites of regulating authorities （Food and Drug Administration and European Medicines Evaluation Agency）。检索包括从 1960 到 2012 年的所有数据。检索词语的选择需要能最大限度地提高检索灵敏度和特异性。

三 种 骨 水 泥 商 品 的 名 字 Palacos®R、Simplex®P 和 CMW®1 与 以 下 一 些 关 键 词 结 合 在 一 起 进 行 搜 索， 例 如 "clinical study" "randomized controlled trial" "clinical trial" "human study" "meta-analysis" "bone cement(± antibiotic or gentamicin)" "arthroplasty, osteosynthesis" "spine fusion" "cranioplasty" "revision" 或者 "literature search"。

这篇综述中包括了各种研究方法：实验研究（例如，随机性试验和非随机性试验），观察性研究（例如，群组研究、病例对照研究或者横向研究），非对照性研究（例如病例分析）或者病例报告。在 Scandinavian Arthroplasty Registers 或者其他数据库中数据进行临床评估和回顾同样包括在临床研究的出版物中。

数据的检索没有语言限制，但是从这方面进行的问卷和调查中得到的数据不作为参考。必须注意的是，这些数据没有关于评价骨水泥功效和安全性的信息，甚至是关于加入抗生素前后骨水泥对比的数据。这些信息都是从每个单独期刊的摘要和题目中搜集来的。

■ 图 3.7 展示了关于三种骨水泥的期刊文章数量。值得注意的是，无论是在临床研究还

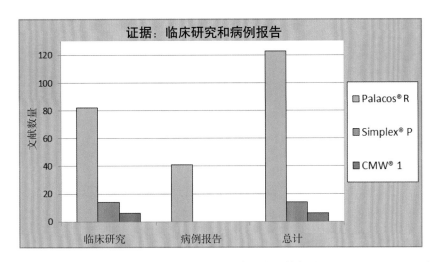

图3.7　图表显示的是这三种传统PMMA骨水泥发表的临床经验的数字（Lason consulting,2012）

是案例报告中，Palacos®R 骨水泥应用的数量都比 Simplex®P 骨水泥和 CMW®1 骨水泥多很多。虽然研究案例的数量并不一定代表产品的价值，但是它却说明需要有一个更好更准确的方法对产品及其属性进行评估。

有研究学者试图进一步通过实验比较 Palacos®R、Simplex®P 和（或）CMW®1 三种产品的不同。然而对于这种比较研究和案例报告进行的第二次检索（基于题目和摘要）只显示出了下面三点：

1. 来自 Norwegian Arthroplasty Register 的数据→5 个被调查的假体品牌（Palacos®R 或者 Simplex®P 骨水泥固定的全髋关节置换术）；在摘要中没有关于 Palacos 与 Simplex P 两种骨水泥临床表现差异的报道（Espehaug 等，2009）。

2. 来自 Norwegian Arthroplasty Register 的数据→Palacos®R 骨水泥和 Simplex®P 骨水泥临床表现比含有抗生素的 CMW®1 骨水泥或者是简单的 CMW®1 骨水泥好（Espehaug 等，2012）。

3. 来自随机的放射立体影像技术分析的数据→Palacos®R 骨水泥的表现与含有抗生素的 CMW®1 骨水泥或者简单的 CMW®1 骨水泥表现类似 [n=51 位（51 个膝）进行全膝关节置换术的患者]（Adalberth 等，2002）。（Simplex®P 没有在这个临床试验中进行测试）（Iason Consulting，2012）。

这说明迄今为止对三种品牌骨水泥进行比较的研究依然很少。

（翟欣昀　李朝阳 译　吕维加 校）

参考文献

Adalberth G, Nilsson KG, Kärrholm J, Hassander H. Fixation of the tibial component using CMW-1 or Palacos bone cement with gentamicin: similar outcome in a randomized radiosteerometric study of 51 total knee arthroplasties. Acta Orthop Scand. Oct;73(5):531-8, 2002

Bauer W.: Patent: 652 821: Verfahren zur Herstellung von Prothesen fuer zahnaerztliche Zwecke DE 652821 C; Roehm & Haas AG, 1935

Buchholz, HW., Engelbrecht, E.: Über die Depotwirkung einiger Antibiotika beim Vermischen mit dem Kunstharz Palacos. Chirurg 41, 511-515, 1970

Charnley, J.: Anchorage of the femoral head prosthesis of the shaft of the femur. J. Bone Joint Surg. 42 Br: 28-30,1960.

Charnley, J.: Acrylic cement in orthopaedic surgery.: Baltimore: Williams and Wilkins, 1970

Dutton J. Intercranial aneurysm. A new method of surgical treatment. Brit Med J 8:585, 1956

Espehaug B, Furnes O, Havelin LI, Engesaeter LB, Vollset SE. The type of cement and failure of total hip replacements. J Bone Joint Surg Br. Aug;84(6):832-8, 2002

Espehaug B, Furnes O, Engesaeter LB, Havelin LI. 18 years of results with cemented primary hip prostheses in the Norwegian Arthroplasty Register: concerns about some newer implants. Acta Orthop. Aug;80(4):402-12. doi: 10.3109/17453670903161124, 2009

Harris P. Spinal fixation using onlay of Simplex-P. Paper no. 36. Washington: Excerpta Med International Congress Series; P. E81-2, 1961

Iason consulting report. clinical experiences for PMMA cements, 2012

Kleinschmitt, O.: Plexiglas zur Deckung von Schädellücken. Chirurg. 13, 273, 1941

Kühn KD. Antibiotic-loaded bone cements – antibiotic release and influence on mechancical properties. In: Walenkamp GHIM (Ed.). Local Antibiotics in Arthroplasty: State of the Art from an Interdisciplinary Point of View. Thieme-Verlag, 47-57, 2007

Kulzer Co GmbH: Patent: 737 058: Verfahren zur Herstellung von Prothesen fuer zahnaerztliche oder andere Zwecke aus polymerisierten organischen Verbindungen DE 737058 C; Kulzer & Co. GmbH, 1936

Czapp E. A., Goelz A., Schnebel E.: 973 590 : Verwendung von selbst erhaertenden Kunststoffen auf dem Dentalgebiet DE 973590 C; Degusa. 1941

McKee GK. and Watson-Farrar J.: Replacement of arthritic hips by the McKee-Farrar Prosthesis, J. Bone Joint Surg. 48 B No. 2 .May, 1966

Robinson RG, Macalister AD. Acrylic cranioplasty. A simple one-stage method using a cold curing material. Br J Surg 42:312-5, 1954

Ruckdeschel G., Hessert G. R., Schöllhammer Th.: Quantitative in vitro-Untersuchungen zur Frage der Gentamycinabgabe aus Polymethylmethacrylat-Polymerisatlöcken Archiv für Orthopädische und Unfall-Chirurgie 74: 291-300, 1973

Smith DC, Brains MED. Residual methyl methacrylate in the denture base and its relation to denture sore mouth. Brit Dent J 98:55-8, 1955

Smith DC, Bains MED. The detection and estimation of residual monomer in polymethyl methacrylate. J Dent Res 35:16-24, 1956

Smith DC. Studies in denture base materials with special reference to polymethyl methacrylate. PhD Thesis. Manchester, England: University of Manchester; 1957

4. 关节置换登记数据

关节置换登记系统（arthroplasty registries,AR）在特定区域建立中央数据库，提供所有初次和翻修手术的标准化数据表格（Labek 和 Böhler，2005）。它可以看做是为评价关节置换长期结果设计的前瞻性队列研究（Gliklich 等，2007；Gorenoi 等，2009a）。对所有假体进行随访，直到翻修、患者死亡或迁离登记区域（Labek 和 Böhler，2005；Robertsson，2007）。许多欧洲国家（丹麦膝关节登记系统，2010；挪威关节登记系统，2010；瑞典膝关节登记系统，2011；英格兰和威尔士国家关节登记系统，2012）和澳大利亚（澳大利亚骨科学会国家关节置换登记系统，2011）、新西兰（新西兰骨科学会，2010）一样，都实行全面的国家登记制度。此外，其他几个国家的登记制度是例外，如西班牙（Catalonia）（Serra-Sutton 等，2009）和意大利（Emilia Romagna）（2010 年骨科假体移植学会地区登记系统 R.I.P.O 的报告；Stea 等，2009）。德国（EPRD，2012）和日本（Akiyama 等，2012）属于正在建立关节登记系统的国家。有些关节登记系统只收集某个关节的数据，而其他登记系统则收集所有类型的关节置换手术假体信息。关节登记系统最常见的是收集全髋关节置换（total hip arthroplasty，THA）和全膝关节置换（total knee arthroplasty，TKA）的数据（Gorenoi 等，2009b）。 图 4.1 依照国家、涉及的关节和建立年代列举了关节置换登记系统的信息。

> 关节置换登记系统（AR）在特定区域建立中央数据库，提供手术的标准化数据表格。

4.1 建立关节置换登记系统的好处

关节登记系统可以给骨科带来三个关键好处。首先，它揭示了关节置换的流行病学状况。收集的数据有助于建立关于人口统计学特征、发病率、患病率、现行的治疗方法和区域特征等基础数据（Herberts 和 Malchau，2000；Robertsson，2007）。这些信息可能有利于分析全关节置换（total joint arthroplasty，TJA）的重要趋势，并建立基金进行深入研究（Kienapfel 和 Becker，2012）。其次，登记系统成为一种保证质量的工具。关节登记系统中获取的信息可以为结果的结构性差异提供评价的基础。可以通过地区、医院，甚至医生水平来确定偏差度。随之可以分析变异，如果需要的话，也可以改变现行的治疗方法（Maloney，2001）。如果对结果能够及时地和医生沟通并有效地反馈，那么临床医生可能无需任何进一步的外部激励就能寻求最佳的治疗模式（Kienapfel 和 Becker，2012）。最后，关节置换登记系统可以用于评估不同技术在 TJA 中的结果，包括假体的类型、固定技术或手术入路。因此，登记系统是产生证据的重要工具，可以帮助医生和医院修正他们的治疗决策和治疗行为（Robertsson，2007；Choong，2009）。就这一点而言，关节置换登记系统也扮演临床工作中假体失败的早期预警工具的角色。它能够通过大量的数据，在一个较短的时间内获得具有统计学差异的结果。从而使大量的患者得以避免翻修手术带来的疼痛和不适（Gorenoi 等，2009b）。

由于实行了登记系统，一些国家的 TJA 结果获得了实质性提高（Herberts 和 Malchau，2000；Robertsson 等，2010）。以瑞典为例，翻修手术从 1979 年的 18% 降低到 2001 年的 6.4%（Malchau 等，2002）。不仅给患者带来减少再手术的好处；同时也节约了卫生系统的资源（Luo 等，2012）。

■ 表4.1 根据国家、地区及试点项目的关节置换登记系统列表（Berghaus，2013）

国家	关节	建立年代
国家		
瑞典（2011）	膝	1975
瑞典（2010）	髋	1979
芬兰（Puolakka等，2001）	髋，膝，肩，肘，踝，掌指关节	1980
挪威（2010）	髋，膝，肩，肘，踝，掌指关节	1987
瑞典（Henricson等，2007）	踝	1993
丹麦（2012）	髋	1995
苏格兰（Sharma和Dreghorn，2006）	肩	1996
丹麦（2010）	膝	1997
匈牙利（Gorenoi等，2009b）	髋，膝	1998
瑞典（Rasmussen等，2012b）	肩，肘	1999
澳大利亚（2011）	髋，膝，肩，肘，踝，掌指关节	1999
新西兰（2010）	髋，膝，肩，肘，踝，掌指关节	1999
罗马尼亚（2012）	髋，膝	2001
加拿大（2009）	髋，膝	2001
英格兰和威尔士（2012）	髋，膝，踝	2003
斯洛伐克（Necas和Katina，2011）	髋，膝	2003
丹麦（Rasmussen等，2012a）	肩	2004
法国（SoFCOT，2011）	髋	2006
苏格兰（2009）	髋，膝	2008
葡萄牙（2012）	髋，膝，肩，肘，脊柱，前足和足，手和腕	2009
试点项目		
瑞士	髋，膝	2005
日本	髋，膝	2006
巴西（Gomes等，2008）	髋	2007
斯洛文尼亚（2012）	髋，膝	2009
美国（AJRR，2011）	髋，膝	2010
德国（EPRD，2012）	髋，膝	2012
阿根廷（Gomes，2012）		2012
地区		
意大利（RIPO，2010）	髋，膝，肩	1990
西班牙（Allepuz等，2008）	髋，膝	2006

> 登记系统提供的流行病学数据，可以视作一个质量保证的工具，允许对结果进行评价。

4.2   登记数据如何与临床研究提供的信息进行比较

当对一个新的内植物进行临床评价研究的时候，试验设计决定了患者特征，研究地点，以及参与医生，同样也包括假体类型和手术入路（Graves，2010）。通过精心的试验设计可以产生更趋向于预期的结果。然而，一旦这项技术被广泛应用，则未必能观察到同样的结果（Horton，2000）。临床实践经常有别于试验设计（Rothwell，2005）。其他因素包括，患者基本特征存在差异，医生可能未获得良好训练，或者使用不同的入路，或虽使用此技术但使用的是其他产品。更重要的是，临床研究的随访时间通常是在一个事先确定的时间段内。由于资源的限制，临床研究的期限不能被无限延长。因此，随访的期限往往不足以评价长期的结果（Graves，2010）。

另外，登记系统也不必试图建立因果关系。关节登记系统是一种持续监测 TJA 长期结果的工具。并无必要为提高关节置换的结果，始终把弄清为什么存在差异作为首要任务（Graves，2010）。而对于特殊的结果，则可以通过对关节置换登记系统收集的数据做相关影响因素的统计学分析。尽管可以基于登记系统进行效果比较研究，但对于结果的解释仍需非常谨慎。不同的影响因素，如患者特征或者医生经验，都对结果产生影响。如果已知这些因素的影响，可以对结果做出调整（Ranstam 和 Robertsson，2010）。然而，始终不要忘记一些未知的混杂因素可以使结果造成偏倚。

研究者试图对临床研究中的假体使用结果和登记系统中进行比较。他们发现在临床研究中的结果显然更好一些，特别是那些发明假体的医生发表的临床数据结果。作者认为对于那些在手术室中要做出日常决策的医生而言，登记系统的数据能提供更有价值的信息（Labek等，2009；Kontekakis 等，2013）。

4.3   开展关节置换登记系统的步骤

通常开展关节登记系统（◉ 图 4.1）的第一步是成立一个负责设计和实施的工作组。哪些患者需要被纳入登记取决于登记系统的范围（如区域、地区、国家）和当地卫生系统的条件（Labek 等，2008）。在开始时就需要国家骨科协会或至少一组具备科学经验和兴趣的医生的参与，这是为了保证必要的临床专业知识指导，并被医疗团体接受。其他参与者包括国家或地区卫生部门管理者，提供 IT 服务的商业公司，研究机构，医院协会，患者组织和（或）医疗器械公司（Serra-Sutton 等，2009）。

应该由一个可以独立科学决策的指导委员会来维护和运行登记系统。这个指导委员会对财政、计划、交流和数据资料的持续评价负责。另一方面，医生方面需要在委员会中有足够的代表，通常是骨科协会来参与，因为成功的关节登记系统需要有良好依从性的医生提供真实可信的数据（Robertsson，2007）。

在计划的最初就需要解决资金的问题。资金不足会导致整个计划的失败（Gorenoi 等，2009b）。主要的资金来源是政府机构、国家卫生部门，例如通常用于支付建设登记系统的

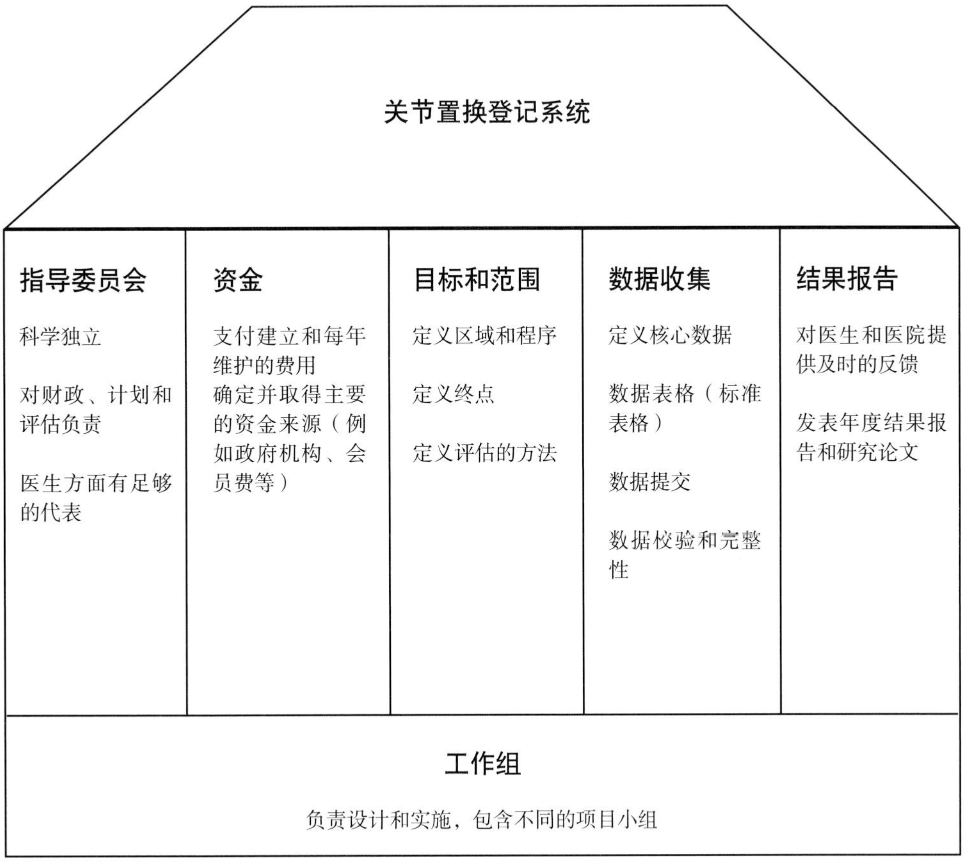

```
                        关节置换登记系统

指导委员会      资金         目标和范围      数据收集        结果报告

科学独立        支付建立和每年  定义区域和程序    定义核心数据     对医生和医院提
               维护的费用                                   供及时的反馈
对财政、计划和    确定并取得主要  定义终点       数据表格（标准
评估负责        的资金来源（例              表格）         发表年度结果报
               如政府机构、会  定义评估的方法                 告和研究论文
医生方面有足够    员费等）                 数据提交
的代表
                                      数据校验和完整
                                      性

                           工作组

                 负责设计和实施，包含不同的项目小组
```

■**图4.1** 开展关节置换登记系统的重要步骤（Berghaus，2013；Kontekakis等，2013）

费用，也包括每年运行的费用。其他常见的资金来源包括健康保险公司，骨科协会的会员费，或者是假体出售的税收等。另外，研究基金可以用于计划早期的启动经费，或者用于承担对干预和治疗的结果的深入研究（Rahme 等，2001；英格兰和威尔士国家关节登记系统，2003）。实际上运行关节置换登记系统的费用显然不一而同，取决于研究的范围、目标和组织（Gorenoi 等，2009b）。目前的关节置换登记系统每年的运行费用，挪威约 160000 美元（Gorenoi 等，2009b），瑞典约 400000 美元（Malchau 等，2002）。

工作组应该确定计划的目标和范围。所有关节置换登记系统（■ 表 4.2）的最主要目标是评估 TJA 的结果（Graves，2010）。多数关节置换登记系统使用翻修作为终点指标，用 Kaplan-Meier 方法计算生存率（Graves 等，2004；Ranstam 和 Robertsson，2010）。除此以外，登记系统可以有很多其他特定的用途。

根据研究的范围和目标确定需要收集的数据。多数关节置换登记系统关注长期结果，因此以翻修作为终点指标。国际关节置换登记系统协会（ISAR）为这些登记系统定义了一个最小数据集（■ 表 4.3）。它包括假体信息、患者信息、手术信息，医院和医生信息（Robertsson，2007）。评估长期结果需要确定患者和医生身份。采用一些盲态的代码有助于减少与数据保护相关的法律纠纷（Engesaeter 等，2009）。

表 4.2　关节置换登记系统的可能目标
1.　　早期预警工具
2.　　质量保证工具
3.　　流行病学工具
4.　　评估TJA的结果
5.　　改进TJA的结果
6.　　记录临床治疗和患者的人口统计学特征
7.　　确定翻修的危险因素
8.　　确定最佳的临床治疗方案
9.　　确定患者特征和临床治疗之间的相关性

　　作为对翻修手术的补充，最近一些大型的登记系统开始收集患者的自我评估量表（PROMs）（英格兰和威尔士国家关节登记系统，2012；瑞典髋关节登记系统，2010）。PROMs 是基于以患者为中心的观点，没有翻修并不意味着一个满意的结果。尽管患者对初次关节置换的结果不满意，但也许因为诸如不愿意再次接受外科手术或者病情严重到无法耐受翻修手术，而并没有进行翻修（Goodfellow 等，2010；Soderman 等，2000；Labek，2011）。通常患者对 TJA 自我评估的结果包括功能状态（如 Oxford 髋和膝关节评分）（Dawson 等，1996；Dawson 等，1998），经历的疼痛（如视觉模拟评分）（Downie，1978）或者是与健康相关的生活质量（如 EQ-5D）（EuroQol Group，1990）。可以在手术之前和手术后预先确定的时间点对患者访视以获取数据。以瑞典的髋关节登记系统为例，使用 EQ-5D 指数作为患者的健康相关生活治疗评价，同时也使用视觉模拟评分评价痛觉和患者满意程度，以及采用Charnley 的分类原则（Rolfson 等，2011）。英格兰和威尔士国家关节登记系统也和其他一些国家一样，使用 EQ-5D（Baker 等，2012）。

　　数据可以上传纸质版或者电子版。电子版数据上传简化了手续，以及数据的分析和验证。数据可以直接在互联网界面中填写。有些登记系统具有可以直接从医院信息系统中自动获取信息的功能（Gorenoi 等，2009b）。条形码扫描可用于确定每一患者的具体假体类型。在数据收集的方法之外，必须在医生最小的工作负担和获取相对足够多的相关信息以回答感兴趣的问题之间求得平衡。否则，完整性和准确性将会受到影响。以其他登记系统和他们的目标作为参照，有助于在现阶段确定收集数据的一个现实的途径（Paxton 等，2010）。

　　务必提高目标地区的参与度，这样才能得到更可靠的数据（Arthursson 等，2005；Pedersen 等，2004）。文献表明 90% 以上的登记率才可能做出有价值的分析（Havelin 等，2000；Espehaug 等，2006）。因此，一些国家引入法律来强制患者和医院进行登记。但是，一些登记系统采用自愿参加的方式同样获得较高的登记率（Graves 等，2004；Herberts 等，2000；Robertsson 等，2004）。对参与各方的好处是可以成为依从性的重要激励因素。

　　在数据收集的途径确定后，需要设计标准的表格并将其整合到临床工作流程中。通常收集数据的点在患者入院、手术、出院以及随访的时候（Havelin，1999）。如果没有强制患者参与登记，则需要详细地向患者解释研究的原因，以使其意识到潜在的好处。随后，需要对感兴趣的医院进行试验性的登记，以确定表格各条目的可靠性。必须确定规则，以保证数据质量。例如，对于被认为超出范围的数据，重复录入，以及数据缺失，数据前后矛盾等需要进行常规质疑（Labek 等，2008）。另外的方法是可以利用外部数据源，如医院的统计报表，或者保险索赔等对信息进行交叉互检。这不仅是对数据的可靠性进行检验的有效方法，也可被视作登记系统数据质量的优势（Puolakka 等，2001；Arthursson 等，2005）。

■ **表 4.3** ISAR推荐的最小数据集（http://www.isarhome.org/statements, 2012）

数据收集	
假体	分类号
	序列号
患者	国家身份识别号
	全名，年龄，性别
	地址
	手术医院的患者识别号
手术	日期
	手术侧别
	诊断
	初次或翻修
	翻修的原因
医院	识别代码或名称和地址
医生	姓名或者识别代码

任何登记系统均需要及时将信息反馈给参与的医生。一个登记系统要变得有效，能成为一个质量保证和早期预警的工具，先决条件是和医生以及医院共享信息。此外，与医生共享信息可以帮助提高依从性，因此也有助于获得更可靠的数据质量（Gorenio 等，2009b）。同时，登记系统应该每年发布结果的科学报告和研究论文。这也可以引起参与各方的兴趣，如政府、研究者和私人企业，从结果中获得利益（Labek 等，2008）。

完成一个关节登记系统是一件复杂的事情，但同时也是一项高回报的工作。建立登记系统对于关节置换而言是克服挑战，创造一种有效的质量保证工具（Kontekakis 等，2013）。

4.4　骨水泥型髋关节和膝关节置换的证据

4.4.1　关节登记系统中骨水泥全髋关节置换

一些基于挪威和瑞典关节登记系统 2000 年以前收集的数据发表的文献认为骨水泥型髋关节置换的翻修率更低（Furnes 等，2001；Havelin 等，1995a；Havelin 等，2000；Malchau 等，

2002；Herberts 等，2000）。然而，从最新的瑞典数据评价认为两种固定的方式之间没有显著性差异，结果发表在最新的登记系统年报上。在评估假体和年龄的关系上发现小于 50 岁的年轻人和生物固定的柄比较起来，骨水泥有更高的失败率。而大于 70 岁，则无论男性和女性，当使用骨水泥柄时翻修风险明显降低（男性 0.39，女性 0.23）。骨水泥臼的表现也明显优于非骨水泥臼。作者也指出，无论如何，由于人群特征的差异，进行组间的比较是有局限性的。另外一篇来自 Hailer 等的文章，分析了瑞典从 1992 至 2007 年的关节置换，也发现骨水泥型髋关节十年的生存率要优于非骨水泥型髋关节（94% *vs.*85%）。骨水泥型髋在整个年龄组和所有适应证中都表现更好。评价单一假体部分发现，生物髋关节系统的高翻修率和生物臼杯的结果较差有关。生物柄的结果则看上去比骨水泥柄还要好一点（Hailer 等，2010）。

新西兰关节登记系统最新的报告也观察到除了年龄小于 55 岁组以外，生物型髋的翻修率要显著高于骨水泥型髋。骨水泥型假体在年龄大于 75 岁组表现最好。在一般人群中，使用混合固定方式的翻修率最低（新西兰骨科协会，2010）。Hooper 等对新西兰登记系统 1999—2006 年采用不同固定技术的数据进行了更深入的评估。他们发现骨水泥型髋关节置换（0.49）平均每一百个假体年比生物固定（0.84）或混合固定（0.66）有更低的翻修率。在大于 65 岁的患者群中，骨水泥型髋的翻修率显著低于生物型和混合固定。在低于 55 岁的年龄组中，生物型表现更好（Hooper 等，2009）。

芬兰的登记系统数据有两个研究关注小于 55 岁人群患有骨性关节炎患者的髋关节假体固定方式。他们发现生物型柄在这组人群中有更好的长期结果（Eskelinen 等，2005；Mäkelä 等，2011）。当把臼侧和柄侧两部分的翻修同时加以考虑，则骨水泥和非骨水泥固定方式有相同的生存率。这个结果同样和生物臼杯的结果不尽理想有关（Eskelinen 等，2005；Eskelinen 等，2006；Makela 等，2011）。1987—1996 年使用的是旧的生物型假体，结果要差于同期骨水泥型组（Makela 等，2011）。Ogino 等（2008）基于芬兰登记系统评估了大于 80 岁患者的翻修率。不同的固定技术显示几乎相同的结果。骨水泥柄的翻修风险明显更低（0.4，生物柄为 1）。另外一个芬兰的研究是大于 55 岁的原发性骨性关节炎进行初次髋关节置换的结果。骨水泥髋的生存率要好于对照的生物髋组，主要的原因也和生物臼杯的设计有关（Mäkelä 等，2008）。

英格兰和威尔士国家登记系统（NJR）（2012）评估了随访 8 年的 414 985 例髋的结果。骨水泥髋的翻修率最低为 2.29%，混合固定的为 2.95%，生物固定的为 5.10%。澳大利亚登记系统（2011）显示不同的结果。十年的生存率，生物型固定（93.2%），骨水泥固定（93.8%）和混合固定（94.7%）。这些结果在不同的年龄组别中不同。骨水泥和混合固定在大于 75 岁的人群中翻修率最低。在年龄轻一些的组别中，生物固定和混合固定的方式要好于骨水泥固定。

采用不同的固定方式，翻修发生在手术后的不同阶段，并且原因也不尽相同。生物固定假体更常见的是早期翻修，而晚期翻修在骨水泥假体中更常见（澳大利亚骨科协会国家登记系统，2011）。这和生物柄增加假体周围骨折的风险以及术后早期阶段的骨溶解有关（Hailer 等，2010；英格兰和威尔士国家登记系统，2012）。当发生骨长入以后，一些生物髋系统显示很好的结果（Hailer 等，2010；Hooper 等，2009；澳大利亚骨科协会国家登记系统，2011）。这些观察的结果证实了一个普遍的观点，就是生物型的假体在初期更容易发生失败，但是一旦宿主骨长入假体表面发生骨整合则可以提供更好的长期固定。骨水泥则与之相反，术后可更好地获得即刻稳定性。

应该认识到在 THA 中进行这种固定方式的比较通常很困难，因为是在不同的年龄组中使用不同的技术。登记系统使用一些诸如分层和（或）风险调整等统计学方法解决这些问题（Ranstam 和 Robertsson，2010）。然而，仍然要谨慎地解释结果（Berger 等，2009）。活动能力或者合并症等一些因素并没有在登记系统中体现，可能会对结果造成偏倚。另外一个造成比较局限性的原因是医生的经验，在特定的国家使用特定的技术（Hooper 等，2009）。例如澳大利亚则可能更多地倾向于生物固定，而在斯堪的纳维亚登记系统则更多地倾向于骨水泥固定（Hooper 等，2009）。而在英国和新西兰，各种技术通常都会被平等地应用，在多数的亚组中都同时使用。这就有助于对固定方式进行比较。然而，必须要经常考虑以下因素，即以前的研究无法反映最新的假体技术的发展。

最近，McMinn 等（2012）根据国家关节登记系统分析了骨水泥和生物固定之间死亡率的差异。他们发现在使用骨水泥型全髋关节置换的患者和生物固定髋关节置换比较起来，有更高的死亡率，调整以后的危险系数是 1.11，95% 的可信区间在 1.07 ~ 1.16。然而，作者也认为诸如年龄、发病率和活动水平等在两组之间并不平衡，而一些未知的混杂因素导致了这种不平衡，所以评价也存在很高的风险。

关节登记系统认为骨水泥和生物固定有相似的结果。生物固定趋向于在年轻患者中表现更好，而骨水泥固定在老年患者中结果更好一些。因此，在 65 岁以上的患者中，仍然要将骨水泥作为一种选择，应该作为一种标准的全髋关节置换治疗（◎图 4.2，◎图 4.3）。

如果不考虑假体价格的话，经常认为骨水泥型的假体占用更多的手术室时间，因此从经济的观点来看也缺乏吸引力。但从我们的观点看，对于这个观点存在几点争议：

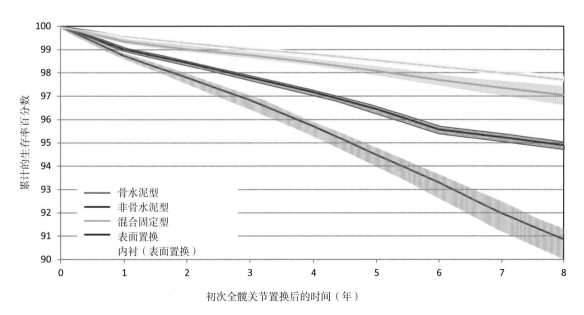

■图4.2 不同假体类型的初次髋关节置换可能的生存率（累计的生存率百分数）（源自：国家关节登记系统，2012）

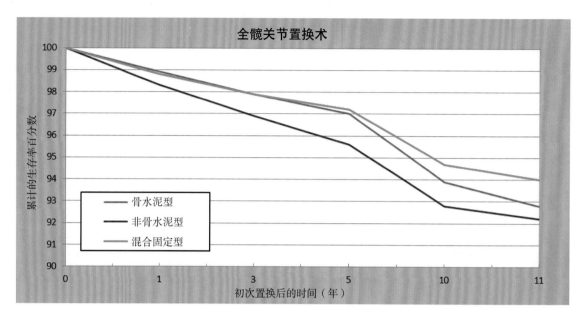

■图4.3　大于75岁患者的全髋关节置换的累计生存率百分数（澳大利亚国家关节置换登记系统，2011）

■ 表 4.4　英国医院典型的花费计算（摘自：Griffiths等，2012）

假体花费，骨水泥型全髋关节置换	假体花费，生物型全髋关节置换
柄680镑	柄915镑
臼杯285镑	臼杯511镑
骨水泥、搅拌装置、脉冲冲洗140镑	内衬150镑
总计1105镑	总计1576镑

经济评论

尽管骨水泥髋关节置换的结果很好，但是很明显在大多数国家所有年龄段的患者倾向于进行生物固定。这种趋势可称之为"骨水泥悖论"（Kjærsgaard-Andersen，2011）。发展趋向于使用更多的生物固定显然令人惊讶，因为骨水泥型的假体要明显比生物假体便宜（■ 表4.4）。很容易计算这种差别，每例手术大约几百个欧元（Griffiths等，2012；Unnanuntana等，2009）。

—— 骨水泥的准备可以在手术进行的同时开始，因此除了在固化期以外并不额外增加手术的时间。

—— 非常值得质疑的是是否每个手术节约5 ~ 10min 时间能真正转化成经济效益，例如节约的时间可以开展更多的手术，因此手术台可以额外循环利用，而这种院内额外的经济效益可以抵消固定方式变化增加的花销。

—— 如果单纯从花费的角度来看，假设每个手术不考虑固定方式，而给出一个相同的支付额

（正如许多欧洲国家采取的诊断组模式），也不能确定是否由此增加的手术更加符合经济效益。就算是采用生物固定取代骨水泥固定，节约的时间加起来可以再做一个额外的手术，产生的贡献价值仍然有限，也许从总体利益上讲并非一定导致好的结果（Griffiths 等，2012）。

所有的国家关节登记系统已经证实了采用金属对聚乙烯摩擦界面的骨水泥型全髋关节良好的长期结果，但尽管有这样的证据，我们仍然允许公司说服我们追随更新的东西，甚至用仍然还没获得证明的髋关节假体。以我的观点，如果过去的十年，我们教育年轻的骨科医生如何使用骨水泥，也许国家翻修的负担会比现在以及可以预见的未来都显著地降低。不仅仅是因为骨水泥型髋关节置换的花费显著低于生物髋；国家关节登记系统显示它们有更好的长期成功率。在当前，花费显然是一个要考虑的因素。金属对聚乙烯骨水泥全髋关节假体要比硬对硬界面的生物型髋关节大约便宜 1000 英镑。根据英国骨科协会（BOA）主席 John Hodgkinson 估计去年有 30 000 例生物髋；如果我们使用骨水泥，NHS 将会节约三千万英镑（BOA，2011）。

> BOA 主席宣称：如果使用骨水泥髋，2010 年 NHS 将会节约三千万英镑。

4.4.2 关节登记系统中骨水泥全膝关节置换

一篇基于丹麦膝关节登记系统数据的文章发现生物型假体和骨水泥型的膝关节比翻修率更高（RR=1.48；95%CI：1.32 ~ 1.66），而混合固定的方式则有较低的翻修率（RR=0.84；95%CI：0.75 ~ 0.95）（Pedersen 等，2012）。另外一项来自 Furnes 等 2002 年基于挪威关节登记系统信息的研究，在骨水泥、生物固定和混合固定间没有发现翻修率的差异。但是生物型和混合固定型膝关节的评估数量很少，也许会影响到统计学的效率（Furnes 等，2002）。

国家关节登记系统报告 448 925 例随访 8 年的膝关节置换结果。翻修率最低的是骨水泥型（2.82%），随后是混合固定（2.95%）以及生物固定（3.69%）（■ 图 4.4）[1]。新西兰关节登记系统（2011）也发现骨水泥型膝关节置换的失败率最低。100 个假体年的翻修率，骨水泥固定为 0.55，生物固定为 0.82，混合固定为 0.65（■ 图 4.5）（新西兰骨科协会，2010）。在瑞典，登记系统发现在 1985—1994 年期间翻修的风险提高了 1.5 倍。随后生物型和混合固定型的膝关节假体在临床被完全停止使用，因此没有结果更新（瑞典膝关节登记系统，2011）。澳大利亚登记系统（2011）年没有发现固定方式与生存率有何差别。

报告中经常提到的生物型膝关节高翻修的风险似乎主要和胫骨假体的结果不佳有关（Pedersen 等，2012）。这可以用生物型胫骨假体在手术后的 3 ~ 12 个月发生移位的趋势来解释。因此，早期无菌性松动的风险也随之增加（Bohm 等，2012）。

关节登记数据表明膝关节置换股骨，胫骨假体都采用骨水泥固定是金标准，可以获得更好的生存率（■ 图 4.4）。

> 登记系统数据显示采用骨水泥固定膝关节置换是金标准。

4.5 关节登记系统中含抗生素骨水泥的结果

4.5.1 髋关节

骨水泥中经常添加抗生素以预防假体周围感染（Buchholz 等，1984；Joseph 等，2003；Parvizi 等，2008；Srivastav 等，2009）。Espehaug 等（1997）年分析了挪威关节置换登记系统中 1987—1995 年大约 11 000 例全髋关节置换的数据，认为使用抗生素预防有效。他们发现如果接受全身使用抗生素联合抗生素骨水泥（ALBC）的患者感染率最低。如果同样只是全身使用抗生素和普通骨水泥，则感染翻修的风险增加 4.3 倍。此外，如果用抗生素骨水泥取代普通骨水泥则可以降低感染翻修的风险（Espehaug 等，1997）。这一结果也被最近挪威关节登记系统 2003 年开始的数据所证实。作者发现仅全身使用抗生素的患者和联合使用的患者进行比较，所有原因的翻修风险提高了 1.4 倍。感染翻修和无菌翻修的风险分别提高了 1.8 倍和 1.3 倍（Engesaeter 等，2003）。挪威早期的结果，分析了 Charnley 假体联合使用抗生素骨水泥的效果，证实有助于降低翻修率（Havelin 等，1995b）。抗生素骨水泥对无菌性翻修有效可能和没有足够诊断依据的低毒力感染有关（Maathuis 等，2005；Moojen 等，2010）。

Persson 等（1999）收集了瑞典登记系统的数据，分析了随访 5 年 148 359 例髋置换中发生深部感染的情况。他们发现使用抗生素骨水泥是一个独立于超净环境或全身使用抗生素以外的减少感染的因素。应该认识到最近观察到髋关节置换的感染有增加的趋势。关节登记系统显示这种趋势与生物髋使用有关。正如登记系统数据证实对于预防深部感染有效一样，抗生素骨水泥是一种减少威胁的方法。

▶ 全身使用抗生素联合局部使用抗生素骨水泥可以获得最低的感染翻修率。

4.5.2 膝关节

Namba 等（2013）分析了 22 880 例初次膝关节置换的感染率，8.9% 使用了抗生素骨水泥。他们发现使用抗生素骨水泥组的生存率更低。然而，作者没有对任何危险因素作调整，因此结果可能发生严重的偏倚。加拿大登记系统中也没有显示抗生素骨水泥对深部感染的发生产生影响。尽管没有减少感染翻修率，但是如果使用普通骨水泥组，无菌性松动的失败率提高了 2 倍（Bohm 等，2012）。相反，更大的芬兰登记系统的研究包括了 43 149 例患者，发现联合全身及局部使用抗生素可以导致最低的感染翻修率。当使用普通骨水泥固定膝关节假体时，修正后的感染危险系数是 2.10（Jämsen 等，2009）。

尽管证据显示矛盾的结果，多位作者建议常规在膝关节置换中使用抗生素骨水泥预防，使得假体周围感染的风险最小化，避免灾难性的结果（Dunbar，2009；O'Connor 和 MacDonald，2011）。也应该认识到，登记系统衡量的抗生素骨水泥的有效性，是不同类型的骨水泥复合不同类型的抗生素的总的结果。然而，某些抗生素可能对于假体周围感染常见的细菌效果并不好。更应该认识到不同的骨水泥抗生素溶出率并不一样（Brien 等，1993；Torrado 等，2001；Zimmerli 等，2004；Trampuz 等，2006；Dall 等，2007）。一些 PMMA 骨水泥可能因此比其他类型的更适合于预防关节置换的感染（◼ 图 4.6）。

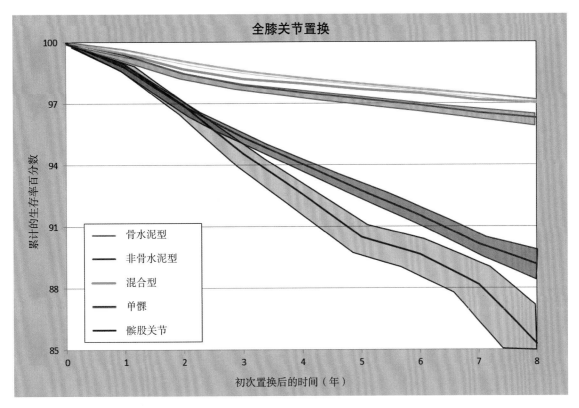

■**图**4.4 根据假体类型的初次膝关节置换生存率（累计风险的95%可信区间）（新西兰关节登记系统12年报告，2011）

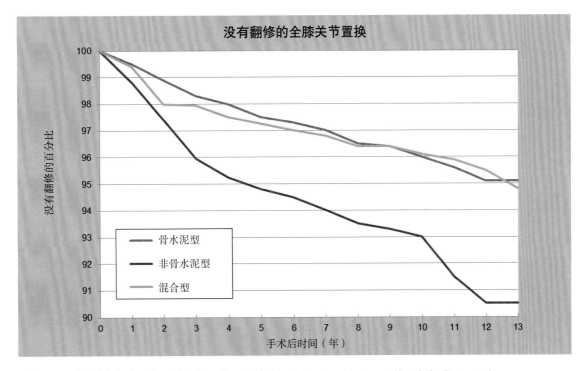

■**图**4.5 不同固定方式下全膝关节置换生存率的比较（新西兰关节登记系统12年报告，2011）

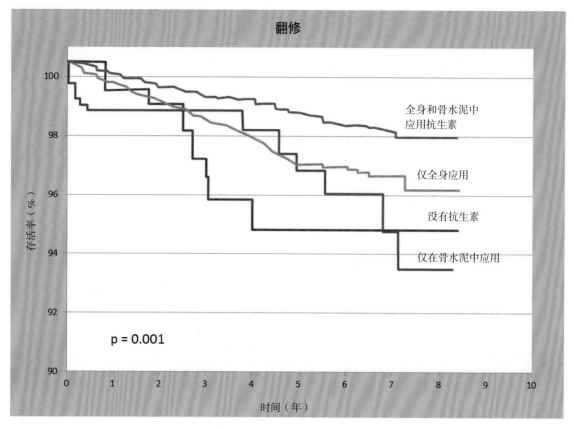

■图4.6　以任何原因引起的翻修作为终点，抗生素使用分层的Cox回归调整生存率曲线（Engesaeter等，2006）

4.6　关节登记系统中聚甲基丙烯酸甲酯（PMMA）骨水泥的结果

　　Havelin 等（2000）比较了不同类型和品牌骨水泥在一组 8 579 例 Charnley 髋关节假体中的效果。作者定义了三种类型的骨水泥：低黏度，高黏度，以及 Boneloc（■ 图 4.7，■ 图 4.8），后者是一种新的制剂型式，不能将其归类到前面的分组。黏度对于髋臼侧假体的生存率几乎没有影响，而使用高黏度骨水泥则在股骨侧显著地降低翻修率。

　　以骨水泥品牌分类，髋臼侧的结果仍然没有差异。柄侧固定最好的结果是使用 Palacos®R+G 或 Simplex®P（■ 表 4.5）。

　　最近 Espehaug 等（2002）基于挪威关节登记系统 17 323 例 Charnley 假体的结果，同样分析了骨水泥品牌对结果的影响。终点是无论髋臼侧或股骨侧的无菌性松动导致的失败。两部分假体和不同的骨水泥之间都有统计学意义的差异，但是在股骨侧这种差异更加显著。普通骨水泥最好的生存率是 Palacos®R。当使用含抗生素的 Palacos®R 或 Simplex®P 时，两部分假体均可以获得最好的结果（■ 图 4.9）。

　　另外一个研究发表于 2000 年，是基于瑞典髋关节登记系统，根据骨水泥的品牌运用多变量泊松模型评估翻修的风险。作者报告以所有原因和无菌性松动作为翻修终点（■ 表 4.6）。同样，使用含抗生素的 Palacos®R、Palacos®R 或 Simplex®P 有最好的结果。

4.6 关节登记系统中聚甲基丙烯酸甲酯（PMMA）骨水泥的结果

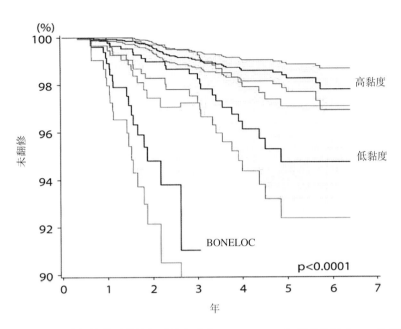

■图4.7 与不同黏度和品牌相关的无菌性松动翻修率的Kaplan-Meier生存率分析（Havelin等，1995a）

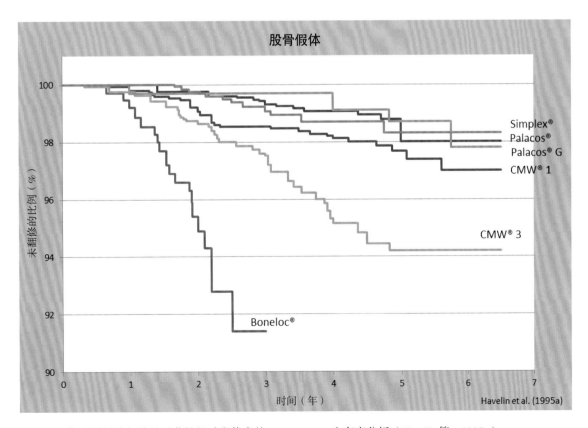

■图4.8 与不同品牌相关的无菌性松动翻修率的Kaplan-Meier生存率分析（Havelin等，1995a）

■ 表 4.5　根据Espehaug等（2002）的报告，不同骨水泥品牌中股骨柄5.5年累计的生存率

品牌	髋数量	翻修数量	累计5.5年的生存率	95%的可信区间
CMW®1	2309	34	97.4	96.3 ~ 98.4
CMW®3	1193	38	94.1	92.1 ~ 96.2
Simplex®P	435	3	98.3	96.2 ~ 100
Palacos®R	1037	10	98.0	96.4 ~ 99.6
Palacos®复合庆大霉素	2775	19	98.7	98.1 ~ 99.4

■ 表 4.6　根据骨水泥的品牌运用多变量泊松模型评估翻修的风险（Malchau等，2000）

Sulfix®是用来作为翻修风险的比较基准	无菌性松动和关节病		所有翻修—各种诊断	
不同品牌	风险率	95%的可信区间	风险率	95%的可信区间
Palacos®R	0.53	0.46 ~ 0.61	0.51	0.45 ~ 0.57
Palacos®复合庆大霉素	0.52	0.46 ~ 0.59	0.49	0.44 ~ 0.54
Simplex®P	0.65	0.59 ~ 0.72	0.60	0.55 ~ 0.66
CMW®1	0.66	0.52 ~ 0.84	0.73	0.56 ~ 0.94

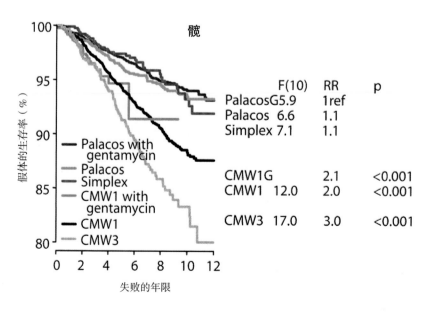

■图4.9　不同骨水泥的髋翻修率（Espehaug等, 2002）

一些研究表明应该考虑不同骨水泥的不同机械特征和稳定性（Kuhn 等，2005）。因此，很奇怪为何几乎没有研究去解释骨水泥对于临床结果的影响，特别是对膝关节置换结果的影响。

4.7 现代骨水泥技术

瑞典髋关节系统评价了现代骨水泥技术对全髋关节置换的影响。使用脉冲冲洗、封闭近端髓腔和使用远端塞是独立的降低翻修风险的因素（表 4.7）（Herberts 和 Malchau，2000）。

> 瑞典关节登记系统：使用现代骨水泥技术降低翻修的风险。

表 4.7 骨水泥技术的翻修风险率（Malchau等，2000）

不同技术	翻修风险	95%的可信区间
脉冲冲洗	0.72	0.66 ~ 0.79
近端髓腔封闭	0.79	0.72 ~ 0.87
远端塞	0.87	0.80 ~ 0.94

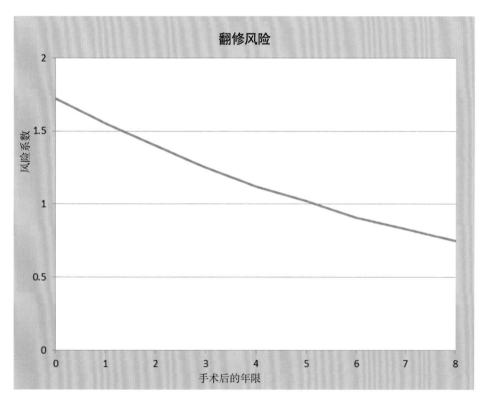

图4.10 真空搅拌和手工搅拌的翻修风险（Malchau等，2000）

　　使用真空搅拌也对提高假体生存率有正面影响。尽管在术后早期的 4～5 年翻修风险略有增加，但是长期翻修率持续降低。当使用真空搅拌和手工搅拌进行比较，术后 8 年翻修的风险为 0.74（ 图 4.10）（Malchau 等，2000）。

　　Breusch 等（1999）发表了 20 世纪 90 年代晚期体内使用骨水泥的状况，他发现当时股骨侧和髋臼侧大部分情况下都倾向于使用骨水泥（占所有病例的 88%），大约三分之二的病例是混合固定的方式。大约有 50% 多一点的病例仍然采用手工混合骨水泥，只有约 40% 的情况是不预冷骨水泥和混合装置的。现在，所有的医生无论预冷与否都在真空状态下搅拌骨水泥。

　　众所周知，预冷单体和粉剂，以及混合装置，在真空状态下搅拌骨水泥，可以降低骨水泥中孔隙的数量和体积（Evans，2006；Hoey 和 Taylor，2009a，2009b）。因此也明确了如何提高骨水泥疲劳强度的方法（Demarest 等，1983；Keller 和 Lautenschlager，1983；Wixon 等，1985，1987；Draenert 等，1988；Soltesz 和 Ege，1993；Soltesz 等，1998a，1998b；Draenert 等，1999；Draenert 和 Draenert，2005）。在第 14 章中有一些例子会更详细地解释提高的程度。

　　在瑞典髋关节登记系统中建议使用真空搅拌技术，而且也是唯一一个能完全正确使用该技术的登记系统（Malchau 和 Herberts，1998）。作者报道真空搅拌技术只有在数年以后才显示出满意的临床结果，因此对使用者是个逐渐影响的过程。使用真空搅拌对假体的生存率也有正面影响。尽管在手术后的前 4～5 年翻修风险略有增加，但是长期而言则明显下降。使用真空搅拌和手工搅拌相比，手术后最初 8 年的翻修风险为 0.74（Malchau 等，2000）。

（蔡　宏译　李子剑　校）

参考文献

Akiyama H, Hoshino A, Iida H, Shindo H et al: A pilot project for the Japan Arthroplasty Register; J Orthop Sci 17:358-369, 2012

Allepuz A, Martínez O, Serra-Sutton V, Espallargues M. Arthroplasty Register of Catalonia (RACat): Structure andoperation. Barcelona: Catalan Agency for Health Technology Assessment and Research. Catalan Health Service.

Department of Health. Autonomous Government of Catalonia; 2008American Joint Replacement Registry Annual report 2011

Arthursson AJ, Furnes O, Espehaug B, Havelin LI, Söreide JA. Validation of data in the Norwegian ArthroplastyRegister and the Norwegian patient register; Acta Orthopaedica 76 (6): 823-828, 2005

Australian Orthopaedic Association National Joint Replacement Registry, Hip and Knee Arthroplasty, Annual Report 2011

Baker PN, Petheram T, Jameson SS, Avery PJ, Reed MR, Gregg PJ, Deehan DJ. Comparison of patient-reported outcomemeasures following total und unicondylar knee replacement; J Bone Joint Surg Br 94-B: 919-27, 2012

Berger ML, Mamdani M, Atkins D, Johnson ML. Good research practices for comparative effectiveness research:defining, reporting and interpreting nonrandomized studies of treatment effects using secondary data sources: the ISPOR Good Research Practices for Retrospective Database Analysis Task Force Report—part I, 2009

Berghaus M. Masterthesis. Funding of Registers using the Example of Arthroplasty Registries, FAU Erlangen-Nürnberg, 2013

BON. J. Total hip replacement: one step forward, two steps back? Newsletter of the British Orthopaedic Association,Issue 48, 2011

Bohm ER, Slobodian I, Turgeon TR, Petrak M. Cemented vs. uncemented Fixation in Total Knee Arthroplasty;Evidence-based orthopedics, edited by M. Bhandari, BMJ Books Wiley-Blackwell, 2012

Breusch, SJ., Draenert, K., Draenert, Y., Boerner, M., Pitto, R.P.: Die anatomische Basis des zementierten

Femurstieles,Z Orthop.137, 101-107, 1999

Brien WW, Salvati EA, Klein R, Brause B, Stern S. Antibiotic impregnated bone cement in total hip arthroplasty. An invivo comparison of the elution properties of tobramycin and vancomycin; Clin Orthop Relat Res. 296: 242-8,1993

Buchholz HW, Elson RA, Heinert K. Antibiotic-loaded acrylic cement: current concepts; Clin Orthop Relat Res 190:96-108, 1984

Canadian Joint Replacement Registry, Hip and Knee Replacements in Canada, 2008-2009 Annual Report, CanadianInstitute for Health Information, 2009

Choong PFM, The challenges of joint replacement surgery in the 21st century; ANZ J Surg 79, 669-671, 2009 Dall GF, Simpson PMS, Breusch SJ. In vitro comparison of Refobacin-Palacos R with Refobacin Bone Cement and Palacos R+G; Acta Orthopaedica 78 (3): 404-411, 2007

Danish Hip Arthroplasty Register; About the registry; www.dhr.dk/About%20registry.htm (17.09.2012)

Danish Knee Arthroplasty Register; Annual Report 2010

Dawson J, Fitzpatrick R, Carr A, Murray D. Questionnaire on the perceptions of patients about total hip replacement;Bone Joint Surg Br. 78-B (2): 185-190, 1996

Dawson J, Fitzpatrick R, Murray D, Carr A. Questionnaire on the perceptions of patients about total knee replacement;Bone Joint Surg Br. 80-B (1): 63-69, 1998

Demarest, VA., Lautenschlager, EP., Wixson, RL.: Vacuum mixing of methylmethacrylate bone cement. Trans. Soc. Biomat. 6, 37, 1983

Downie WW, Leatham PA, Rhind VM, Wright V, Branco JA, Anderson JA. Studies with pain rating scales; Annals of the rheumatic diseases 37: 378-381, 1978

Draenert, K.,: Zur Praxis der Zementverankerung. Forschung und Fortbildung in der Chir. des Bewegungsapp. 2, München: Art and Science, 1988

Draenert, K., Draenert, Y., Garde, U., Ulrich, Ch.: Manual of cementing technique. Springer Verlag, Heidelberg, 1999

Draenert K, Draenert YI, Krauspe R, Bettin D., Strain adaptive bone remodelling in total joint replacement., Clin Orthop Relat Res. (430):12-27, 2005

Dunbar MJ. Antibiotic bone cements: their use in routine primary total joint arthroplasty is justified. Orthopedics.32(9), pii: orthosupersite.com/view.asp?rID=42849. doi: 10.3928/01477447-20090728-20.2009

EAR European Arthroplasty Register – Handbook for the development and operation of an outcome register formedical devices, published at the EFFORT Congress 2009 by Gerold Labek on the behalf of the European Arthroplasty Register, 2009

Engesaeter LB, Espehaug B, Lie SA, Furnes O, Havelin LI. Does cement increase the risk of infection in primary totalhip arthroplasty? Revision rates in 56,275 cemented and uncemented primary THAs followed for 0-16 years in the Norwegian Arthroplasty Register. Acta Orthop. 77(3):351-8, 2006

Engesaeter LB, Lie SA, Espehaug B, Furnes O, Vollset SE, Havelin LI. Antibiotic prophylaxis in total hip arthroplasty: effects of antibiotic prophylaxis systemically and in bone cement on the revision rate of 22,170 primary hip replacements followed 0-14 years in the Norwegian Arthroplasty Register. Acta Orthop Scand. 74(6):644-51, 2003

Eskelinen A, Remes V, Helenius I, Pulkkinen P, Nevalainen J, Paavolainen P. Total hip arthroplasty for primary osteoarthrosis in younger patients in the Finnish arthroplasty register. 4,661 primary replacements followed for 0-22 years. Acta Orthop. 76(1):28-41, 2005

Eskelinen A, Remes V, Helenius I, Pulkkinen P, Nevalainen J, Paavolainen P. Uncemented total hip arthroplasty for primary osteoarthritis in young patients: a mid-to long-term follow-up study from the Finnish Arthroplasty Register. Acta Orthop. 77(1):57-70, 2006

Espehaug B, Engesaeter LB, Vollset SE, Havelin LI, Langeland N. Antibiotic prophylaxis in total hip arthroplasty. Review of 10,905 primary cemented total hip replacements reported to the Norwegian arthroplasty register, 1987 to 1995. J Bone Joint Surg Br. 79(4):590-5, 1997

Espehaug B, Furnes O, Havelin LI, Engesaeter LB, Vollset SE. The type of cement and failure of total hip replacements. J Bone Joint Surg Br. 84(6):832-8, 2002

Espehaug B, Furnes O, Havelin LI, Engesaeter LB, Vollset SE, Kindseth O. Registration completeness in the Norwegian Arthroplasty Register; Acta Orthopaedica 77 (1): 49-56, 2006

EuroQol Group, The. EuroQol – a new facility for the measurement of health-related quality of life; Health Policy 16: 199-208, 1999

Evans SL.: Effects of porosity on the fatigue performance of polymethyl methacrylate bone cement: an analytical investigation. Proc Inst Mech Eng H. 220(1):1-10, 2006

Furnes O, Espehaug B, Lie SA, Vollset SE, Engesaeter LB, Havelin LI. Early failures among 7,174 primary total knee replacements: a follow-up study from the Norwegian Arthroplasty Register 1994-2000. Acta Orthop Scand. 73(2):117-29, 2002

Furnes O, Lie SA, Espehaug B, Vollset SE, Engesaeter LB, Havelin LI. Hip disease and the prognosis of total hip replacements. A review of 53,698 primary total hip replacements reported to the Norwegian Arthroplasty Register 1987-99. J Bone Joint Surg Br. 83(4):579-86, 2001

Gliklich RE, Dreyer NA, eds. Registries for Evaluating Patient Outcomes: A User s Guide (Prepared by Outcome DEcIDE Center [Outcome Sciences, Inc. dba Outcome] under Contract No. HHSA29020050035ITO1.) AHRQ Publication No. 07-EHCoo1-1. Rockville, MD: Agency for Healthcare Research and Quality, 2007

Gomes LSM, Canto RS, Sobanla L. 2008 Report of the Pilot Project: The Brazilian Arthroplasty Register. Presented at the 40th Annual Meeting of the Brazilian Society of Orthopaedics and Traumatology (SBOT), Porto Alegre, 2008

Gomes LSM. Focus on THR in the young: South American perspective; Bone and Joint, British editorial of Bone and Joint Surgery, 2012

Goodfellow JW, O Connor JJ, Murray DW. A critique of revision rate as an outcome measure; J Bone Joint Surg Br 92-B: 1628-31, 2010

Gorenoi V, Schönermark MP, Hagen A. Arthroplasty register for Germany; HTA-Kurzfassung; GMS Health Technology Assessment Vol 5, 2009a

Gorenoi V, Schönermark MP, Hagen A: Gelenkendoprothesenregister für Deutschland, HTA-Bericht 92; Schriftenreihe Health Technology Assessment (HTA) in der Bundesrepublik Deutschland, DIMDI, 2009b

Graves SE, Davidson D, Ingerson L, Ryan P, Griffith EC, McDermott BFJ, McElroy HJ, Pratt NL: The Australian Orthopaedic Association National Joint Replacement Registry, MJA 180: S31-S34, 2004

Graves SE. The value of arthroplasty registry data. Acta Orthop. 81(1):8-9, 2010

Griffiths EJ, Stevenson D, Porteous MJ. Cost savings of using a cemented total hip replacement: An analysis of the National Joint Registry data. J Bone Joint Surg Br. 94(8):1032-5, 2012

Hailer NP, Garellick G, Kärrholm J. Uncemented and cemented primary total hip arthroplasty in the Swedish Hip Arthroplasty Register. Acta Orthop. 81(1):34-41, 2010

Havelin LI, Espehaug B, Vollset SE, Engesaeter LB. The effect of the type of cement on early revision of Charnley total hip prostheses. A review of eight thousand five hundred and seventy-nine primary arthroplasties from the Norwegian Arthroplasty Register. J Bone Joint Surg Am. 77(10):1543-50, 1995a

Havelin LI, Engesaeter LB, Espehaug B, Furnes O, Lie SA, Vollset SE. The Norwegian Arthroplasty Register: 11 years and 73,000 arthroplasties. Acta Orthop Scand. 71(4):337-53, 2000

Havelin LI, Espehaug B, Vollset SE, Engesaeter LB. Early aseptic loosening of uncemented femoral components in primary total hip replacement. A review based on the Norwegian Arthroplasty Register. J Bone Joint Surg Br. 77(1):11-7, . 1995b

Havelin LI. The Norwegian Joint Registry. Bull Hosp Jt Dis 58 (3): 139-147, 1999

Henricson A, Skoog A, Carlsson A. The Swedish Ankle Arthroplasty Register – An analysis of 531 arthroplasties between 1993 and 2005; Acta Orthopaedica 78 (5): 569-574, 2007

Herberts P, Malchau H. Long-term registration has improved the quality of hip replacement – A review of the Swedish THR Register comparing 160,000 cases; Acta Orthop Scand 71 (2): 111-121, 2000

Hooper GJ, Rothwell AG, Stringer M, Frampton C. Revision following cemented and uncemented primary total hip replacement: a seven-year analysis from the New Zealand Joint Registry. J Bone Joint Surg Br. 91(4):451-8, 2009

Horton R. Common sense and figures: the rhetoric of validity in medicine (Bradford Hill Memorial Lecture 1999). Stat Med. 15;19(23):3149-64, 2000

Hoey D, Taylor D., Quantitative analysis of the effect of porosity on the fatigue strength of bone cement., Acta Biomater. 5(2):719-26. doi: 10.1016/j.actbio.2008.08.024. Epub 2008 Sep 18, 2009a

Hoey DA, Taylor D., Statistical distribution of the fatigue strength of porous bone cement. Biomaterials. 30(31):6309- 17. doi: 10.1016/j.biomaterials.2009.07.053. Epub 2009 Aug 21, 2009b)

International Society of Arthroplasty Registries, Mission, aims and objectives; February 2007 http://www.isarhome.org/statements, 2012

Jämsen E, Huhtala H, Puolakka T, Moilanen T. Risk factors for infection after knee arthroplasty. A register-based analysis of 43,149 cases. J Bone Joint Surg Am. 91(1):38-47, 2009

Joseph TN, Chen AL, Di Cesare PE. Use of antibiotic-impregnated cement in total joint arthroplasty, J Am Acad Orthop Surg 11 (1): 38-47, 2003

Keller, J.C., Lautenschlager E.P.: Experimantal attempts to reduce acrylic porosity. Biomat Med Dev Art Org., 11, 221-236, 1983

Kienapfel H, Becker A: Prothesenregister und Langzeitergebnisse in AE-Manual der Endoprothetik Hüfte und Hüftrevision, Hrsg. Claes L. et al., Springer Verlag, Heidelberg, 2012

参考文献

Kjærsgaard-Andersen, P. What is wrong with the cemented total hip? Orthopaedics Today Europe, Vol. 14, Nr. 1, 01.2011

Kontekakis A., Berghaus M., Gaiser S. and Kuehn K.-D.: Evidence generation for medical devices- the case of cemented joint replacement sugery in arthroplasty registries. In Scholz M. Biofunctional Surface Engineering 13, 291-314. in press, 2013

Kuehn KD, Ege W, Gopp U. Acrylic bone cements: composition and properties. Orthop Clin North Am. 36(1):17-28, 2005 Labek G, Frischhut S, Heubl M, et al. Selection and publication bias in orthopaedic literature. Paper #F473. Presented at the 10th EFORT Congress. Vienna, June 3-6, 2009

Labek G, Stoica CI, Böhler N: Comparison of the information in arthroplasty registers from different countries; J Bone Joint Surg [Br] 90-B: 288-91, 2008

Labek G, Böhler N. Endoprothesenregister – Organisation, Ergebnisse und Limits; Fortbildung Orthopädie, Traumatologie, Volume 11, Part 7, 156-165, 2005

Labek G, Janda W, Agreiter M, Schuh R, Böhler N. Organisation, data evaluation, interpretation and effect of arthroplasty register data on the outcome in terms of revision rate in total hip arthroplasty; International Orthopaedics (SICOT) 35: 157-163, 2011

Luo R, Brekke A, Noble PC. The financial impact of joint registries in identifying poorly performing implants; J Arthroplasty 27 (8 Suppl): 66-71.e1, 2012

Maathuis PG, Neut D, Busscher HJ, van der Mei HC, van Horn JR. Perioperative contamination in primary total hip arthroplasty. Clin Orthop Relat Res. (433):136-9, 2005

Mäkelä KT, Eskelinen E, Pulkkinen P, Paavolainen P, Remes V. Results of 3,668 primary total hip replacements for primary osteoarthritis in patients under the age of 55 years. Acta Orthop. 82(5): 521-529. 2011

Malchau H, Herberts P, Söderman P, Oden A. Prognosis of total hip replacement – Update and validation of results from the Swedish National Hip Arthroplasty Register 1979-1998; Scientific Exhibition presented at the 67th Annual Meeting of the American Academy of Orthopaedic Surgeons, March 15-19, Orlando, USA, 2000

Malchau H, Herberts P, Eisler T, Garellick G, Söderman P. The Swedish Total Hip Replacement Register; J Bone Joint Surg Volume 84-A, Suppl 2, 2002

Maloney WJ. National Joint Replacement Registries: has the time come?; J Bone Joint Surg Am. 83-A (10): 1582-5, 2001

Maathuis PG, Neut D, Busscher HJ, van der Mei HC, van Horn JR. Perioperative contamination in primary total hip arthroplasty. Clin Orthop Relat Res. (433):136-9, 2005

McMinn DJW, Snell KIE, Daniel J, Treacy RBC, Pynsent PB, Riley RD. Mortality and implant revision rates of hip arthroplasty in patients with osteoarthritis: registry based cohort study; BMJ 344, 2012

Moojen DJ, van Hellemondt G, Vogely HC, Burger BJ, Walenkamp GH, Tulp NJ, Schreurs BW, de Meulemeester FR, Schot CS, van de Pol I, Fujishiro T, Schouls LM, Bauer TW, Dhert WJ. Incidence of low-grade infection in aseptic loosening of total hip arthroplasty. Acta Orthop. 81(6):667-73, 2010

Namba RS, Inacio MC, Paxton EW. Risk factors associated with deep surgical site infections after primary total knee arthroplasty: an analysis of 56,216 knees. J Bone Joint Surg Am. 1;95(9):775-82, 2013

National Joint Registry for England and Wales, Annual Report 2003

National Joint Registry for England and Wales, 8th Annual report 2011

National Joint Registry for England and Wales, 9th Annual Report 2012

Necas L, Katina S: Slovakian Arthroplasty Register – Review of the annual report of the Slovakian Arthroplasty Register 2010; Acta Chir. Orthop. Traum. Cech. 78 Suppl, , 2011

New Zealand Orthopaedic Association; The New Zealand Joint Registry – Twelve year report, January 1999 to December 2010, 2011

Norwegian Arthroplasty Register; Annual Report, June 2010

O'Connor PA, MacDonald SJ. Antibiotic Cement in Total Knee Arthroplasty. In: Bhandari M: Evidence-Based Orthopedics. Blackwell Publishing Ltd, DOI: 10.1002/9781444345100.ch23, 31 OCT 2011

Ogino D, Kawaji H, Konttinen L, Lehto M, Rantanen P, Malmivaara A, Konttinen YT, Salo J. Total hip replacement in patients eighty years of age and older. J Bone Joint Surg Am. 90(9):1884-90, 2008 Parvizi J, Saleh KJ, Ragland PS, Pour AE, Mont MA. Efficacy of antibiotic-impregnated cement in total hip replacement; Acta Orthop. 79 (3): 335-42, 2008

Paxton EW, Inacio MCS, Khatod M, Yue EJ, Namba RS. Kaiser Permanente National Joint Replacement Registry – Aligning operations with information technology; Clin Orthop Relat Res 10, 468: 2646-2663, 2010

Pedersen AB, Johnsen SP, Overgaard S, et al. Registration in the Danish Hip Arthroplasty Registry – Completeness of total hip arthroplasties and positive predictive value of registered diagnosis and postoperative complications; Acta Orthop Scand 75 (4): 434-441, 2004

Pedersen AB, Mehnert F, Odgaard A, Schrøder HM. Existing data sources for clinical epidemiology: The Danish Knee Arthroplasty Register. Clin Epidemiol. 4:125-35. Epub 2012 May 7, 2012

Persson U, Persson M, Malchau H. The economics of preventing revisions in total hip replacement. Acta Orthop Scand. 70(2):163-9, 1999

Portuguese Arthroplasty Register www.rpa.spot.pt (17.09.2012), 2012

Puolakka TJS, Pajamäki KJJ, Halonen PJ, Pulkkinen PO et al. The Finnish Arthroplasty Register – Report of the hip register; Acta Orthop Scand 72 (5): 433-441, 2001

Rahme H, Jacobsen MB, Salomonsson B. The Swedish Elbow Arthroplasty Register and the Swedish Shoulder Arthroplasty Register – Two new Swedish arthroplasty registers; Acta Orthop Scand 72 (2): 107-112, 2001

Ranstam J, Robertsson O. Statistical analysis of arthroplasty register data. Acta Orthop. 2010 Feb; 81(1):10-4

Rasmussen JV, Jakobsen J, Brorson S, Olsen BS: The Danish Shoulder Arthroplasty Registry: Clinical outcome and short-term survival of 2,137 primary shoulder replacements; Acta Orthopaedica 83 (2): 171-173, 2012

Rasmussen JV, Olsen BS, Fevang BTS, Furnes O, Skytta ET et al. A review of national shoulder and elbow joint replacement registries; J Shoulder Elbow Surg 1-8, 2012

Report of R.I.P.O. regional register for Orthopedic Prosthetic Implantology, Overall data hip, knee and shoulder arthroplasty in the Emilia-Romagna Region (Italy) 1st January 2000 – 31st December 2010

Roberts RR, Frutos PW, Ciavarella GG, Gussow LM, Mensah EK, Kampe LM, Straus HE, Joseph G, Rydman RJ. Distribution of variable vs fixed costs of hospital care. JAMA. 17;281(7):644-9, 1999

Robertsson O: Knee arthroplasty registers; J Bone Joint Surg [Br] 89-B: 1-4, 2007

Robertsson O, Bizjajeva S, Fenstadt AM, Furnes O, Lidgren L, et al. Knee arthroplasty in Denmark, Norway and Sweden – a pilot study from the Nordic Arthroplasty Register Association; Acta Orthopaedica 81 (1): 82-89, 2010

Robertsson O, Lewold S, Knutson K, Lidgren L. the Swedish Knee Arthroplasty Project; Acta Orthop Scand 71 (1):7-18, 2000

Rolfson O, Kärrholm J, Dahlberg LE, Garellick G. Patient-reported outcomes in the Swedish Hip Arthroplasty Register – result of a nationwide prospective observational study; J Bone Joint Surg (Br) 93-B: 867-75, 2011

Romanian Arthroplasty Register; About RAR, www.rne.ro/?lang=en (17.09.2012)

Rothwell PM. External validity of randomised controlled trials: "to whom do the results of this trial apply?" . Lancet.1-7;365(9453):82-93, 2005

Scottish Arthroplasty Project Annual Report 2010 – a summary of arthroplasty procedures and their outcomes for patients operated on during 2009

Serra-Sutton V, Allepuz A, Espallargues M: Arthroplasty registers: a review of international experiences; International Journal of Technology Assessment in Health Care, 25:1, 63-72, 2009

Sharma S, Dreghorn CR: registry of shoulder arthroplasty – the Scottish experience; Ann R Coll Surg Engl 88: 122-126, 2006

Slovenian Orthopaedic Society, Arthroplasty Register English, www.zoszd.si/registry.html (17.09.2012), 2012

Smith AJ, Dieppe P, Vernon K, Porter M, Blom AW: Failure rates of stemmed metal-no-metal hip replacements: analysis of data from the National Joint Registry of England and Wales; Lancet 379: 1199-204, 2012

Söderman P, Malchau H, Herberts P. Outcome after total hip arthroplasty – Part I. General health evaluation in relation to definition of failure in the Swedish National Total Hip Arthroplasty Register; Acta Orthop Scand 71 (4): 354-359, 2000

SoFCOT Total Hip Arthroplasty Register Annual Report 2011

Soltesz, u. und Ege, W.: Influence of mixing conditions on the fatigue behaviour of an acrylic bone cements. 10. Europ. Conf. of Biomaterials., Davos, 138, 1993

Soltesz, u., Schafer, R., Kiihn, K.-D.: Effekt of vacuum mixing on the fatigue behaviour of particle containing bone cements. Abstracts: North Sea Biomaterials, The Hague, NL, 69, 1998a

Soltesz, u., Schafer, R., Kiihn, K.-D.: EinfluB von Anmischbedingungen und Beimengungen auf das Ermüdungsverhalten von Knochenzementen. 1. Tagung des DVM-Arbeitskreises "Biowerkstoffe" , 89-94,1998b

Srivastav AK, Nadkarni B, Srivastav S, Mittal V, Agarwal S. Prophylactic use of antibiotic-loaded bone cement in primary total knee arthroplasty: Justified or not? Indian J Orthop. 43(3):259-63, 2009

Stea S, Bordini B, De Clerico M, Petropulacos K, Toni A: First hip arthroplasty register in Italy: 55.000 cases and 7 year follow-up, International Orthopaedics (SICOT) 33: 339-346, 2009

Swedish Hip Arthroplasty Register; Annual Report 2010

Swedish Knee Arthroplasty Register; Annual Report 2011

Torrado S, Frutos P, Frutos G. Gentamicin bone cements: characterization and release (in vitro and in vivo assays); Int J Pharm 17; 217 (1-2): 57-69, 2001

Trampuz A, Zimmerli W. Antimicrobial agents in orthopaedic surgery: Prophylaxis and treatment; Drugs. 66

参考文献

(8):1089-105, 2006

Unnanuntana A, Dimitroulias A, Bolognesi MP, Hwang KL et al. Cementless femoral prostheses cost more to implant than cemented femoral prostheses; Clin Orthop Relat Res. 467 (6): 1546-51, 2009

Wixson, Rl., Lautenschlager, EP., Novak, MA.: Vacuum mixing of acrylic bone cement. J. Arthroplasty I, 141-149, 1987

Zimmerli W, Trampuz A, Ochsner PE. Prosthetic-joint infections; N Engl J Med. 14; 351 (16): 1645-54, 2004

5. PMMA骨水泥的审批要求

在欧洲直到 1998 年 6 月，一段临时过渡期的末尾，聚甲基丙烯酸甲酯（PMMA）骨水泥都被认为是药用产品或药品（例如，根据 AMG，1998），制造商们被要求在将产品投放市场之前填写适当的健康规范文件。今天，骨水泥在欧盟被划分为医疗器械（根据 93/42/EEC，1994），且可以通过授权公告机构注册，而且 EG-GMP 规定（1998）仍然有效。

在美国只有一些 PMMA 骨水泥作为药品需要经过上市前批准（PMA）注册（如 Zimmer® LVC, Osteobond®, Simplex®P and Palacos® R）。在美国所有骨水泥都首先被规定为是药品，但在 2002 年，PMMA 骨水泥被 FDA 从第三类重新划分为第二类固定骨植入物，而且在市场上投放新的骨水泥产品前不需要由 FDA 进行的 PMA（Deb，2008）。

5.1   PMMA骨水泥的分类

PMMA 骨水泥的主要适应证为人工关节的锚定。根据它们的功能，如今没有添加抗生素的 PMMA 骨水泥几乎在全世界都被归类为医疗器械。在欧盟和美国，即使添加了抗生素，骨水泥依然被归类为医疗器械，只要其主要功能是医疗（用于固定人工关节）而不是抗菌治疗（治疗感染）。

因此，在欧盟含有抗生素的 PMMA 骨水泥由医疗器械法规进行监管。在特殊情况下于骨水泥中添加额外的抗生素，其效果被定义为一个有益的副指征。在一些国家，例如南非，添加抗生素的骨水泥被视为药品来监管。

在美国，PMMA 骨水泥一般被归类为第二类特殊管理器械；可以通过递交 510（k）文件获得上市许可。添加抗生素并不会改变骨水泥的分类。

5.2   注册标准

在欧盟，医疗器械的基本要求由理事会指令 93/42 / 欧洲共同体（EEC），附件一规定。这是有关设计、化工、物理和生物属性的最低要求以及关于器械的制造和信息的提供。制造商应该验证其产品符合基本要求统一标准，这些统一标准发表在欧洲共同体官方杂志，如果他们存在特定的要求。

除了统一标准，也可以使用替代标准，只要能证实他们有能力确保符合基本要求。为了更好地概述，一些满足欧盟最低要求的相关标准列举于 □ 表 5.1（S · Hahn，2013，个人通信）。这些标准参考了质量、风险管理以及制造、灭菌、包装和标签。EN ISO 10993、ISO14630、ISO 5833 和 EN ISO 527 – 1 都是确认 PMMA 骨水泥的生物和机械适应性的重要标准。

医疗器械的安全性和有效性要求必须符合全球标准。例如，ISO 10993 标准提供生物适应性，已经在不同的国家使用。在欧洲，指令 93/42 / EEC 要求合法制造商现在应更密切地观察市场。

5.3   美国：实质等同原则

当然，在美国，510（k）仍然是递交医疗产品注册的重要条款，关键是市场上是否存在

表5.1 完成PMMA骨水泥注册的最低标准要求

非活性外科植入物的一般要求	DIN EN ISO 14630：2009
医疗器械质量管理系统。监管的目的要求	DIN EN ISO 13485；2003+AC:2009+AC 2012
医疗设备。风险管理对医疗器械的应用	DIN EN ISO 14971：2009
外科植入物—丙烯酸树脂骨水泥	ISO 5833：2002
外科植入物—丙烯酸树脂骨水泥—用于骨科丙烯酸树脂骨水泥的弯曲疲劳试验	ISO 16402：2008
用于塑料拉伸性能测定的一般原则，第1部分	DIN EN ISO 527-1：1996，2012
弯曲强度和Dynstat冲击测定	DIN 53435：1983（德国）
医疗器械生物评价	DIN EN ISO 10993
环氧乙烷灭菌的医疗产品，第1部分	DIN EN ISO 11135-1:2007
辐照灭菌的医疗产品，第2部分	DIN EN ISO 11137-1:2006
医疗器械的灭菌。液体医疗器械的无菌处理	DIN EN 13824：2005
无菌医疗器械的包装	DIN EN ISO 11607：2009
内部压力失效的标准方法，用于在医学上应用的无应力对抗的包装	ASTM F1140-07
包装完整性测试—染色渗透	ASTM F1929：2004
医疗设备制造商应提供的信息	DIN EN 1041：2008
医疗设备—与医疗设备标签、标记以及所提供信息一起使用的符号。第1部分：一般要求	DIN ISO 15223：2007，2012

已通过510（k）准许的产品上市。在美国 FDA 主页（2013）的实质等同标准总结如下：

— 预期用途
— 适应证
— 目标人群
— 解剖部位
— 使用地点（医院、家庭、救护车等）
— 有源或无源
— 人为因素
— 设计
— 性能
— 标准方法
— 原材料
— 生物相容性
— 与环境或其他设备的兼容性
— 无菌
— 电气安全

—   机械安全

—   化学安全

—   热量安全

—   辐射安全

在一般情况下，PMMA 骨水泥是第二类特殊管理器械。管理的定义由"第二类特殊管理指导文档：聚甲基丙烯酸甲酯（PMMA）骨水泥；工业和 FDA 指南"给出。为了证明符合要求，临床和药理毒理学评估必须执行，同时进行物理（如机械）和化学研究，并且结果应和已成功应用于特定适应领域的 510（k）批准产品比较。如果不能充分证明实质等同性，FDA 会要求进行进一步的临床研究。如果 PMMA 骨水泥包含的化学配方成分有改变，包括添加新的尚未使用于本指征的化学品，FDA 也会提出类似要求。

▶ PMMA 指导文档："……如果需要临床研究来显示实质等同性，即，此器械获得 510(k) 之前，必须按照临床器械实验豁免 (IDE) 规定 ,21 CFR 812…，来进行研究……"

5.4   欧盟技术要求

为了保证医疗器械的安全性和有效性，产品在开发过程中进行了深入检查。医疗设备的性能特征在一些国家由指导文件或标准来定义。例如在中国，骨水泥必须满足 ISO 5833——植入手术——丙烯酸类树脂水泥的要求（请参阅下方列表）。在欧洲，这个标准也广为接受，属于基本机械测试程序。如果存在指导性文件或标准，则有许多测试方法或标准可以用来描述 PMMA 骨水泥的物理和化学性质。

1. 工作特征

测定三个不同组成的不同批次的产品；在三种不同环境温度（例如 15℃、18℃、23℃）下测试；设置一个参考 (实质等同性骨水泥)；讨论所有的结果 (包括轻度和重度偏差) 以及在每个工作行为中结果的解释；所有结果对于临床应用骨水泥的意义。

面团阶段	ISO 5833：2002，（Kühn，2000，2.2.21）
凝固阶段	ISO 5833：2002，（Kühn，2000，2.2.21）
渗入阶段	ISO 5833：2002
黏度表	相似 PMMA 水泥黏度的比较（Kühn 等，2005）

2. 粉末和液体的成分

设置一个参考 (实质等同性骨水泥)；如使用新的成分，则需要检测其相互作用。

PMMA	HPLC（高效液相色谱法）（Kühn，2000，2.2.2）
BPO	HPLC，滴定法
显影剂	灼烧法
抗生素	HPLC
颗粒形态	扫描电子显微镜检查法（SEM）
MMA	GC（气相色谱法）

DmpT	GC
HQ	GC
液体稳定性	ISO 5833：2002

3. 固化的 PMMA 骨水泥

　　测定三个不同批次不同组成的骨水泥（满足骨水泥规范下）；在三种不同环境温度下测试（例如 15℃、18℃、23℃）；设置一个参考（实质等同性骨水泥）；讨论所有的结果（包括轻度和重度偏差）以及在每个测试结果的解释；所有结果对于临床应用骨水泥的意义。

剩余单体	GC，HPLC（Kühn，2000，2.2.6，2.2.7）
剩余 DmpT	HPLC
分子量	比浓黏度
玻璃转化温度（Tg）	差示扫描热量法（DCS），干燥和饱和样本（Netzsch），DMA（动态力学分析）
体积收缩	密度变化（Alchimedean 原则）
水分吸收	饱和度测试
最高温度	ISO 5833:2002
抗生素	HPLC

4. 机械性能测试

　　测定三份不同批次的骨水泥（在骨水泥规范要求内）；在三种不同环境温度下（如 15℃、18℃、23℃）；测试干燥和饱和的样本；以设置一个参考值（实质等同性骨水泥）；探讨所有的结果（包括轻度和重度偏差）；与每个机械测试结果的关系；所有结果与临床应用骨水泥的关系。

弹性模量	4 点弯曲（ISO 5833:2002）
弯曲模量	4 点弯曲（ISO 5833:2002）；3 点弯曲（DIN 53435:1983）
抗压强度	ISO 5833:2002
抗冲击性	DIN 53435:1983
张力	ISO 527:2012
疲劳强度	4 点弯曲（ISO 14602:2008）
断裂能	ÖNORM B 3592（Tschegg，1986，1991）

5. 贮存期

　　实时以及加速老化的组件和样本（干燥和饱和）

　　除了产品的物理和化学属性，还有其他重要测试，如根据 ISO 10993 的生物相容性测试，它对新型骨水泥提供了一个广泛的基础性技术评估标准。

5.5　美国技术要求

　　在美国，FDA 将医疗器械分为三种类别。一类器械注册适用于通用管理，二类器械受特殊或一般管理，而三类器械必须有上市前批准（PMA、特殊和一般管理）。一般管理要求是适用于所有医疗设备的基线，包括一类、二类和三类器械（2002 年二类器械特殊管理指导性文件）。

在美国，PMMA 骨水泥被归类为二类特殊管理的医疗器械。

▷ FDA 主页：“二类特殊管理的医疗器械由于一般管理不足以保证安全性和有效性，而现有的方法可以提供这样的保证。根据指导文件中已经确定的风险鉴定、风险管理的描述。”

实际上，PMMA 水泥必须满足以下二类器械要求检测的物理和化学性能，以达到评估和风险最小化（■ 表5.2）。

大多数 ASTM 标准没有提供满足需求的技术指标，但是可以通过比较等效同类器械来提供材料的适用性的信息。

5.6   医疗产品的临床评价

骨水泥的注册强制要求证明产品的临床安全性和有效性。根据医疗产品的监管分类，临床评价可以基于文献或临床研究（或两者均包含）。

因为再认证、增加适应证或上市后的临床随访评估以及警惕性观察的需要，实施临床观察对骨水泥而言非常重要。此外，因为它对于产品性能和产品临床评测的敏感性，所以能对临床评测提供反馈。

▷ 临床评测：“每一个系统性的检测与实验对象必须对有特殊医疗目的特定医疗产品的安全性和性能进行验证。”（DIN EN 543 resp. DIN EN ISO 14155，2011）

当医疗产品含有特殊化学成分（例如，含抗生素类骨水泥），临床评测还需要确定企业是否已对药物管理局法规（例如 AMG）进行了公示、通知、形成文件和存档（Schwarz，2005）。Boesebeck（2012 年）总结了临床研究的过程和时间，如■ 图5.1 所示。

5.6.1   欧盟条例

随着越来越多含有药品活性成分的医疗器械的出现，它们同样也要受限于药品的法例法规，——例如，抗生素在 PMMA 水泥（三类器械）——所以越来越多的医药产品必须进行临床评估。德国有一些专门的法规来监管医疗器械的注册。这些大多数都是统一规定，通常适用于整个欧盟地区，比如 EN DIN ISO 14155:2011。对用于人体的医药产品进行评估。同样重要的监管条例是欧盟委员会的医疗设备指南 EMEA 2.7: 临床数据的评估，EMEA ICH TOPIC E 6: 对指导临床实践的注释（CPMP /ICH / 135/ 95）。这些基本规则或指导方针也可能按照特殊国家的规定而调整或修改。

5.6.2   美国条例

根据审批流程 HDE，510（K），PMA 或其他类型医疗产品，企业必须提供已通过审核的临床资料。一些像 PMMA 骨水泥一样的 2 类特殊管理的医疗器械也需要 FDA 审核。除了

5.6 医疗产品的临床评价

■ 表5.2 骨水泥性能的评价和注册标准（PMMA指导性文件，FDA 17.07.2002）美国

	建议检测项目	测试方法
混合和应用	混合液体和粉体组分	ASTM F451-08，ISO 5833-02
	面团时间	ASTM F451-08，ISO 5833-02
	凝固时间	ASTM F451-08，ISO 5833-02
	黏度：面团阶段前挤出	ASTM F451-08，ISO 5833-02
	面团阶段挤入	ASTM F451-08，ISO 5833-02
化学组分	成分：化学分子式、结构、添加剂等	Liquid-NMR，FTIR，HPLC/MS
	显影剂类型	TGA/高温分解法
	纯度或微量元素	ICP/MS，GC/FTIR/MS，滴定法
	剩余低分子量分子	GC，HPLC/GPC，液体核磁共振
	可滤物（如，低分子量分子）	GC，HPLC/GPC
分子量和聚合物结构	通过黏性测量的分子量	黏度测量（例如，溶液）
	分子量：高聚物的分子量分散指数	聚苯乙烯作为标准的材料用示差折光检测器凝胶渗透色谱法测量
	分枝、线性或交联	溶解度、溶胀、液体黏度
	% 结晶度，若适用	X射线衍射、DSC
	结晶温度，若适用	DSC，DMA
	玻璃化温度，若适用	DSC，DMA
物理性质	粉体的形态、大小表征和分散的聚合物和添加剂	用光学显微镜、扫描电镜的对粉体和已凝固水泥进行检测
	孔隙度特征	用扫描声学显微镜检测块状水泥（如SLAM、C-SAM）和连续切片的已凝固水泥
	固化时的尺寸变化（缩小）	体积测量
	吸水百分率（膨胀）	饱和度测试
	由于液体吸收和聚合引起的老化	机械测试
组分的稳定性	基于自然老化过程的单体黏度的变化	滴定法
	过氧化苯甲酰含量的变化	
热能	最高聚合温度	ASTM F451-08，ISO 5833-02
模量 —弯曲 —抗压 —抗拉	4点弯曲 单轴压缩 单轴拉伸	ISO 5833-02 ISO 5833-02，ASTM F451-08 ASTM D 638-10-矩形或圆柱形样本

（续表）

■表5.2 　（续表）骨水泥性能的评价和注册标准（PMMA指导性文件，FDA 17.07.2002）美国

	建议检测项目	测试方法
循环疲劳特性	单轴拉伸/压缩或拉伸/拉伸	ASTM D 638-10 —矩形或圆柱试样 —频率-生理相关的或合理的水平 —正弦波形 —负荷控制 —压力与人体内压力相近
	3或4点弯曲	用矩形样本
断裂韧度、断裂韧性	紧凑拉伸	ASTM E399-05
	缺口弯曲	紧凑拉伸或单边缺口
疲劳裂纹扩展（可选）	紧凑拉伸	ASTM E647-95
静态强度 —弯曲 —抗压	4点弯曲	ISO 5833-02
	单轴压缩 单轴拉伸	ISO 5833-02，ASTM F451-08 ASTM D638-10-矩形/圆柱试样
—抗拉 —剪切力	单侧剪切（面与面结合）	ASTM D732-93
黏弹性	单轴压缩蠕变	ASTM D2990-01 圆柱试样压缩蠕变
	动态力学分析（选择哪种机械测试时应该考虑如果需要进一步评估的情况）	DMA
贮存期	测量固化骨水泥超过老化时间后的力学性能	实时储存或经过通过验证的加速老化条件的已灭菌液体和粉体组分
		混合凝固后进行测试

C-SAM = C-mode scanning acoustical microscopy，扫描式超音波显微镜

DMA = Dynamic mechanical analysis，动态力学分析

DSC = Differential scanning calorimetry，差式扫描热量法

FTIR = Fourier transform infrared，傅立叶红外线光谱

GC = Gas chromatography，气相色谱法

GPC = Gel permeation chromatography，胶体渗透层析仪

HPLC = High-performance liquid chromatography，高压液相层析仪

ICP = Inductively coupled plasma，感应耦合等离子体

MS = Mass spectroscopy，质谱分析

MW = Molecular weight，分子量

NMR = Nuclear magnetic resonance，磁共振

SEM = Scanning electron microscopy，扫描式电子显微镜

SLM = Scanning laser acoustical microscopy，扫描式激光声学显微镜

TGA = Thermogravimetric analysis，热重分析

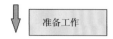

临床研究的过程和时间安排

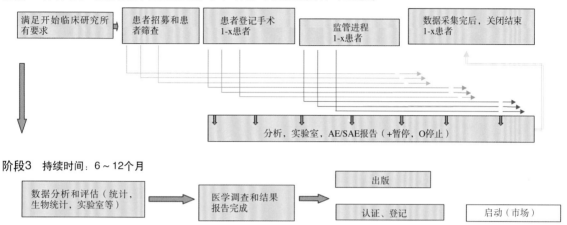

■图 5.1　临床研究的过程和时间安排（Boesebeck, 2012）

FDA 授权的研究，必须由负责伦理审查委员会（IRB）批准观察器械的豁免（IDE）。这是联邦法规（标题 21 CFR）和 ISO 14155：2011 和 ISO 14971：2007（风险管理）的基础，也适用于美国食品药品监督管理局临床试验信息表和他们的指导文件中提到的分类规则。

5.6.3　项目开发及执行

　　例如，在德国审核的批准规则如图■5.2 所示（Lehmann 等，2010）。Boesebeck（2012）总结了美国的程序。我们也可以看到在三类医疗器械和药品中人们一致对临床评价和临床研究付出努力和代价。因此，关于评价的质量，要特别关注产品（在临床）是否根据评估方案的流程进行，如图■5.3 所示。连同所有其他技术测试结果对产品品质进行广泛评估更为合理。

　　◉ *若新产品的好处大于风险，那么当局可以让产品上市并进行销售。*

5.6.4　上市后监测

　　医疗器械条例 93/42/EEC 不仅对上市前要求进行管理，而且对上市后也进行管理。根据该条例，合法制造商有义务建立医疗器械警戒和上市后监测系统（PMS），以便更密切地观察上市后的产品。乳房植入假体（http://www.bbc.co.uk/news/world-europe-22181137，2013）以及损坏的人工假体的失败案例证实了这项观察的重要性。

　　除此之外，PMS 还包括对投诉的监测和评估以及对客户反馈／信息的评估。临床病例报

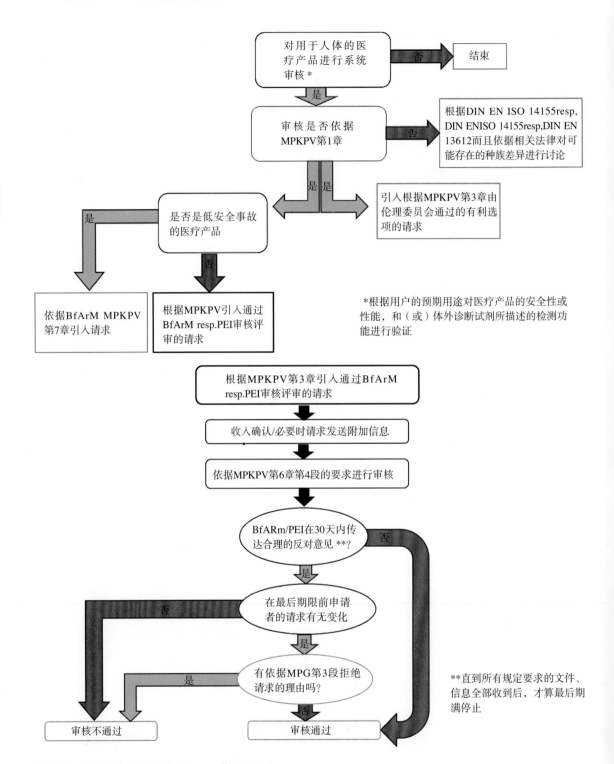

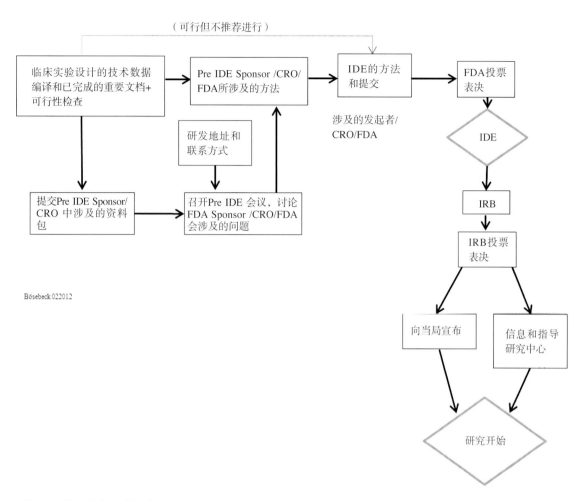

（可行但不推荐进行）

图5.3 美国临床试验批准规则（Boesebeck，2012）

告的评价也是 PMS 的一部分，还有对竞争对手现在产品信息的评估和新的或修订标准的监控。PMS 的目的是发现医疗设备潜在的新风险或改变风险，并确保产品的风险/效益不变。制造商上市后监测项目是通过验证机构年度审计进行评估。

（李朝阳　董妍君　译　吕维加　校）

参考文献

93/42/EEC, CH. Devine, Devine Guidance for Complying with the European Medical Device Directive (MDD): The MDD 93/42/EEC, CreateSpace Independent Publishing Platform (10. Januar 2012)

93/42/EEC, The council directive 93/42/EEC of 14 June 1993concerning medical devices; Official Journal of the European Communities 12.07.93

93/42/EWG: Richtlinie 93/42/EWG des Rates vom 14. Juni 1993 über Medizinprodukte, Beuth VerlagAMG, German Drug Act, Gesetz über den Verkehr mit Arzneimitteln in der Fassung der Bekanntmachung vom 11.12.1998, BGBl. I, 3586, zuletzt geändert am 09.12.2004, BGBl. I, 3214, 2004.

AMG, Gesetz über den Verkehr mit Arzneimitteln, ECV Editio Cantor Verlag, Aulendorf, 1998

AMG, Gesetz über den Verkehr mit Arzneimitteln (Medicinal products act, the drug law), Translation provided by the Language Service of the Federal Ministry of Health. " 2012.

ASTM. Specification D 2990. Standard Test Methods for Tensile, Compressive, and Flexural Creep and Creep-Rupture of Plastics. Beuth Verlag 2009

ASTM. Specification D 638. Standard Test Method for Tensile Properties of Plastics. Beuth Verlag 2010

ASTM. Specification D 638-10. Standard test method for tensile properties of plastics. Annual Book of ASTM, ASTM ("ASTM"). 100 Barr Harbor Drive, West Conshohocken, PA 19428-2959 USA

ASTM. Specification D 732. Standard Test Method for Shear Strength of Plastics by Punch Tool. Beuth Verlag 2010

ASTM. Specification D 732-93. Standard test method for shear strength of plastics by punch tool. Annual Book of ASTM, ASTM ("ASTM"). 100 Barr Harbor Drive, West Conshohocken, PA 19428-2959 USA

ASTM. Specification E 2990-01. Standard test methods for tensile, compressive, and flexural creep and creep-rup-ture of plastics. Annual Book of ASTM, ASTM ("ASTM"). 100 Barr Harbor Drive, West Conshohocken, PA 19428-2959 USA http://www.fnk.din.de (DIN)

ASTM. Specification E 399. Standard Test Method for Linear-Elastic Plane-Strain Fracture Toughness KIc of Metallic Materials. Beuth Verlag 2012

ASTM. Specification E 399-05. Standard test method for linear-elastic plane-strain fracture toughness KIc of metallic materials. Annual Book of ASTM, ASTM ("ASTM"). 100 Barr Harbor Drive, West Conshohocken, PA 19428-2959 USA

ASTM. Specification E 647. Standard Test Method for Measurement of Fatigue Crack Growth Rates. Beuth Verlag 2013

ASTM. Specification E 647-95. Standard test method for measurement of fatigue crack growth rates. Annual Book of ASTM, ASTM ("ASTM"). 100 Barr Harbor Drive, West Conshohocken, PA 19428-2959 USA

ASTM. Specification F 1140. Standard Test Methods for Internal Pressurization Failure Resistance of Unrestrained Packages. Beuth Verlag 2013

ASTM. Specification F 1140-07. Standard test methods for internal pressurization failure resistance of unrestrained packages. Annual Book of ASTM, ASTM ("ASTM"). 100 Barr Harbor Drive, West Conshohocken, PA 19428-2959 USA

ASTM. Specification F 1929. Standard Test Method for Detecting Seal Leaks in Porous Medical Packaging by Dye Penetration. Beuth Verlag 2012

ASTM. Specification F 1929:2004. Standard test method for detecting seal leaks in porous medical packaging by dye penetration. Annual Book of ASTM, ASTM ("ASTM"). 100 Barr Harbor Drive, West Conshohocken, PA 19428-2959 USA

ASTM. Specification F 451. Standard specification for acrylic bone cement. Beuth Verlag 2008

ASTM. Specification F 451-08. Standard specification for acrylic bone cement. Annual Book of ASTM, ASTM ("ASTM"). 100 Barr Harbor Drive, West Conshohocken, PA 19428-2959 USA

CFR - Code of Federal Regulations Title 21 Part 812 ff: Food and Drugs. Published by the Office of the Federal Register National Archives and Records Administrationas a Special Edition of the Federal Register April 1, 2011

Class II Special Controls Guidance Document: Polymethylmethacrylate (PMMA) Bone Cement; Guidance for Industry and FDA, U.S. Food and Drug Administration 10903 New Hampshire Avenue Silver Spring, MD 20993, July 17, 2002

Council Directive 93/42/EEC of 14 June 1993 concerning medical devices, 1993, Beuth Verlag

CPMP/ICH/135/95 : The Note for Guidance on Good Clinical Practice (CPMP/ICH/135/95) is an internationally accepted standard for the designing, conducting, recording and reporting of clinical trials. DSEB 25 July 2000

Deb S. Orthopedic bone cements. Woodhead Publishing Limited, Cambridge, England 2008.

DIN 53435: Testing of plastics; bending test and impact test on dynstat test pieces, 2007, Beuth Verlag

DIN EN 1041: Information supplied by the manufacturer of medical devices; German version EN 1041:2008, Beuth Verlag, 2008

DIN EN 13612: Performance evaluation of in vitro diagnostic medical devices; German version EN 13612:2002, German and English texts Beuth Verlag, 2002

DIN EN 543 Adhesives - Determination of apparent density of powder and granule adhesives; German version EN 543:2003. Beuth Verlag

DIN EN 556-2: Sterilization of medical devices - Requirements for medical devices to be designated "STERILE" - Part 2: Requirements for aseptically processed medical devices; German version EN 556-2:2003, Beuth Verlag

DIN EN ISO 10993: Biological evaluation of medical devices Part 1 – Part 18, 2012, Beuth Verlag

DIN EN ISO 11135-1: Sterilization of health care products – Ethylene oxide – Part 1: Requirements for the development, validation and routine control of a sterilization process for medical devices (ISO 11135-1:2007); German version EN ISO 11135-1:2007, Beuth Verlag

DIN EN ISO 11137-1: Sterilization of health care products - Radiation - Part 1: Requirements for development, validation and routine control of a sterilization process for medical devices (ISO 11137-1:2006); German version EN ISO 11137-1:2006, Beuth Verlag

DIN EN ISO 11607: Packaging for terminally sterilized medical devices - Part 1: Requirements for materials, sterile barrier systems and packaging systems (ISO 11607-1:2006); German version EN ISO 11607 1:2009, Beuth Verlag

DIN EN ISO 13485: Medical devices - Quality management systems - Requirements for regulatory purposes (ISO 13485:2003 + Cor. 1:2009); German version EN ISO 13485:2012 + AC:2012

DIN EN ISO 14155: Clinical investigation of medical devices for human subjects - Good clinical practice (ISO 14155:2011 + Cor. 1:2011); German version EN ISO 14155:2011 + AC:2011, Beuth Verlag

DIN EN ISO 14630: Non-active surgical implants – General requirements (ISO 14630:2012); German version EN ISO 14630:2012, Beuth Verlag

DIN EN ISO 14971: Medical devices – Application of risk management to medical devices (ISO 14971:2007, Corrected version 2007-10-01); German version EN ISO 14971:2012, Beuth Verlag

DIN EN ISO 15223-1: Medical devices - Symbols to be used with medical device labels, labelling and information to be supplied - Part 1: General requirements (ISO 15223-1:2012); German version EN ISO 15223-1:2012, Beuth Verlag

DIN EN ISO 16402: Medical devices – Quality management systems – Requirements for regulatory purposes (ISO 13485:2003 + Cor. 1:2009); German version EN ISO 13485:2012 + AC:2012, Beuth Verlag

DIN EN ISO 527-1: Plastics - Determination of tensile properties – Part 1: General principles (ISO 527-1:2012); German version EN ISO 527-1:2012, Beuth Verlag

EG-GMP guideline, Pharmaceutical Legislation Volume 4 EU Guidelines to Good Manufacturing Practice Medicinal Products for Human and Veterinary Use EUROPEAN COMMISSION Brussels

FDA homepage 2013 = http://www.fda.gov

ISO. 16402:2008 Implants for surgery – Acrylic resin cement – Flexural fatigue testing of acrylic resin cements used in orthopaedics 2008, Beuth Verlag

ISO. 5833:2002: Implants for Surgery-Acrylic Resin Cements. Orthopaedic Application 2002, Beuth Verlag

Kuehn KD, Ege W, Gopp U., Acrylic bone cements: composition and properties, Journal of Orthopedic Clinics of North America 36(1):17-28, 2005

Kuehn, KD.: Distribution of vesicular-arbuscular mycorrhizal fungi on a fallow agriculture site. II. Wet habitat. Angew. Botanik 65, 187-203, 1991

Kuehn. KD., "Bone Cements Up-to-Date Comparison of Physical and Chemical Properties of Commercial Materials", Springer Verlag, Heidelberg, 2000

Kühn K-D (1991) Distribution of vesicular-arbuscular mycorrhizal fungi on a fallow agriculture site. II. Wet habitat. Angew Botanik 65:187–203

Lehmann E, Neumann M, Reischl W, Tolle I (2010) Neuregelung des Rechts der klinischen Prüfung von Medizinprodukten und Leistungsbewertungsprüfung von In-vitro-Diagnostika in Deutschland. Medizinprodukte J 17: 172–183

MPKPV. Verordnung über klinische Prüfungen von Medizinprodukten 10. Mai 2010 (BGBl. I S. 555)" Ein Service des Bundesministeriums der Justiz in Zusammenarbeit mit der juris GmbH - www.juris.de

Oettinger WP. Vergleichende Analyse von Knochenzementen auf PMMA-Basis. Master Thesis, Hochschule München, 2010.

ÖNORM B 3592: Determination of cut-through-tensile splitting strength and specific fracture energy of building materials, combinations of building materials and composites - Wedge splitting method, Austrian Standards Institute 2011

PIP implants scandal: Victims at trial opening. http://www.bbc.co.uk/news/world-europe-22181137, 2013

Schwarz J.: Klinische Prüfung von Arzeneimitteln und Medizinprodukten, Medizinprodukteentwicklung, edit. 3 Editio Cantor Verlag Allendorf 2005

Standards: Medical Devices; Emergency Medical Services. Philadelphia, PA: American Society for Testing and Materials, 1978

Tschegg EK (1986) Prüfeinrichtung zur Ermittlung von bruchmechanischen Kennwerten sowie hierfür geeignete Prüfkörper, Patentschrift Nr. 390328, 31.1.1986, Österreich

Tschegg EK (1991) New equipment for fracture tests on concrete. Materials Testing (Materialprüfung) 33:338–342

6. PMMA骨水泥的构成与化学

骨水泥即所谓的双组分系统，由一种液体组分（单体）和粉体组分（聚合物）构成。为了更好地理解，下面作术语简要解释。

1. Polymer（**聚合物**）= 含添加剂的骨水泥粉体组分
2. Monomer（**单体**）= 含添加剂的骨水泥液体组分
3. Polymerization（**聚合反应**）= 分子链的形成
4. Radical polymerization（**自由基聚合反应**）= 包含自由电子的活性分子形成，且在室温下即可引发链的形成
5. Viscosity（**黏度**）= 其大小描述了流体对流动的抵抗能力：材料的黏度越高其稠度越大，而材料的黏度越低其稠度越小。

目前，市场上所有骨水泥都是基于同样基本化学物质——甲基丙烯酸甲酯（MMA）。

> PMMA 骨水泥是由一种聚合物的粉体和一种单体的液体组成的体系。

6.1 液体组分

6.1.1 甲基丙烯酸甲酯（MMA）

这种液体单体主要由甲基丙烯酸甲酯组成的。MMA 是甲基丙烯酸的一种酯类，它是一种无色、透明、有强烈气味、易燃的液体（■ 图 6.1）。因为 MMA 嗅觉阈值很低，所以即使最小的比例分量也可被人闻到。

当温度为 20℃时，MMA 的嗅觉阀值为 0.20ppm，据此可以理解为何 MMA 蒸汽强烈气味在很长的一段时间仍可被轻易地闻到，而这和潜在危险之间的关系不能仅靠嗅觉来确立。MMA 分子结构中含有一个可聚合的碳碳双键（C=C）。

> MMA 是甲基丙烯酸的一种酯类，且碳碳双键使其可聚合反应。

此外，MMA 的熔点为 –48℃，沸点为 100℃，微溶于水，其分子量为 100.13g/mol。在

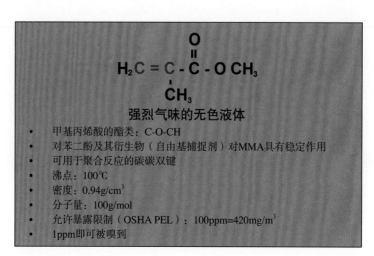

■ 图 6.1 MMA的性质

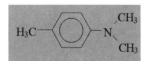

■图 6.2 N,N-二甲基对甲苯胺（DmpT）活化剂，一种沸点为211℃的液体

20℃时，MMA 的蒸气压为 47 毫巴（mbar）。MMA 的密度为 0.944g/cm^3，由于重于空气，所以处于蒸气状态的 MMA 在空气中是下沉的。然而由于直接的气流和湍流变化影响，MMA 的浓度在呼吸区附近会发生强烈变化，比如在手术室。

6.1.2　N,N-二甲基对甲苯胺（DmpT活化剂）

除了 MMA，液体组分中还含有 N,N- 二甲基对甲苯胺（DmpT），作为自由基聚合的活化剂或共引发剂。DmpT 是一种胺，其结构如■图 6.2 所示。

DmpT 是一种透明、无色，密度为 0.937g/cm^3，具有芳香气味的液体。它不溶于水，闪点为 83.5℃。其中，在骨水泥的液体单体组分中，MMA 与 DmpT 的比例通常为 98∶2。

一些市场上可买到的骨水泥液体组分含有的是甲基丙烯酸丁酯（BuMA）而非 MMA（如 C-ment$^®$，Allofix G$^®$），它是甲基丙烯酸的另一种酯类。（■图 6.3）。

6.1.3　邻苯二酚

除此之外，单体液体组分中还需要少量的邻苯二酚，主要是为了阻止单体的过早聚合。

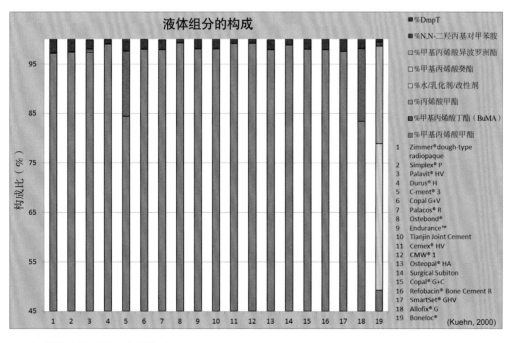

■图 6.3　各种骨水泥液体组分的构成

邻苯二酚是一种自由基捕捉剂，从而起到稳定单体的作用。并且 MMA 中的邻苯二酚含量非常低，其含量在 25 ~ 100ppm 之间。此外，这种酚类的液体物质对光和高温敏感，因此邻苯二酚很快就可被消耗完。

6.1.4 着色剂

此外，叶绿酸 E141 可能是某些骨水泥液体着色剂组分中的一部分（Palacos®，Copal®，Osteopal®，Bone Cement®）。骨水泥液体组分在很大程度上是一样的（◎ 图 6.3），对于 Cemex® 的液体组分构成还没有十分清楚。而根据产品的信息可知，它仅含有 MMA 和 DmpT。尽管有文献提到化学交联的单体可以进一步改善骨水泥的性质，但在液体组分的测试中时我们并没有发现其他的物质存在。

> 由于组分基本相同，骨水泥的性质差异并不是由骨水泥液体组分构成决定的。

6.1.5 其他添加剂

过去市场上有的骨水泥，除了常用的 MMA-DmpT 体系，还含有其他物质。其中 Implast® 骨水泥的液体组分在水中显示了一个特定形式甲基丙烯酸甲酯乳状液的形成。而 Boneloc® 骨水泥含有 30% 的甲基丙烯酸十二烷基酯以及 20% 的甲基丙烯酸异冰片酯，而不是 MMA，且由于通常的 DmpT（0.5%）被 N,N- 二羟丙基对甲苯胺（0.9%）部分替代，因此可认为 Boneloc® 水泥具有不同寻常的成分组成（◎ 图 6.4）。但这两种骨水泥在市场上都没有得到普及。

单体组分可通过气相色谱分析来确定，而邻苯二酚含量可由比色法来测试。

> 骨水泥的液体组分主要由 MMA 以及微量活化剂 DmpT 组成。

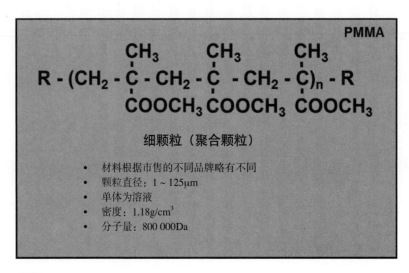

图 6.4 PMMA性能

6.2 粉体组分

6.2.1 聚合物和共聚物

这种粉体组分（■图 6.5）由 PMMA 均聚物或 MMA 的共聚物或两者的混合物构成的聚合物微球组成。

不同的骨水泥含有不同的粉体组分（■图 6.6），因此粉体组分会影响到骨水泥主要性质。

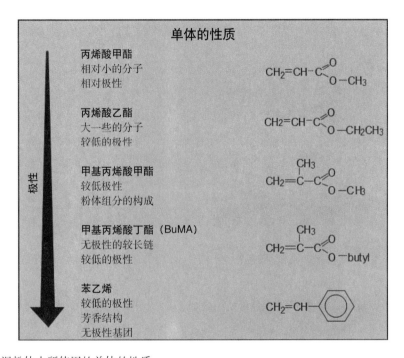

■图 6.5 骨水泥粉体中所使用的单体的性质

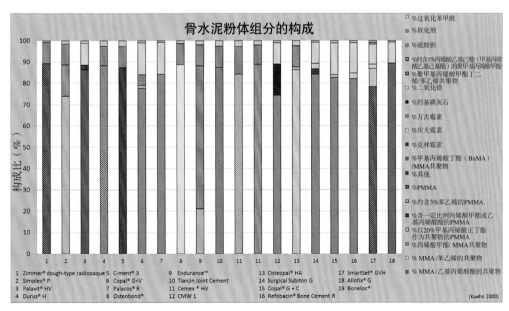

■图 6.6 各种PMMA骨水泥的粉体组分的构成

和 PMMA 一样，由于制造工艺不同引起的不同颗粒尺寸以及颗粒尺寸的分布，使得聚合物微球具有不同的表面特征（CMW® 1）。有些聚合物粉体中只含有共聚物，比如丙烯酸乙酯 / 甲基丙烯酸甲酯的共聚物、丙烯酸甲酯 / 甲基丙烯酸甲酯的共聚物、苯乙烯 / 甲基丙烯酸甲酯的共聚物、丁基丙烯酸甲酯 / 甲基丙烯酸甲酯共聚物，或是均聚物和共聚物的混合物。在所有骨水泥中，聚合物在粉体中所占比例明显超过了 80%（◘ 图 6.6）。

尽管聚合物和共聚物在化学构成可能相同，但它们可能拥有完全不同的性质，主要因为这些聚合物或共聚物的加工方法（额外的添加剂，所使用聚合物和粉体制作规格不同）通常并不是通用的。因此市场上大多数骨水泥供应商所使用聚合物是专门为特定品牌制造而生产的，因此也就防止了他们品牌被复制。且聚合组分的差异会影响到市场上骨水泥的性能，因此粉体组分是大多数骨水泥性能的关键。

> 骨水泥的粉体组分是骨水泥性能的关键。

法律并未要求公开聚合物和共聚物组分构成的具体规格信息，这一点很让人意外。那么对使用者来说，由于产品组分构成的信息缺乏透明度，也表明了所有骨水泥的组分或多或少是相同的。同样，不要误认为化学成分相同的产品具有相同的性质，甚至是相同的产品。

为了确定聚合物粉体中的单体，在 610℃的高温条件下，先将约 0.25g 的样品裂解 5s，得到的热裂解物中单体类型和含量可通过高效液相色谱法和比较法来确定。在测试过程中尽可能使用这种方法。所有提供的高温裂解结果是在德国 Darmstadt，由 Evonic 公司测试完成的。

正如上面所讨论的，高温裂解产物的测试表明，Cemex® 骨水泥中含有约 3% 的苯乙烯，Subiton G 骨水泥约含 20% 甲基丙烯酸正丁酯作为共聚单体，且这些产品中的比例并没有被公开。其中确切的比例并不能通过这种测试方法来确定。但可确定的是，这些骨水泥中含有纯的 PMMA 和共聚物（◘ 图 6.7）。

另一种骨水泥 C-ment®，除了含有 MMA 外，甚至含有两种共聚单体：丙烯酸甲酯（MA）和丙烯酸乙酯（EA）。Durus® 骨水泥含有甲基丙烯酸乙基己基酯，Boneloc® 骨水泥粉

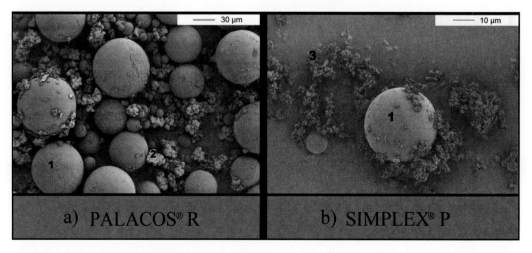

◘ 图 6.7　骨水泥粉体的扫描电子显微镜图片 a. 含有二氧化锆的 MA/MMA 共聚物。b. 含有硫酸钡的 MA/苯乙烯的共聚物；1= 聚合物珠状物；2= 二氧化锆；3= 硫酸钡

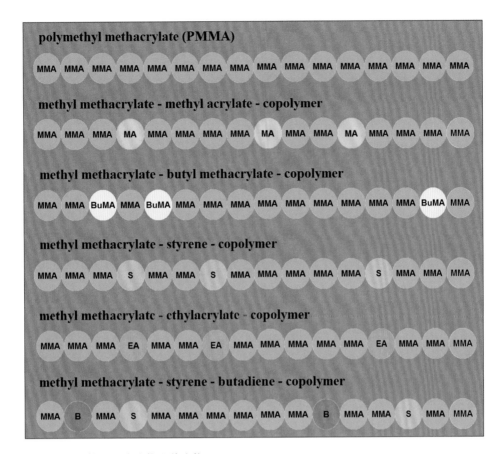

■图 6.8 骨水泥中所使用的均聚物和共聚物

体中仅含有甲基丙烯酸丁酯（BuMA）/甲基丙烯酸甲酯的共聚物（■图 6.8）

Palacos 基的骨水泥（Palacos®，Copal®，Osteopal®）的聚合粉体（MA/MMA 共聚物）都具有绿色的特点（■图 6.8），而其他包括白色 MA/MMA 共聚物的骨水泥有：SmartSet®、GHV Cobalt®、Bone Cement®。在欧洲，骨水泥粉体的配方更倾向于使用 MA/MMA 共聚物。而在美国，在骨水泥粉体组分中 MA / 苯乙烯的共聚物更为常见（■图 6.6，■图 6.8）。

很难看出聚合物组分之间其他的宏观不同，而当用扫描电子显微镜来观察时，情况并非如此（■图 6.7）。

聚合物的粉体做了喷金处理，所使用的扫描电子显微镜型号为 Hitachi-S-520，其中所有的扫描电子显微镜图片是在德国 Rhein-Main 大学制成。

除了聚合物微球的表面结构外，骨水泥粉体的其他组分可被清楚地观察到，包括显影介质和过氧化苯甲酰（有时）（■图 6.8）。

6.2.2 过氧化苯甲酰（BPO=引发剂）

过氧化苯甲酰作为骨水泥粉体自由基聚合的引发剂。其中过氧化苯甲酰可包含在聚合物微球中，或以粉体的形式加入到聚合物中。混合有游离过氧化物和隔绝的过氧化苯甲酰是一种常态，特别是这些聚合物和共聚物就是它们自己，在产品生产时，作为原材料的过氧化苯

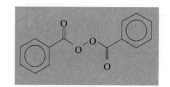

在聚合物粉体：
过氧化苯甲酰
白色的晶体熔点为105℃
温度大约高于80℃，受热分解

■图 6.9　引发剂过氧化苯甲酰（BPO）

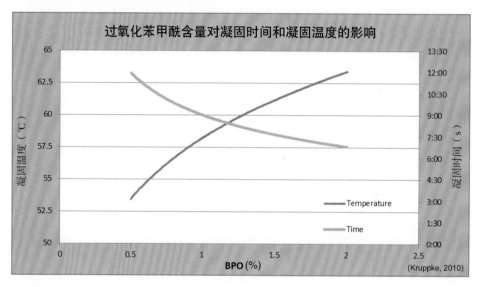

■图 6.10　过氧化苯甲酰含量对凝固时间和凝固温度的影响

甲酰引发聚合反应，最终仍残留在聚合物微球中。并且过氧化苯甲酰可以被水钝化（贮存时水可以作为其稳定剂）而失去活性，且对温度也特别敏感。其中过氧化苯甲酰的含量可通过滴定法或高效液相色谱法测定。

通过滴定法来确定过氧化苯甲酰的含量，先称取约5g的粉体，在锥形瓶中用25ml氯仿将其稀释；然后封闭瓶口，摇动使样本溶解（除了不溶解的部分），再加入大约20ml 10%碘化钾的甲醇溶液，然后将锥形瓶放置在黑暗中20min，最后用浓度为0.01mol/L的硫代硫酸钠溶液滴至其无色。

计算：过氧化苯甲酰（%）=消耗量（ml）×F×0.121/称重部分（g）（F=硫代硫酸钠溶液因子）

对于高效液相色谱分析，将0.25g的粉体（聚合物）和10ml的甲醇混合10min，然后离心分离。最后根据标准分析上清液（0.5%/1.0%/2%过氧化苯甲酰的甲醇溶液）。

骨水泥粉体的过氧化苯甲酰量在0.5%和大于2%之间变化。过氧化苯甲酰的特点见■图6.9。

过氧化苯甲酰的含量是凝固温度和骨水泥面团凝固的一个重要因素。如果粉体中的过氧化苯甲酰含量增加，其凝固时间就会明显减少，因此含量较高的过氧化苯甲酰的骨水泥粉体，其凝固时间就会越快（■图6.10）。

含有约0.5%过氧化苯甲酰的骨水泥面团经过12.5min左右变硬，而约含2%过氧化苯甲酰的同样粉体混合物经过 7min 左右而变硬。和上面现象相比，凝固温度却呈现相反的关系：过氧化苯甲酰的含量越多，凝固温度越高。当过氧化苯甲酰的含量为 0.5%，其凝固温度为 52℃，这一对应关系已经被测量确认，而含有 2% 过氧化苯甲酰的同样粉体混合物，相比于过氧化苯甲酰含量为 0.5%，其凝固温度要高出 10℃，且其凝固时间也被测定（◘图 6.10；Kruppke,2010）。

骨水泥中过氧化苯甲酰的含量随个人研究测量的不同而存在明显的变化，并且有时测定 BPO 的含量和厂商提供的信息存在相当大的差异。显而易见，在厂商提供的信息中，只有直接添加到粉体组分中的过氧化苯甲酰才被标明，而不是聚合物中残留的过氧化苯甲酰。

6.2.3 显影剂

这种粉体组分中通常还含有一种显影剂，它可以是二氧化锆或是硫酸钡（◘图 6.11），含量在 8% ~ 15% 之间变化，显影剂是射线图像中的骨水泥具有可视性所不可缺少的（◘图 6.12）。

为了确定骨水泥中显影介质的含量，我们称了一个粉体样品加入到预先退火（在马弗炉 700℃ 加热 1 小时左右）称重坩埚中（冷却至恒重）。首先，我们在散开体系中小心翼翼对粉体加热，而不是在非常热的马弗炉或是在燃烧炉上（注意由于烟和泡沫而造成的固体物质损失），然后使马弗炉（含有样品的坩埚）在 700℃ 条件下退火 1 小时，最后坩埚中并无碳（黑色的）踪迹存在，冷至室温并称重（在干燥器中冷至室温）。

计算如下：含量（%）=100× [最终重量 −（空重 / 样品质量 − 空重）]。结果总结如◘ 图 6.12 所示。

在过去，硫酸钡在骨水泥中得到了较好的应用。然而从 1958 年开始，特别是 Palacos 基的骨水泥含有的是二氧化锆而非硫酸钡。今天存在一个明显的趋势：二氧化锆在新开发的骨水泥体系中得到了应用。

主要由以下原因：
— 二氧化锆相比于硫酸钡，辐射不透性更高（◘图 6.13）。
— 二氧化锆的颗粒直径更小，更均匀，因此在骨水泥的基质中更能均匀地分散（◘图 6.7）。
— 不规则的表面改善了颗粒在聚合物链段中的咬合作用（◘图 6.7）

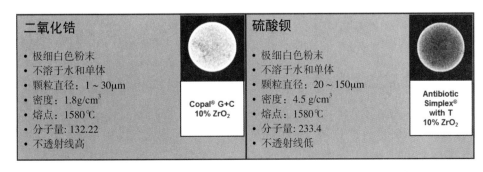

◘图 6.11 二氧化锆和硫酸钡的物理和化学特征

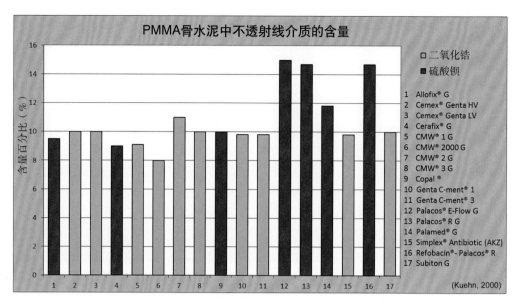

PMMA骨水泥中不透射线介质的含量

□二氧化锆
■硫酸钡

1 Allofix® G
2 Cemex® Genta HV
3 Cemex® Genta LV
4 Cerafix® G
5 CMW® 1 G
6 CMW® 2000 G
7 CMW® 2 G
8 CMW® 3 G
9 Copal ®
10 Genta C-ment® 1
11 Genta C-ment® 3
12 Palacos® E-Flow G
13 Palacos® R G
14 Palamed® G
15 Simplex® Antibiotic (AKZ)
16 Refobacin®- Palacos® R
17 Subiton G

(Kuehn, 2000)

■图 6.12　各种含抗生素骨水泥中二氧化锆和硫酸钡的含量

— 均匀分散的二氧化锆在聚合反应的过程中具有良好的导热作用。

在 CMW® 2000G 品牌的 PMMA 骨水泥中，发现了最低的硫酸钡含量：8%，随后的是 Cerafixgenta® 品牌骨水泥。在 CMW® 骨水泥系列中，CMW® 3G 含有 10% 的硫酸钡，CMW® 2G 含有 11% 的硫酸钡，而 CMW® 1G 仅含有 9% 的硫酸钡。目前含有最高显影介质含量的是 Palacos® R 的骨水泥（含有或不含庆大霉素），而在 Refobacin®、Bone Cement® R 以及 SmartSet GHV 的骨水泥中都添加了量约为 15% 的二氧化锆。

❯❯ 二氧化锆被应用于新开发的骨水泥体系中，这是一个明显的趋势。

制作代表不透射线硬化骨水泥的样本，然后将不同骨水泥的样本涂胶在纸上。最后选择能量为 40kV，2mAs，得到了样本的射线照片。如▣ 图 6.13 得到了变黑的介质，并且不透射线的差异也能清楚地看到。

二氧化锆相比于硫酸钡具有更高的辐射不透性，Subition® 的样本含有 10% 的硫酸钡，Copal® G+C 含有 10% 的二氧化锆或者老点的品牌 Duracem® 3 含有 9.8% 的二氧化锆，Zimmer（面团类型）的当前版本具有同样百分量显影剂而具有不同程度的辐射不透性。

❯❯ 二氧化锆相比于硫酸钡具有更高的辐射不透性。

6.2.4　着色剂

着色剂，比如聚合物微球中叶绿酸（Palacos®，Copal®，Ostepal®）或者是骨水泥的粉体当中亮蓝铝色淀（Cobalt™），着色剂的存在有助于在手术区域辨别骨和骨水泥。

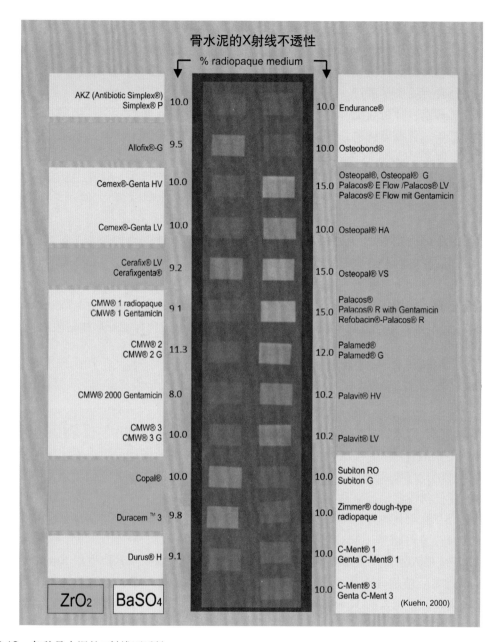

■图 6.13　各种骨水泥的X射线不透性

6.2.5　抗生素

除此之外，骨水泥的粉体组分中还含有抗生素剂，通常是 1.25% ~ 2.5% 的庆大霉素（硫酸化）。以下是经常添加到骨水泥的粉体组分中的抗生素（kühn，2013）：

硫酸庆大霉素（氨基糖苷类）：具有杀菌作用；能够抑制细菌蛋白的合成和无义蛋白的形成；庆大霉素能与细菌核糖体 30s 亚基结合，而干扰 m-RNA 的读取；革兰氏阴性细菌和革兰氏阳性细菌（葡萄球菌属、大肠埃希菌属、肠杆菌属、假单胞菌属、克雷白杆菌属、变形杆菌属）。例子：Palacos® R+G。

硫酸妥布霉素（氨基糖苷类）：具有杀菌作用；能够抑制细菌蛋白的合成；能与细菌核糖体 30s 亚基结合，而干扰了 m-RNA 的读取；革兰氏阴性细菌和革兰氏阳性细菌（葡萄球菌属、大肠埃希菌属、肠杆菌属、假单胞菌属、克雷白杆菌属、变形杆菌属）。例子：含抗生素的 Simplex®（含有妥布霉素）。

盐酸克林霉素（林可胺类）：抑菌杀菌；抑制蛋白的合成；革兰氏阴性细菌和革兰氏阳性细菌（链球菌属、葡萄球菌属、厌氧菌、丙酸菌）。能与细菌核糖体 50s 亚基结合，而阻止了蛋白的合成。例子：Copal® G+C。

盐酸万古霉素（糖肽类）：具有杀菌作用，可以抑制细胞壁交联，仅革兰氏阳性细菌（葡萄球菌属、耐甲氧西林金黄色葡萄球菌、耐甲氧西林表皮葡萄球菌）。例子：VancoGenx®，Copal® G+V。

红霉素（大环内酯类）：具有杀菌作用，可以抑制核糖体上蛋白的合成；革兰氏阳性细菌（链球菌属、葡萄球菌属），厌氧菌（棒状杆菌属）。例子：含抗生素的 Simplex®（含有红霉素和黏菌素）。

硫酸黏菌素（多肽类）：具有杀菌作用，可以改变细胞质膜的渗透性；革兰氏阴性细菌（假单胞菌，而不是变形杆菌）。例子：含抗生素的 Simplex®（含有红霉素和黏菌素）。

> 骨水泥的粉体主要含有聚甲基丙烯酸甲酯或共聚物。过氧化苯甲酰粉末作为引发剂，硫酸钡和二氧化锆作为显影剂。庆大霉素是含抗生素骨水泥一个可选择的抗生素。

除了硫酸庆大霉素，其他几种抗生素也被应用在 PMMA 骨水泥中。仅有几家生产商提供多于一种抗生素的骨水泥产品变体。此外，观察同一厂家的不同产品可以看出：不同类型的产品具有同样的化学基础物质。活性物质只是简单加入到粉体中。关于抗生素量的不同，我们从没有发现任何线索，显而易见它们必须符合药典的要求。

在 20 世纪 70 年代中叶，第一个抗生素组合被加入到 Simplex P，即多肽抗生素黏菌素和大环内酯类抗生素红霉素一起被加入到了骨水泥中。于 20 世纪 90 年代末期，克林霉素（林可酰胺 AB）被加入到含庆大霉素的 Palacos® 骨水泥中。在 2000 年，抗生素 Simplex® P 骨水泥（含妥布霉素）被推向市场。至今，含克林霉素（林可酰胺 AB）的 Palacos® R+G 骨水泥和含庆大霉素和万古霉素的 VancoGenx® 骨水泥仍然可用。

为了确定骨水泥粉体中的庆大霉素含量，可先称取大约 3g 的粉体样品，在 250ml 蒸馏水中溶解 30min，并将其过滤。然后将 4ml 的洗提液稀释到 50ml。高效液相色谱使用标准 AB 来校验。最后通过柱后衍生法来测定样品中庆大霉素的含量，并且使用一种荧光指示剂进行探测。

> MA/MMA 共聚物和二氧化锆是市场上新开发产品的最受青睐的成分。在美国，MA 和苯乙烯的共聚物和硫酸钡更加普遍。而在日本，只有以硫酸钡作显影剂的普通 PMMA 骨水泥得到了批准。

6.3 包装及消毒

液体组分通常装入到玻璃安瓿中（为了安全考虑）。单体液体做消毒处理，然后加入到安瓿中，最后吸塑包装。除此之外，这种安瓿在吸塑包装前需要使用环氧乙烷对其表面进行消毒处理，从而保证安瓿在吸塑包装后，细菌不会通过安瓿的表面进入到手术室。

粉体通常包装到一个袋子中。根据消毒的过程，来选择塑料或是纸质的袋子。这种聚合物粉体需要使用γ射线或是环氧乙烷来做消毒处理。通常，这种粉体包装和安瓿一样包装两次，这样装粉体袋子的外表面也可以灭菌，使得安瓿就可以在手术室中从外袋中取出。

> 骨水泥的液体组分是无菌的。吸塑包装的安瓿是用环氧乙烷做消毒处理的，而 PMMA 骨水泥的粉体用γ辐照或是环氧乙烷来做消毒处理。

6.4 粉体和液体的比例

大多数的骨水泥混合比例是 2 份粉体比 1 份单体。以下骨水泥的粉体和液体的配比都很明显偏离了最初 2：1 的比例：所有的 Cemex® 骨水泥，比较老的以及不再销售的 Allofix® G 和 Duracem® 3 版本产品，目前含或不含庆大霉素的 Cerafix® 版本产品，含或不含庆大霉素的 C-ment® 1 和 C-ment® 3，Durus® H，Palacos® MVG 以及不再存在的 Palavit® cement。

粉体：液体的比例必须考虑，并且时时严格遵守。偏离了这种规格会影响到部分 PMMA 骨水泥的性能，尤其是骨水泥的使用性能（图 6.15）。对于丙烯酸类的，美国材料与试验协会标准（ASTM）和 ISO 允许在它们的通用规格有 ±5% 的偏离。然而应该注意到的是：对于 2.5% 的偏离，面团时间和凝固时间都表现出了明显的偏离结果。手术室有经验的操作人员可以注意到这些变化，甚至可能对骨水泥的质量提出质疑。其中 5% 的偏离，就会产生截然不同的使用性能（Kruppke,2010）。

粉体：液体的比例对 PMMA 骨水泥力学性能也有着重要的影响。因此，必须根据 ISO 5833 标准来测定在两种组分的上限和下限之间，骨水泥的力学性能（表 6.1）。为此，取不同数量公开的粉体组分和液体组分混合在一起（偏离 ±5%），并根据 ISO（或者美国材料与

表 6.1 Palacos® R骨水泥的ISO力学性能（40g/20ml）。粉体/液体偏离最初2：1比例的 ±5%

Palacos® R		ISO 5833		
粉体质量（g）	液体体积（ml）	弯曲强度（≥50Mpa）	压缩强度（≥70Mpa）	弹性模量（≥1700Mpa）
38.0	19.0	70.8	82.3	3118
38.0	21.0	66.5	76.3	3063
42.0	19.2	72.9	89.2	3185
42.0	21.0	70.8	82.3	3118

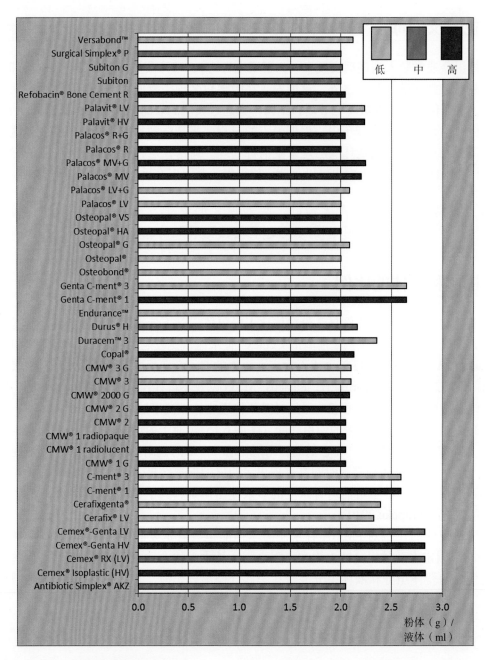

图 6.14 骨水泥中粉体和液体的混合比例

试验协会标准，ASTM）标准来制作样本，测定力学性能。所有样本的测试必须符合 ISO 5833 规定的要求。如果结果没有满足规定的要求，建议仔细查看 PMMA 骨水泥的聚合物组分。

　　随之而来的问题是，当粉体与液体的比例关系偏离 ISO 和美国材料与试验协会标准（ASTM）的 ±5%，这一标准是否需要更新。

6.4　粉体和液体的比例

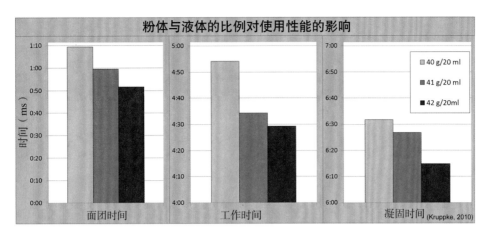

■图 6.15　粉体与液体的比例对PMMA骨水泥使用性能的影响

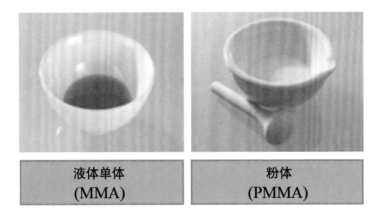

■图 6.16　混合前的组分。液体单体（MMA）和粉体（PMMA）

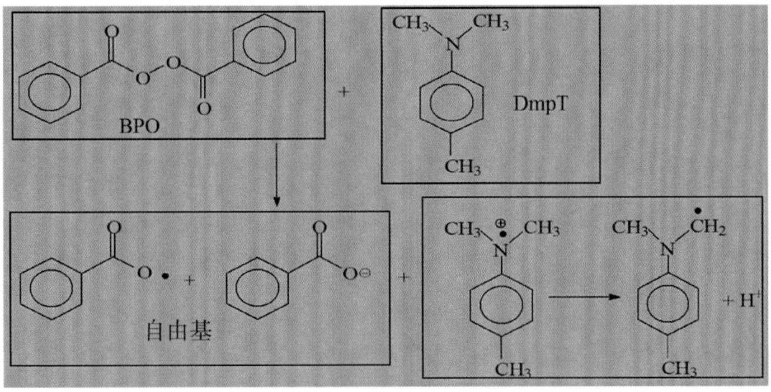

■图6.17　PMMA 骨水泥中DmpT诱导自由基的形成

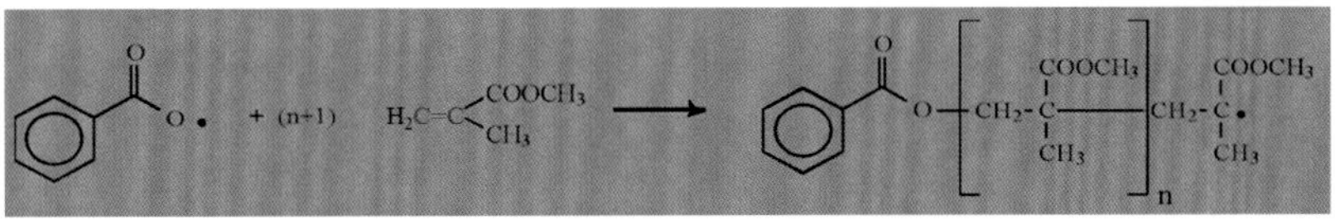

■图 6.18　PMMA骨水泥中聚合物链段（自由基聚合）的生成

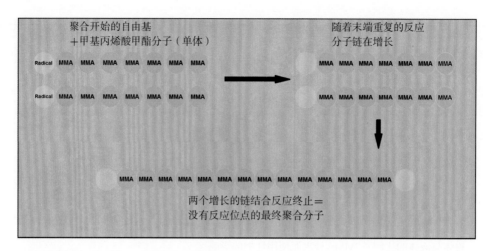

聚合开始的自由基
＋甲基丙烯酸甲酯分子（单体）

随着末端重复的反应
分子链在增长

两个增长的链结合反应终止＝
没有反应位点的最终聚合分子

▣图 6.19 MMA到PMMA聚合反应链增长的终止

6.5 从MMA到PMMA的聚合反应

当 MMA 被用作骨水泥时，它必须能被聚合。MMA 中的碳碳双键起到了最重要的作用（▣ 图 6.15）。将一种纯聚合物粉体和一种纯单体混合在一起并不能产生什么，但是这种骨水泥面团会变得越来越黏。因此引发剂是引发聚合反应的必要因素。在所有产品化的骨水泥中，粉体组分中的过氧化苯甲酰和液体组分中 DmpT 组成了聚合反应的引发体系（▣ 图 6.2 和▣ 图 6.9）。

在过去只有少数几个例外：Bonemite® 骨水泥中含有三丁基硼作为第三种单独的组分。Boneloc® 使用了另一种苯甲胺，即 N, N- 二羟丙基苯甲胺而不是 DmpT，在 Duracem®3 骨水泥的液体组分中，除了 DmpT 外，还含有 2-[4-（二甲氨基）苯基] 乙醇。

当粉体和液体组分混合在一起，会开始两种不同过程。在最初的物理过程中，聚合粉体和液体单体接触，形成一种或多或少黏性液体或面团。聚合反应中的这一步目的：通过粉体和液体作用，使其溶胀和溶解，且这个过程对 PMMA 骨水泥的使用或工作性能很重要。第二个是化学过程：引发聚合反应。在室温条件下，粉体组分中的过氧化苯甲酰和液体组分中的 DmpT 相互作用而产生自由基，从而开始引发聚合反应。DmpT 通过还原氧化过程（将电子转移到苯甲酰自由基和苯甲酸的阴离子上）使过氧化苯甲酰分解（▣ 图 6.17）。

从 DmpT 中产生的自由基阳离子作为一种氧化产物，通过质子分离可重排成中性自由基。随着聚合反应的开始，这些自由基可立即使聚合物分子链形成（▣ 图 6.18）。

由于产生自由基数目的增多，致使 MMA 到 PMMA 的转变，聚合物分子链开始形成。如果正增长的两条聚合物分子链相遇，两者结合而致使分子链增长而终止，从而产生了没有反应完的聚合物分子（▣ 图 6.19）。

随着聚合过程中自由基数目的增多，大量聚合物分子链开始增长，所有的反应过程如 ▣ 图 6.19 所示。其中大量分子链闪电般增长，使得其分子量为 100000 ~ 1000000g/mol 或者更高（Ege,1993）。

6.6 分子量

变硬的骨水泥基质的分子量最先依赖于以下参数（Kühn，2000）：

— 聚合物中使用原材料的分子量
— 聚合物粉体的消毒方法（辐照消毒会导致大约 50% 的分子量减少）
— 单体的分子量
— 引发体系的浓度或引发剂与活化剂的比例
— 聚合过程中的温度变化
— 聚合调节剂的存在

分子量影响到了骨水泥的溶胀性质，力学强度，尤其是断裂强度，以及不同材料的工作期的性质。

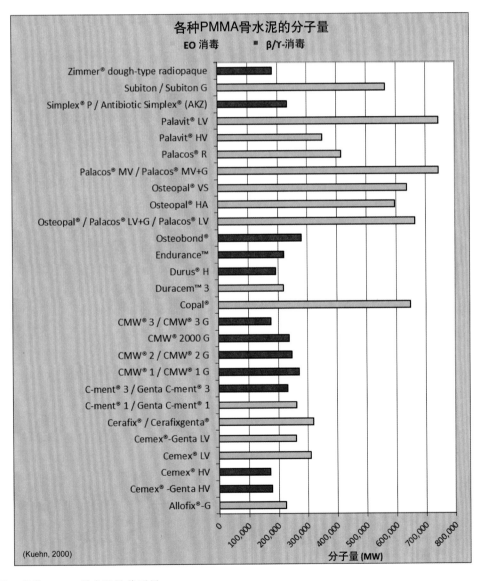

图 6.20　各种PMMA骨水泥的分子量

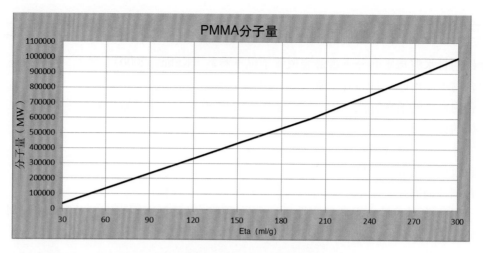

●**图 6.21**　比浓黏度（eta值）聚甲基丙烯酸甲酯平均分子量之间的关系

　　所使用的消毒方法对分子量有特定的影响。众所周知，比如骨水泥使用 γ 射线来消毒，就导致分子量减半。然而使用比较复杂的环氧乙烷（EO）烟熏法却对分子量没有影响（Kim等，1997；Tepic 和 Soltesz，1996；Lewis 和 Mladsi，1998）。在使用 γ 射线消毒的过程中，随着分子量减少，也改变了非灭菌状态的主要产品，可以意料到这会明显改变它的使用性能和力学性能。这种现象对于市场上仍使用 γ 射线来消毒的大多数骨水泥具有特殊的重要性。后来，发表了若干关于该问题的较新研究成果，描述了消毒方法产生的决定性影响，尤其是减小了分子量，这对骨水泥的疲劳强度非常重要（Tepic 和 Soltesz，1996；Harper 等，1997；Lewis 和 Mladsi，1998；Lewis，1997）（●图 6.20）。

　　为了测定 PMMA 骨水泥的分子量，我们决定减小骨水泥的黏度，对于丙烯酸的聚合物是一种合适测试过程。我们称取了一定量的 PMMA 或变硬的 PMMA 骨水泥样品放入到容量瓶中，然后加入氯仿，摇动使其溶解。然后使用一种玻璃滤器过滤溶液，并且将它加入到合适的乌氏黏度计中。并始终保持水浴温度为20℃，大约 15min 后，开始测试溶液在乌氏黏度计管中的流过时间（至少三次的平行测试）。用同样的方法，我们测定了纯氯仿在乌氏黏度计管中流过的时间。计算如下：比浓黏度 =（t1/t0 − 1）×100/c（c=concentr. In % ,t0= 氯仿的流过时间）

　　PMMA 样品的平均分子量可以通过表格 / 校准曲线确定（●图 6.21）。对于 PMMA 作为主要部分的共聚物来说，PMMA 校准曲线仍能提供可被接受的准确度。

　　●图 6.20 所示溶液的相对黏度决定了聚合物的平均分子量。对于既含纯 PMMA 又含其他聚合物的骨水泥，使用这种方法存在一个小小的缺点。

　　对其他的方法，比如凝胶渗透色谱法，参考样品的信息经常缺失。对凝胶渗透色谱法参考样品通常为纯 PMMA 和聚苯乙烯。因此也存在一个系统障碍：只有少部分的骨水泥粉体中以苯乙烯作为共聚单体。

　　由●图 6.20 可知很容易区分两种产品组。深绿色条表示用辐照消毒的骨水泥。

　　[60]Co 常被用作 γ 射线的放射源，有时也用 [137]Cs。它具有穿透深度高的优点，能够在最后包装阶段对材料进行消毒处理，然而我们也知道辐照能改变塑料材料的性质，特别是随着自

由基和臭氧的产生，在聚合物中将会有链的断裂和交联。当聚合物的降解和含有叔碳原子的聚合物链特别相关时，线性分子链具有很大的交联趋势，而适当的稳定剂可能阻止这些问题的发生（Koppensteiner 和 Pfeiffer，1993）。γ 辐照在几个小时内就可完成，要获得好的剂量分布，取决于设备的几何形状设计以及产品的直径。通常的剂量为 25kGy。

经过辐照之后，骨水泥通常具有比较低的分子量（300 000 以下）。对于 Simplex® 的骨水泥，Brauer 等（1977）以及 Lautenschlager 等（1984）发现其分子量大约为 2 420 000，Wixon 和 Lautenschlager（1998）发现其分子量为 260 000。显而易见，高能射线明显减小了最初的分子量。因此可推测在辐照消毒之前，聚合物具有一个更高的分子量（约为 400 000 ~ 500 000）。

在辐照前后，由于聚合物不同的结构使得骨水泥的使用性能有很大的差异。事实上，由于辐照它们变成了一种新的产品。因此根据药品生产质量管理规范（GMP），必须有一个有效的工序作保证，才能使得每一批产品质量是可重复的。

由 ◨ 图 6.20 中图表可知，浅绿色条状表示用环氧乙烷消毒的骨水泥（Koppensteiner 和 Pfeiffer，1993）。这种消毒方法非常复杂并且更敏感一些，但是残留的环氧乙烷必须使用有效的工序除去。

环氧乙烷的杀灭作用主要基于分子氧化性质以及高反应性（Soltesz 和 Tepic，1996；Lewis 和 Mladsi，1998）。微生物的功能部分会被不可逆的破坏。在水中，环氧乙烷经化学变化成为乙二醇，再和氯根离子反应生成氯乙醇。其中需要监控的主要参数包括：应用时间、产品以及在箱中的温度、环氧乙烷的浓度、压力以及湿度。

从文献中可知，环氧乙烷消毒方法不会影响聚合物的分子量。因此如 ◨ 图 6.20 所示，含最初聚合物组分骨水泥的分子量在一定程度上或多或少是相同的。对于 Allofix® G、the Cemex® cement 以及 Duracem® 3 分子量都较低，约为 250 000 ~ 300 000。

最高分子量在 Palacos® 基骨水泥以及含或不含庆大霉素的 Subiton 骨水泥、新开发的 SmartSet® GHV 以及 Refobacin® Bone Cement R 中被发现。对于 Palacos® R 来说，其高的分子量约为 800 000，这一分子量也被 Wixon 和 Lautenschlager（1998）、Lewis 和 Mladsi（1998）所陈述。

基于以上内容可以很清楚地知道，相比于辐照过的骨水泥，使用环氧乙烷消毒的方法并未改变骨水泥使用性质。其中，分子量和准静态强度之间明确关系还没有被发现。

❯ PMMA 骨水泥的分子量受到 γ 射线辐照的影响。环氧乙烷消毒方法对骨水泥的分子量没有影响。

总之，环氧乙烷消毒的 PMMA 骨水泥具有高分子量的特点，而辐照消毒（γ 射线）的骨水泥具有相当低的分子量。

（李朝阳　赵　瑾　译　吕维加　校）

参考文献

Brauer, GM., Termini, DJ., Dickson, G.: Analysis of the ingredients and determination of the residual components of acrylic bone cements. Biomed. Mat. Res. 11, 577-607, 1977

Buchhorn GH, Streicher RM, Willert HG . Exposure of surgical/orthopedic operating room personnel to monomer vapors during the use of bone cements--review of the literature and report of experiences. Biomed Tech (Berl) 37: 293-302, 1992

Ege, W.: Knochenzement. In: Planck, H., Kunststoffe und Elastomere in der Medizin, Kohlhammer GmbH,Stuttgart, 112-121, 1993

Harper, EJ., Braden, M., Bonfield, W., Dingeldein, E., Wahig, H.: Influence of sterilization upon a range of properties of experimental bone cements. J. Mat. Sci.; Materials in Medicine, 8, 849-853,1997

Jahnke M. Kühn, KD. Use of the hazard analysis and critical control points (HACCP) risk assessment on a medical device for parenteral application. PDA J Pharm Sci Technol. 57(1):32-42, 2003

Kim, S.L., Skibo, M., Manson, J.A., Hertzberg, R.W.: Fatigue crack propagation in polymethylmethacrylate: effect of molecular weight and internal plasticization. Polymer Engineering and Science, 17 (3), 194-203, 1977

Koppensteiner, G., Pfeiffer, M.: Sterilisationsverfahren und deren kunststoffgerechte Anwendung. In: Planck, H.: Kunststoffe und Elastomere in der Medizin. Kohlhammer-Verlag, Stuttgart Berlin Köln, 355-371, 1993

Kuehn, KD.: Distribution of vesicular-arbuscular mycorrhizal fungi on a fallow agriculture site. II. Wet habitat. Angew. Botanik 65, 187-203, 1991

Kuehn. KD., "Bone Cements Up-to-Date Comparison of Physical and Chemical Properties of Commercial Materials", Springer Verlag, Heidelberg, 2000

Kuehn KD.: Antimicrobial implant coating. In: Scholz M. Biofunctional Surface Engineering 6, 121-189, in press, 2013

Kruppke B.: Antibiotikahaltige Knochenzemente. Balance zwischen Wirkstofffreisetzung, Verarbeitung und mechanischen Eigenschaften. Belegarbeit im Studiengang Werkstoffwissenschaften, Studienrichtung Materialwissenschaft der TU Dresden, 2010

Lautenschlager, E. P., Strupp, S. I., Keller, J. C.: Structure and properties of acrylic bone cement. In: Duchaynep Hasting G. W. ed.: Functional behavior of orthopaedic biomaterials, vol II. Applications, CRC Series in structure-property relationships of biomaterials. Boca Raton. FL: CRC Press, 1984

Lewis, G., Mladsi, S.: Effect of sterilization method on properties of Palacos · R acrylic bone cement. Biomaterial 19, 117-124, 1998

Lewis, G.: Properties of acrylic bone cements: state-of-the-art-review. J Biomed Mater Res (Appl. Biomater) 38, 155-182, 1997

Tepic, S., Soltesz, u.: Influence of gamma sterilization on the fatigue strength of bone cement, Proc. 42nd ORS, Atlanta, GA; 445, 1996

Wixson, R. L., Lautenschlager, E. P.: 9. Methyl Methacrylate. In: The adult hip, Ed. Callagahan, J.J., Rosenberg, A.G., Rubash, H.E. Lippincott-Raven Publisher, Philadelphia, 135-157, 1998

7. 面团期PMMA骨水泥的特性

第 6 章中提到聚合产生的物理和化学反应，这种反应不能够停止或者被打断。这一反应产生了一个高流动性、低黏度的团块，随时间进展，黏稠度逐渐增加，直至达到面团期，最终完全硬化为一个坚硬的团块（■ 图 7.1 所示）。

7.1　骨水泥的操作特性

表面的液状单体溶解了聚合物的粉末颗粒，单体穿透仅数微米，其结果是聚合物颗粒仅略微膨胀。这个物理过程使骨水泥的黏度逐渐增加，其速度取决于粉末的组成成分和聚合物

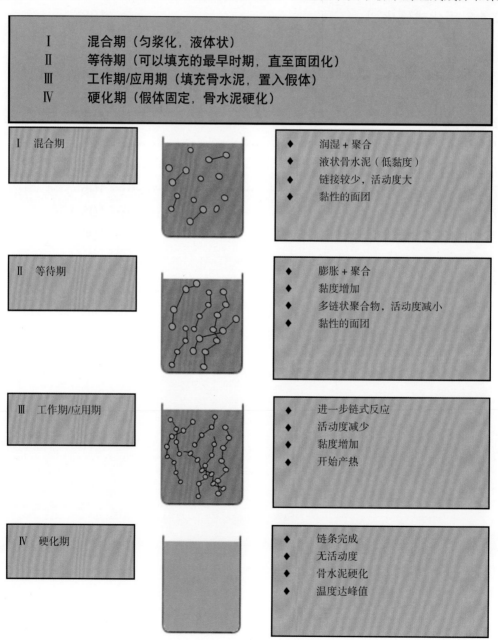

Ⅰ	混合期（匀浆化，液体状）
Ⅱ	等待期（可以填充的最早时期，直至面团化）
Ⅲ	工作期/应用期（填充骨水泥，置入假体）
Ⅳ	硬化期（假体固定，骨水泥硬化）

Ⅰ　混合期
- 润湿 + 聚合
- 液状骨水泥（低黏度）
- 链接较少，活动度大
- 黏性的面团

Ⅱ　等待期
- 膨胀 + 聚合
- 黏度增加
- 多链状聚合物，活动度减小
- 黏性的面团

Ⅲ　工作期/应用期
- 进一步链式反应
- 活动度减少
- 黏度增加
- 开始产热

Ⅳ　硬化期
- 链条完成
- 无活动度
- 骨水泥硬化
- 温度达峰值

■图7.1　PMMA骨水泥聚合过程示意图（Kühn，2000）

产生的情况。聚合物的颗粒直径也是影响因素之一。总表面积越小，聚合物颗粒体积就越大，骨水泥成为面团状就越慢；如果许多小颗粒形成大的总表面积，则硬化的速度将加快。聚合物的成分以及颗粒的直径是由 PMMA 骨水泥的制造商来决定的，通常不容易被了解，这些特殊的参数也保证了骨水泥生产的质量。

PMMA 骨水泥的聚合可以分为四个基本步骤（☐ 图 7.1），不同品种的骨水泥根据 ASTM 和 ISO5833:2002 的标准，在不同时相的表现具有特征性。

下文提到的信息应该在产品的说明书中提到。

❯ 骨水泥操作的指导包括：所需使用的装置以及完整的骨水泥各成分包装的混合方法的细节。

7.1.1 骨水泥操作特性的测试

PMMA 骨水泥的测试方法详见下方的描述（Kühn，2000）（☐ 图 7.1 和 ☐ 图 7.2）。

骨水泥依据厂商的指南储存在室温环境中（标准气候：23±1℃，湿度（50±10）%；或者 18±1℃、25±1℃）至少 12h，当溶剂添加到粉末中时开始计时。在完全混合后，当达到均一面团时（Ⅰ期结束）记录时间，每 5s 检查是否粘手指（等待期，Ⅱ期），工作期在不粘手指后开始（Ⅲ期），揉捏骨水泥直至不再变形（工作期结束，假体不再移动，开始第Ⅳ期）。硬化期指骨水泥完全硬化，此时扔小的骨水泥球到桌上或者肾形盘子上可以听到金属样的声音。

PMMA 骨水泥可以被分为低、中、高黏度三种，我们将其区分如下：

— **低黏度**（=low）：骨水泥具有时间较长的液状或低黏度湿润期，通常粘手的状态要持续大于 3～4min，在工作期时其黏度快速增高，骨水泥发热迅速。工作期结束和硬化时间不

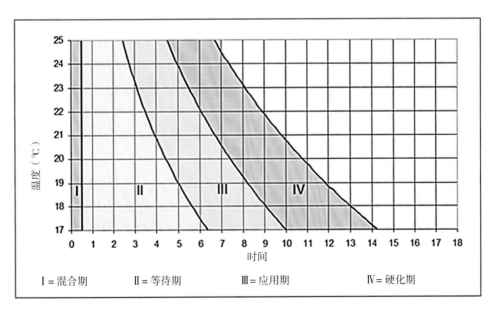

■图7.2 PMMA骨水泥工作期的典型图示

超过 1 ~ 2min（例如：CMW3，天津骨水泥）。

— **中等黏度（=medium）**：此种骨水泥相比高黏度水泥具有明显的低黏度湿润期。一般来讲，3min 后便不再粘手，这与低黏度水泥类似，在工作期黏度比较均一，缓慢增高。在这个期间特别像高黏度骨水泥。在工作期结束后 1.5 ~ 2.5min 出现硬化（例如：Simplex® P）。

— **高黏度（=high）**：骨水泥湿润期短，很快黏度增加。在工作期黏度保持均一，缓慢增长达到工作期末。工作期特别长，之后 1.5 ~ 2min 出现硬化（例如：Palacos® R）。

> 特别提示：这些内容对于用户是极为重要的，需要在操作手册中提供。

时间点非常重要：医生在何时能够获得均匀的骨水泥团块；何时骨水泥不再粘手，可以从注射器中打出；何时骨水泥完全硬化？判断骨水泥特性的关键是看标准方法下的测试结果。根据 ISO5833 标准，每个生产厂家必须提供骨水泥操作的细节，最好使用图片。这毫无疑问是必需的，护士可以依此混合两种材料，制作出最终的骨水泥。我们认为有必要提出相关的影响因素，以及它们对最终成品的影响。在标准当中并没有统一的测试骨水泥特性的方法，因此我们采用上文提到的同一种方法对多种 PMMA 骨水泥进行了测试。

我们发现的一个有趣现象是环境的温度是时间的决定性因素（图 7.3），但并不是每个手术室都是空调控制，因此室温也不是恒定的。

> 温度在骨水泥的处理中是非常重要的！

例如，Simplex® P 在 23℃时硬化时间在 9 ~ 10min。根据 Meyer 等（1973）年的研究，硬化时间在不同温度下有明显的差别：在 5℃时 Simplex® P 硬化时间为 60min，在 37℃时大概 3min（图 7.4）。

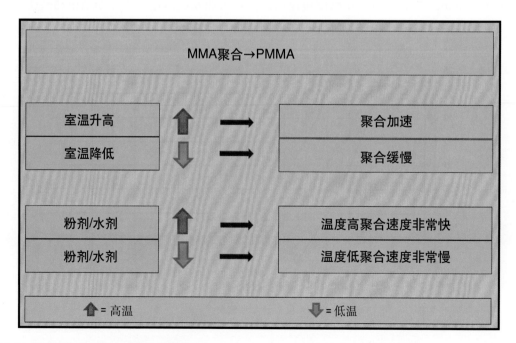

■ **图7.3** 环境和成分的温度对聚合的影响

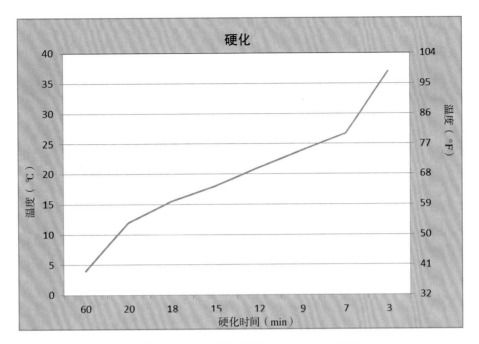

硬化

■图7.4 环境温度对PMMA骨水泥（Simplex® P）硬化的影响（Meyer，1973）

7.1.2 混合期

PMMA 骨水泥在混合期仍然有相当大的差异，一些骨水泥可以轻易混合，也有些骨水泥需要非常小心才能获得很好的均一性。学者 Bresch（1999）研究了 20 世纪末德国髋关节置换当中使用骨水泥的情况，通过调查问卷发现仅仅有 2/3 的病例依据厂家指南中的顺序进行混合。混合时过于强调充分混合，因此很多的空气气泡混入到骨水泥当中，增加了孔隙率，降低了机械强度。Charnley（1970）在首次使用 PMMA 骨水泥时就曾经描述过这种现象，越用力混合，时间越长，就会出现越多的孔隙（■图 7.15 和 ■图 7.16）。

> Charnley（1970）：越用力混合，时间越长，就会出现越多的孔隙。

在多篇文献中，多位学者如 Lee（1973）、Kummer（1974）、Muller（1975）、Debrunner（1976）、Demarest（1983）、Haas（1975）、Kusy（1978）、Miller（1981）、Lautenschlager（1984）、Lee（1978）、Schreurs（1988）、Conelli（1978）、Linden（1988）、Jasty（1984，1991）证实了孔隙对骨水泥机械强度的影响。De Wijn（1972，1975a，1975b）以及 Debrunner（1976；Evans，2006；Hoey 和 Taylor，2009a，2009b）也进行了相似的研究，描述了微孔形成的机制，以及多孔和无孔材料的机械性能。显而易见的是，如果使用手工来混合骨水泥，混合使用的容器、工具、混合速度、次数都对骨水泥的均一性产生了影响。尤为重要的是，在手工混合过程中，可以观察到在骨水泥不再粘手时，小心地揉捏可以明显地减少孔隙率（Eyerer 和 Jin，1985，1986）。真空搅拌则很容易降低这样的风险。

另外，也需要认识到在单体粉末中可能已经存在空气气泡，同时如果错误地使用真空搅拌装置，很容易在抽真空时单体沸腾产生气泡，或是高压下聚合的过程中发生（Oest，1975）。

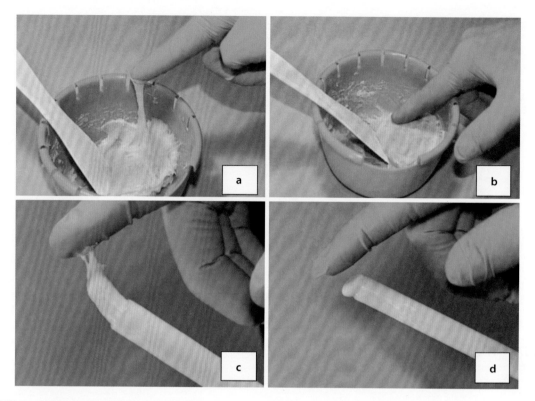

■图7.5　根据ISO5833进行的医生手指实验（Touch N Tuff®）。a. 骨水泥粘手套（Touch N Tuff），手工混合骨水泥；b. 骨水泥不再粘手，可以使用。c. 真空搅拌后粘手的骨水泥；d. 真空搅拌不粘手的骨水泥，可以使用。E. Fischer供图

单体沸腾形成气泡是真空搅拌系统着力解决的主要问题之一，使用者除了要了解材料的细节知识，同时也要经过良好的使用混合装置的训练。Malchau 和 Herberts（1998）描述了缺乏混合装置训练的医生，其临床效果也不是很满意，随着经验的积累，也取得了较好的效果。真空搅拌后使 Palacos® R 的抗折弯强度增加了15%～30%（Lidgren，1984；Wang，1993，1994，1995），抗疲劳强度也相应增加（Burker，1984；Rimnac，1986）。离心是减少孔隙的另一种方法（Burke，1984；Rimnac，1986）。Davies 发现在离心时，Simplex® P 的孔隙率由9.4%降到2.9%，导致了抗疲劳强度增加。

❯❯ 临床上微孔对骨水泥 - 骨界面中骨形成起了重要的作用，使骨有机会长入，形成假体良好的固定。

孔隙率和孔隙的尺寸在骨形成当中有重要的作用，骨水泥 - 骨界面中的微孔使骨有机会长入，形成假体良好的固定（Draenert，1999；Bruens，2003；Karageorgious 和 Kaplan，2005）。

7.1.3　等待期

在使用真空搅拌装置时需要一个等待期。在装置内混合粉末和水剂后，使用者需要等到骨水泥不再粘手。通常 PMMA 骨水泥的生产厂家会建议等待期后使用，以保证安全。

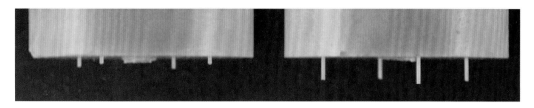

■**图7.6**　较低的ISO渗入长度（左图，Copal® G+C），较高的ISO渗入长度（右图，Copal® G+V）。图片采自去除模具后。由EndoLab®提供

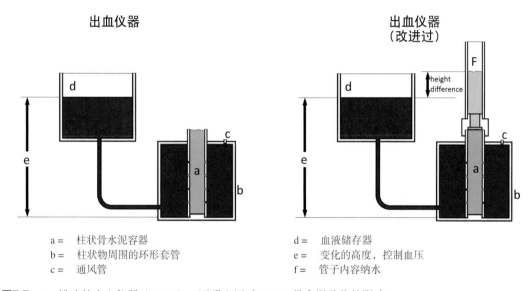

■**图7.7**　Lee描述的出血仪器（2005），证明血压对PMMA骨水泥移位的影响

ISO 和 ASTM 描述了 2 种混合后早期的测试方法：

1. 面团时间测试（■图 7.5）
2. 渗入测试（■图 7.6）

为了测试骨水泥的面团期时间，将骨水泥面团放入碗中或者混合后马上挤入到碗中，其表面用一根手指轻轻触碰，手套与骨水泥接触时开始计时，每15s测试，直到骨水泥不再粘手套（■图 7.5）。

为了测试渗入的长度，混合 PMMA 骨水泥，在达到面团期之后，将骨水泥放入特制的模具当中，其底部有孔（■图 7.6）。面团期后 1 分 10 秒，给予 49+/－1N 的力量。在骨水泥硬化后。由孔穿出的长度以 mm 为单位进行测量。

7.1.4　工作或应用期

在工作期内，医生可以轻松地将骨水泥填充到股骨当中，应用时骨水泥必须不再粘手且黏度不能太高。PMMA 骨水泥在这些参数上的差别比较大，没有哪个骨水泥能完全胜出，也可能是没有方法去证明（■图 7.7）。

骨水泥的工作期根据不同的混合系统有所不同，一些使用者并不需要等到骨水泥不粘手

时。然而，工作早期必须保证骨水泥黏度不能太低，如果黏度太低，骨水泥就不能抵抗股骨中血压的力量（图7.7）。血液会进入到骨水泥当中（Benjamin，1987；Draenert，1988；Lee，2005），这样就会形成相对薄弱的部分，存在骨水泥折断的风险（Soltesz，1998a，1998b；Lee，2005）。这在使用低黏度骨水泥时是个主要问题，缘于低黏度骨水泥工作时间短，总是在早期被填入到髓腔中（Draenert，1999）。

根据ISO5833所测试出的面团期时间并没有考虑到血压的影响，但这又是非常重要的。每一种骨水泥品牌在达到面团期后都有不同的黏度。

在20世纪70年代，一些医院曾经将血液与骨水泥混合，期望能增加骨水泥的生物相容性，可惜这种方法并没有相关的临床结果报道。

仅有少数的PMMA骨水泥工作时间超过3min。一些骨水泥确实有较长的工作时间，但是其真实的黏度很高，填充水泥和插入假体都是很困难的；另外，一些低黏度骨水泥确实也有相对长的工作时间。在工作期内黏度由低到高变化明显，真正适于应用的时间则偏短（■图7.8）。

所有的低黏度骨水泥在初期都有一个液体状湿润的阶段，因此，可以达到均一的混合。之后是一个相对长的低黏度阶段，护士和医生需要等到粘手的阶段结束。在工作期末低黏度骨水泥的黏度将会快速增加，因此供填充骨水泥和安放假体的时间通常较短。由此水泥团填充时可能过早或过晚。如果填入过早，团块的黏度太低，高血压的影响会使团块很快与血液相混合。当放入假体时，由于静水的压力，部分骨水泥被血液挤压出来（Benjamin，1987；Lee，2005；■图7.7），除此之外，因为骨水泥硬化较快，最佳的工作时机可能被错过。我们认为，只有经过良好训练之后，才适宜使用这种低黏度骨水泥。

■表7.1中总结了低黏度PMMA骨水泥的操作时间，列出了在23℃条件下粘手期结束和

骨水泥	粘手期结束时间，分：秒	工作期结束时间，分：秒
Allofix®G	03:45	06:15
C-ment®3	04:00	06:00
Cement®LV	03:00	06:00
Cerafix®LV	04:30	06:30
CMW®3	04:00	07:00
Duracem™3	03:45	06:15
Endurance®	03:15	06:00
Osteobond®	04:15	07:00
Osteopal®	03:00	05:30
Palavit®LV	03:00	05:30
Zimmer®dough type	04:00	06:40

■表7.1 在23℃条件下低黏度PMMA骨水泥的工作/应用时间（Kühn，2000）

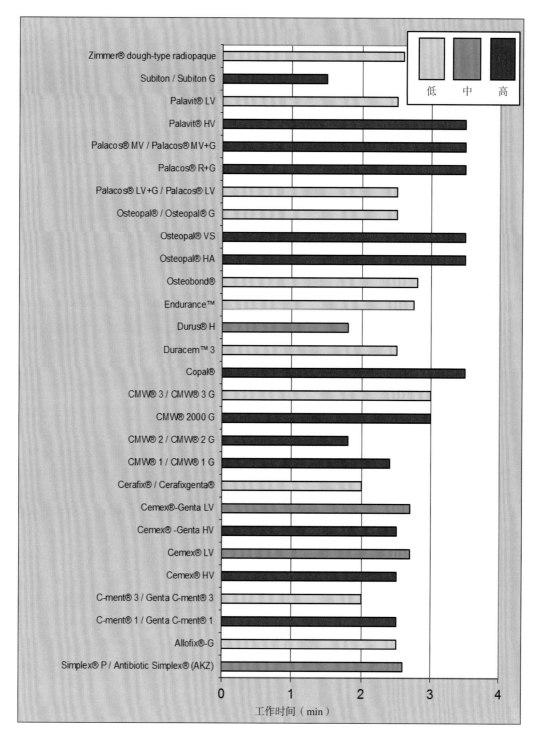

■图7.8 不同PMMA骨水泥在23℃条件下（室温和成分）的工作/应用时间（Kühn，2000）

工作期结束的时间（Kühn，2000）。

　　与高黏度和中等黏度骨水泥相比，低黏度骨水泥的真空搅拌需要在低真空的条件下进行（550mbar）。这个压力并不足以完全消除微孔隙（Draenert，1988；Draenert，1999）。在室温

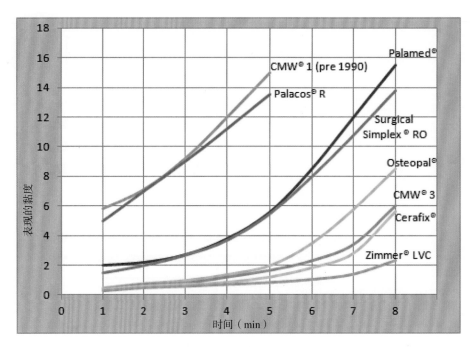

不同类型PMMA骨水泥在处理后随时间呈现不同的黏度

及 150mbar 的压力下进行真空搅拌，由于单体的气压，可以出现单体的沸腾。将低黏度骨水泥进行冷藏可以降低其黏度，但是其硬化时间太长，所以这个办法不是十分有效。

一些低黏度 PMMA 骨水泥需要使用混合装置（Allofix® G,C-ment® 3，Duracem™ 3，Genta C-ment®3, Palavit® LV）。我们认为，这样可能无法避免其弊端，并且，由于直接接触不到骨水泥，可能轻易地掩盖了其存在的问题，因此应用的风险也就增加了。

⊙ 在混合装置混合低黏度骨水泥可能无法避免其弊端，由于直接接触不到骨水泥，可能轻易地掩盖了其存在的问题。

Krause 等（1982）描述了当时市场上重要的骨水泥的黏度特点，他们发现 CMW®1 在所测试的骨水泥当中黏度最高，得出结论 CMW®1 只适合手工混合；Simplex® P 属于中等黏度，Zimmer® LVC、Simplex AKZ、Sulfix® 6 属于低黏度。Spierings（2005）展示了不同骨水泥的黏度变化，作者认为 CMW® 1 和 Palacos® R 属于高黏度，Simplex® P 和 Palamed®（=Palacos® MV）是中等黏度，Osteopal®（=Palacos LV）、CMW®3、Cerafix®LV、Zimmer® LVC 属于低黏度骨水泥（■ 图 7.9）。这种分类与我们测试的结果是对应的。

Gelnorm-Med® 黏度计是用来测试高黏度树脂化系统固化发展过程的仪器（Kuhn 等，2005；Dall 等，2007）。对于这种材料，PMMA 骨水泥也属于其中，传统的黏度计（共轴向旋转黏度计，振动黏度计，落球黏度计）可能部分有用或者根本用不上（■ 图 7.10）。将一个具有特定表面积的测试体（认证的冲压装置，6cm² 或 12 cm²）以恒定的插入速度（0.01 ~ 0.10mm/s）插入到骨水泥团块当中，使用力量感受器来测量黏度增加带来的反向压力（N）。最大的力量是50N，覆盖了较广的黏度范围，同时，使用 Pt-100 测量了骨水泥及周边的温度（■ 图 7.11）。

Wixon 和 Lautenschlager（1998）曾经认为 Palacos® R 的黏度要比 CMW®1 高。De Wijn

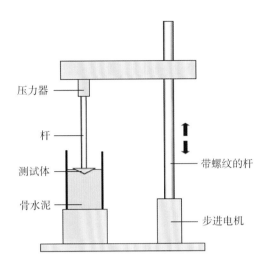

■图7.10 使用Gelnorm-Med黏度计测试黏度的原理（Kühn等，2002）

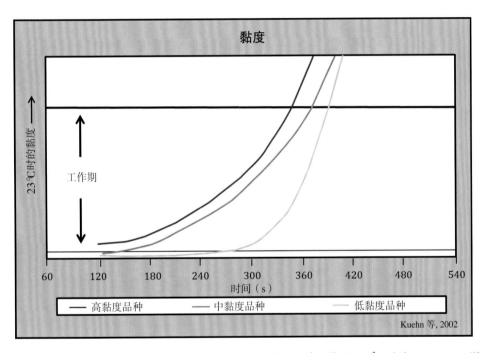

■图7.11 使用Gelnorm-Med黏度计测试高、中、低黏度骨水泥，冲压装置6cm^2，速度0.03mm/s，湿度55+/-5%，黏度测定通过压力（N）显示（Kühn等，2002）

（1976）则认为 Palacos® R 在混合后 5min 的黏度是 Simplex® P 的两倍，但仅是 CMW®1 的 1/3。Ferracane 和 Greener（1981）也报道了不同骨水泥的黏度差异。

> 使用真空搅拌系统的前提条件是正确的使用方法。错误的混合技术是非常糟糕的。

7.1.5   固化或硬化期

硬化期指医生认为骨水泥完全固化的时段。厂家通过在体外测试，判断实验室中特定条件下（如温度、湿度）的固化时间。在实验室中混合整包骨水泥时，产生数量多且直径大的骨水泥球，而医生的目标是得到手术条件下不超过 2 ~ 5mm 的骨水泥厚度。手术室条件下的硬化过程可能因室温、假体温度、患者体温、骨水泥厚度等与厂家提供的指南有明显的差异。影响 PMMA 聚合动力学的诸多因素可能是导致这些差异的原因。

>> 体内的骨水泥硬化过程与体外条件下是不同的。

PMMA 骨水泥在 37℃水温中的固化要早于 21℃室温，并且，在 21℃的空气中比 21℃水中固化要早 （□ 表 7.2）。

为了测试 ISO 的固化时间和温度，混合的骨水泥达到面团期后放入一个浅圆形的 Teflon 模具中。准确安装适配的带孔活塞，允许多余的骨水泥挤出。模具中的骨水泥柱保持直径 60mm，高度 6mm。在其中心为热电偶的焊片尖端，电

□表7.2 室温和环境对PMMA骨水泥固化时间的影响		
手动混合		
温度	环境条件	硬化时间（s）
21	空气	09:00
21	水	10:15
37	水	07:30

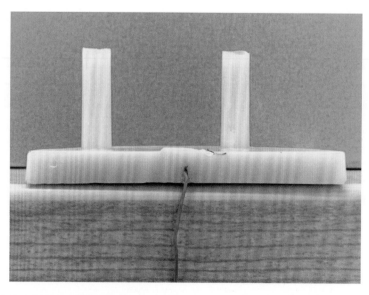

□图7.12   使用带有热电偶的柱状模具来测量ISO的温度。S.Chmil和C.Eberlein提供照片

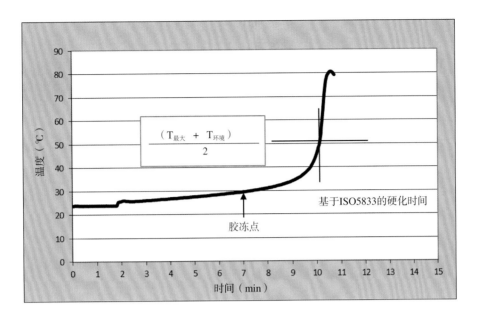

■**图7.13**　经典的ISO温度和固化曲线

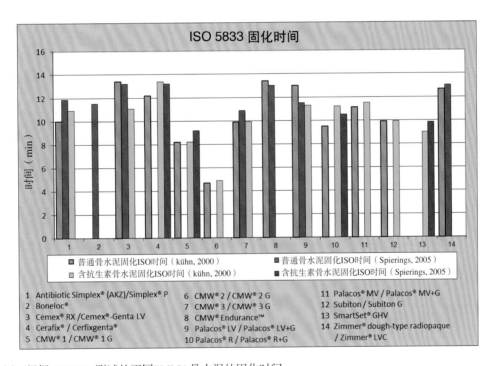

■**图7.14**　根据ISO 5833测试的不同PMMA骨水泥的固化时间

线通过模具底部小孔向外连接至测量装置（◘图7.12）。记录固化曲线（温度/时间），读出曲线上的最高温度和固化时间（在转折点），2min后温度轻微升高是由于骨水泥团填充入模具当中。固化时间是根据快速上升的曲线转折点来确定的（◘图7.13）。

　　普通和含抗生素的骨水泥固化ISO时间并没有大的差别（◘图7.14）。

7.2 影响因素

PMMA 骨水泥的特性必须由厂家按批次来决定，在体内环境下会有很多因素影响骨水泥的操作（表 7.3）。

7.2.1 湿度

如果骨水泥的单体储存在相对湿度小于 40% 的条件下，工作时间就会延长，这取决于手术的需求。建议粉剂储存在不透水的袋中（表 7.3）。

表7.3 影响PMMA骨水泥特性的因素

相对湿度：<40%	工作时间延长1～3min
	思考
	完全手术室条件下
	部分手术室条件下
	冬季：冷
	夏季：热
开放式储存	可能摄取水分
	改变混合的特性
	→储存在原始的容器中
手术室和骨水泥温度	23℃：固化，如6～7min
	2～6℃：固化，如12～14min（ISO）
预热（冷）混合容器	高温：固化快
	低温：固化延迟
混合物	不均一的混合，副作用
手套	不粘粉末的乳胶手套可以影响面团期
混合顺序	严格遵循包装说明书，否则单体不均匀湿润→不均一的混合
混合参数	严格遵循包装说明书，否则改变骨水泥的特性
混合方法	手动混合和真空搅拌具有不同的面团期及固化时间，混合过程中的活动会影响面团期及固化的结果
再次加热消毒的影响	破坏苯甲酰基过氧化物→无法固化
辐照	单体链裂变，分子量减小→完全不同的材料特性
气体消毒	氧化物的残留可以通过有效的通气来减少

7.2.2　粉剂：水剂的比例

厂家的操作手册均会提示必须确保包装的完整性（■表7.3）。也应当避免通过改变粉剂/水剂的混合比例来影响黏度，否则骨水泥的机械强度将产生变化。

7.2.3　温度

聚合过程明显受到温度的影响，不仅仅是手术室的温度，还有混合物及混合装置的温度都要考虑进去。理论上冷的环境使聚合减缓、黏度变低，而高的温度则有相反的效果。

在混合前可以将混合容器在手术室中快速升温，Draenert（1984）描述了预冷的粉末达到合适温度的时间。

固化时间因室温、混合容器及单体温度的差异会有明显不同。Meyer（1973）通过实验观察到 Simplex® P 在4℃环境中，固化时间为60min，而在37℃时，固化只需3min（■表7.3）。

7.2.4　手工添加添加剂

在骨水泥中使用添加剂需要非常谨慎。生产过程中依据严格的规章制度来确保质量的稳定。如果后来使用添加剂则可能导致不均一的骨水泥团块。如果将添加剂加入到溶剂当中，机械强度则明显下降（Lautenschlager 等，1976）。第9章中探讨了在 PMMA 骨水泥粉末中添加抗生素后出现的相互作用。

7.2.5　顺序

混合的顺序应该遵循生产厂家的建议，否则可能出现非均一性的结果（Draenert 等，1999）。每种骨水泥通常都会测试湿润期，厂家会给出最佳的混合结果。

7.2.6　再消毒

严格禁止对骨水泥成分再消毒，因为所有的方法都会对材料产生影响。比如加热，降解了启动子 BPO，从而无法形成聚合。对环氧乙烷消毒过的粉末进行辐照灭菌降解了单体链从而改变了骨水泥的特性，使用环氧乙烷消毒要考虑到并非所有的环氧乙烷灭菌后都适合，因为粉末当中会有大量的环氧乙烷被吸收，环氧乙烷必须通过有效的通气措施被解除吸附（■表7.3）。

7.2.7　手套

手套的选择可能轻易地影响骨水泥的特性。He 等（2003）发现，不粘粉末的乳胶手套可以影响面团期的时间。

我们发现手套对骨水泥面团期状态的影响并不明显（■表7.4），使用 Peha-taft® 做测试发现乳胶手套的面团期时间（60～65s）比其他手套（50～60s）略有不同，而手套表面的粗糙

◻表7.4   不同手套对PMMA骨水泥面团期时间的影响（s）（lab=测试手套，OR=灭菌外科手套）

手套	材质	面团期时间（s）
参照（无手套）		50～55
Touch N tuff® （lab）	一次性腈手套	55～60
Sempermed® supreme （OR）	天然乳胶，无粉	55～60
N-DEX® Free （lab）	一次性腈手套	55～60
Latex Biogel® （OR）	乳胶，无粉	50～55
Peha-taft® （OR）	橡胶，无粉	60～65
Non-Latex Biogel® （OR）	非乳胶，无粉	55～60
Sempermed®syntegra （OR）	无乳胶，无粉	50～55
Gammex® PF （OR）	天然乳胶，无粉	55～60
Vascu® sensitive （lab）	天然乳胶，无粉	55～60

程度对粘手期末的结果影响比其成分要更加重要。

7.2.8   真空下搅拌/混合方法

真空搅拌系统相对于手动混合而言可以改变骨水泥的特性。Sigmund（2013）证实 Palacos® R 和 Palamix® 在真空搅拌及混合过程中的活动可以明显影响 PMMA 骨水泥面团期的时间（◻图 7.15）和固化时间（◻图 7.16）。

总结，以下的原则应该被遵循：
— 真空下搅拌能够延长面团期时间，骨水泥工作期延长。
— 真空下搅拌使固化加快。
— 混合时快速搅拌可以使面团期加速，骨水泥可以更早地使用。
— 混合时快速搅拌可以使固化期缩短。
— 混合时缓慢搅拌可以使面团期延长，骨水泥可以延后使用。
— 混合时缓慢搅拌可以使固化期延长。

一种混合系统的数据未必适合于其他系统，不同品牌的骨水泥也是如此（Sigmund，2013）。

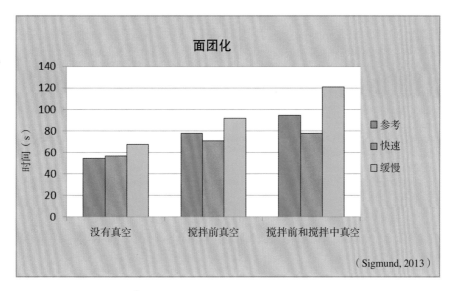

面团化

■**图7.15** 根据ISO 5833，在Palamix®中混合PMMA骨水泥，测试面团期时间，使用或不适用真空搅拌，快速或者缓慢搅拌

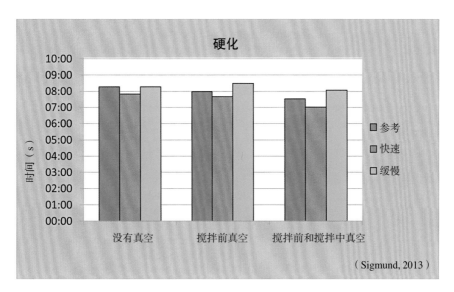

硬化

■**图7.16** 在Palamix®中混合PMMA骨水泥，测试PMMA骨水泥固化时间，使用或不适用真空搅拌，快速或者缓慢搅拌

（李 锋 译 蔡 宏 校）

参考文献

ASTM. Specification F 451-08. Standard specification for acrylic bone cement. Annual Book of ASTM, ASTM（"ASTM"）. 100 Barr Harbor Drive. West Conshohocken. PA 19428-2959 USA

Benjamin, JB., Gie, GA., Lee, AJC., Ling, RSM.: Cementing technique and the effect of bleeding. J. Bone Joint Surg, Br. 69, 620-624, 1987

Breusch, SJ., Draenert, K., Draenert, Y., Boerner, M., Pitto, RP.: Die anatomische Basis des zementierten Femurstieles,

Z Orthop.137, 101-107, 1999

Burke, DW., Gates El., Harris, WH.: Centrifugation as a method of improving tensile and fatigue properties of acrylic bone cement. J Bone Joint Surg. 66,1265-1273,1984

Charnley, J.: Acrylic cement in orthopaedic surgery.: Baltimore: Williams and Wilkins, 1970

Connelly, T. J., Lautenschlager, EP., Wixson, RL.: The role of porosity in shrinkage of acrylic cements. Transactions of the 13th Meeting of Society, 12, 114, 1978

Dall GF, Simpson PMS, Breusch SJ. In vitro comparison of Refobacin-Palacos R with Refobacin Bone Cement and Palacos R+G; Acta Orthopaedica 78 (3): 404-411, 2007

Davies, JP., Jasty, M., O'Connor, DO., Burke, DW., Harrigan, TP., Harris, WH.: The effect of centrifuging bone cement. J. Bone Joint Surg. 7lB, 39-42, 1989

Debrunner, HU.: Untersuchungen zur Porositat von Knochenezementen. Arch. Orthop. Unfall-Chir. 86,261-278,1976

Demarest, VA., Lautenschlager, EP., Wixson, RL.: Vacuum mixing of methylmethacrylate bone cement. Trans. Soc. Biomat. 6, 37, 1983

De Wijn, J. R., Sloof, Th. J. J. H., Driessens, F. C. M.: Characteriziation of bone cements. Arch. Orthop. Unfall-Chir. 72, 174-184, 1972

De Wijn, JR., Driessens, FC., Slooff, TJ.: Dimensional behavior of curing bone cement masses. J. Biomed. Mat. Res. 9, 99-103, 1975a

De Wijn, JR., Slooff, TJ., Driessens, FC.: Characterization of bone cements. Acta Orthop. Scand. 46, 38-51, 1975b

De Wijn, JR., Poly(methyl methacrylate)-aqueous phase blends: in situ curing porous materials J Biomed Mater Res. 10(4):625-35, 1976

Draenert, K.,: Zur Praxis der Zementverankerung. Forschung und Fortbildung in der Chir. des Bewegungsapp. 2, München: Art and Science, 1988

Draenert, K., Draenert, Y., Garde, U., Ulrich, Ch.: Manual of cementing technique. Springer Verlag, Heidelberg, 1999

Evans SL.: Effects of porosity on the fatigue performance of polymethyl methacrylate bone cement: an analytical investigation. Proc Inst Mech Eng H. 220(1):1-10, 2006

Eyerer P, Jin R.: Effect of the mixing conditions of PMMA bone cements on their properties. 1: Clinical practice. Biomed Tech (Berl). 30(12):316-25, 1985

Eyerer, P., Jin, R.: Title Influence of mixing technique on some properties of PMMA bone cement. J.Biomed. Mat. Res. 20, 1057-1094, 1986

Ferracane JL., Greener, EH.: Rheology of acrylic bone cements. Biomat. Med. Dev. Artif. Organs, 9, 213-224,1981

Haas, SS., Brauer, GM., Dickson, GA.: Characterization of polymethyl-methacrylate bone cement. J. Bone Joint Surg (Am), 57 A, 380-391,1975

He S. Scott C. Luise MD, Edwards B. Higham P. Effect of choice of surgical gloves on dough time measurements of acrylic bone cement. Biomaterials 24, 235-237, 2003

Hoey D, Taylor D., Quantitative analysis of the effect of porosity on the fatigue strength of bone cement., Acta Biomater. 5(2):719-26. doi: 10.1016/j.actbio.2008.08.024. Epub 2008 Sep 18, 2009a

Hoey DA, Taylor D., Statistical distribution of the fatigue strength of porous bone cement. Biomaterials. 30(31):6309-17. doi: 10.1016/j.biomaterials.2009.07.053. Epub 2009 Aug 21, 2009b)

ISO. 5833:2002: Implants for Surgery-Acrylic Resin Cements. Orthopaedic Application 2002, Beuth Verlag

Jasty, M., Jensen, N. F., Harris, WE.: Porosity measurements in centrifuged and uncentrifuged commercial bone cement preparations. Poster present: 2nd World Congress of Biomaterials, Washington, 1984

Jasty, M., Maloney, WJ., Bragdon, CR., O'Connor, DO., Zalenski, EB., Harris, WH.: The initiation of failure of cemented femoral components of hip arthroplasties. J. Bone Joint Surg. 73 B, 551-558, 1991

Karageorgious and Kaplan 2005

Krause, W. R., Miller, J.: The viscosity of acrylic bone cements. J. Biomed. Mater. Res. 16,219-243,1982

Kuehn. KD., "Bone Cements Up-to-Date Comparison of Physical and Chemical Properties of Commercial Materials", Springer Verlag, Heidelberg, 2000

Kuehn KD, Gopp U, Weder JA. Verarbeitungsverhalten von PMMA-Knochenzementen. Kunststoffe 2002; 92, 102-104

Kuehn KD, Ege W, Gopp U., Acrylic bone cements: composition and properties, Journal of Orthopedic Clinics of North America 36(1):17-28, 2005

Kummer, F. J.: Bone cements: effects of pressurization on structure and mechanical properties. Trans Orthop Res Soc. 21, 245-149,1974

Kusy, R P.: Characterization of self-curing acrylic bone cement. J. Biomed. Mater. Res. 12, 271-305,1978

Meyer, PR. jr., Lautenschlager, EP., Moore BK.: On the setting properties of acrylic bone cement. J. Bone loint Surg. 55A, 139-156, 1973

Lee, ACJ., Ling, RSM., Wrighton, JD.: Some properties of polymethyimethacrylate with reference to its use in orthopaedic surgery. Clin. Orthop. 95, 281,1973

Miller, I., Krause WR.: The effect of viscosity on intrusion and handling of bone cement. Orthop. Trans. 5,352-353, 1981

Müller, K.: A practice orientated study of the complex "Processing and handling – Application-Resultant Properties of autopolymerizing PMMA bone cements" . Werkstofftech 10,30-36, 1979

Lautenschlager, EP., Strupp, SI., Keller, JC.: Structure and properties of acrylic bone cement. In: Duchaynep Hasting GW. ed.: Functional behavior of orthopaedic biomaterials, vol II. Applications, CRC Series in structure-property relationships of biomaterials. Boca Raton. FL: CRC Press, 1984

Lee, A. J. C., Ling R. S., Vangal, S. S.: Some clinically relvant variables affecting the mechanical behavior of bone cement. Arch. Orthop. Traumat Surg. 92, 1-18, 1978

Lee C. Bone preparation: the importance of establishing the best bone-cement interface. In Breusch SJ and Malchau H. The Well-Cemented Total Hip Arthroplasty: Theory and Practice. Springer Verlag, Heidelberg 119-24, 2005

Lidgren, L., Drar, H., Moller, J.: Strength of polymethylmethacrylate increased by vacuum mixing. Acta Orthop. Scanel. 55,36-541,1984

Linden, U.: Porosity in manually mixed bone cement. Clin Orthop, 231: 110-112, 1988

Malchau, H., Herberts, P.: Prognosis of Total Hip Replacement. Scientific Exhibition. Presented at the 65th Annual Meeting of the American Academy of Orthopaedic Surgeons, New Orleans, USA, 1998

Oest, 1., Miiller, K., Hupfauer, K.: Die Knochenzemente. Ferdinand Enke Verlag Stuttgart, 1975

Rimnac, CM., Wright, TM., McGill, DL.: The effect of centrifugation on the fracture properties of acrylic bone cements. J. Bone Joint Surg. 68A, 281-287, 1986

Schreurs, DW., Spierings, PTJ., Huiskes, R., Slooff, TJJH.: Effect of preparation techniques on the porosity of acrylic cements. Acta Orthop. Scand. 59, 403-409,1988

Sigmund IK. Einfluss von Temperatur, Mischgeschwindigkeit und Vakuum auf die Verarbeitungseigenschaften von PMMA Knochenzementen. Diploma Thesis. Medizinischen Universität Wien, Klinik für Orthopädie und orthopädische Chirurgie, 2013

Soltesz U., Schafer, R., Kiihn, KD.: Effekt of vacuum mixing on the fatigue behaviour of particle containing bone cements. Abstracts: North Sea Biomaterials, The Hague, NL, 69, 1998a

Soltesz, U., Schafer, R., Kiihn, KD.: Einfluß von Anmischbedingungen und Beimengungen auf das Ermüdungsverhalten von Knochenzementen. 1. Tagung des DVM-Arbeitskreises "Biowerkstoffe" , 89-94,1998b

Spierings. PTJ. Properties of bone cement: Testing and performance of bone cements. In Breusch SJ and Malchau H. The Well-Cemented Total Hip Arthroplasty: Theory and Practice. Springer Verlag, Heidelberg 67-78, 2005

Wixson, RL., Lautenschlager, EP.: 9. Methyl Methacrylate. In: The adult hip, Ed. Callagahan, JJ., Rosenberg, AG., Rubash, HE. Lippincott-Raven Publisher, Philadelphia, 135-157, 1998

Wang, IS., Franzen, H., Ionsson, E., Lidgren, 1.: Porosity of bone cement reduced by mixing and collecting under vacuum. Acta Orthop. Scand. 64, 143-146, 1993

Wang, IS., Franzen H., Toksvig-Larsen, T.: A comparison of seven bone cement mixing systems. Acta Orthop. Scand. 65 (Suppl. 260), 62,1994

Wang, IS., Franzen, H., Toksvig-Larsen, S., Lidgren, 1.: Does vacuum mixing of bone cement affect heat generation? Analyses off our cements brands. I. Appl. Biomater. 6, 105-108, 1995

8. 固化PMMA骨水泥的性质

8.1 收缩性

聚甲基丙烯酸甲酯（PMMA）骨水泥不能只由液相甲基丙烯酸甲酯单体制备：一方面，聚合需要的时间太长；另一方面，聚合时收缩率非常高。此外，单体聚合过程中产生的热无法控制。纯液相的甲基丙烯酸甲酯（MMA）聚合为PMMA时收缩率约为21%，这意味着1L单体只能生成800cm³的聚合物。聚合温度能够增高到远大于100℃，单体甚至可能达到沸点。如此高的收缩率对PMMA水泥的使用来说是不可接受的。基于此，水泥在出售时被分成了两种不同成分的体系。粉体颗粒通常是在水的悬浮液中预聚合的液相甲基丙烯酸甲酯。化学反应在易冷却的再反应炉中进行，得到的聚合物为微球状（1～125μm），且极易溶于甲基丙烯酸甲酯单体中。使用预聚的聚合物粉体，不仅收缩率降低，而且聚合温度也大大降低。此外，市场上的可使用的水泥一般是2份或3份粉体对1份单体。当反应中只有单体参与时，收缩率和产热能至少减少三分之二。

> 在机体内，水泥轻微的收缩和膨胀属于一种抵消的行为。

关于收缩，我们从文献中引用两个结论：Haas等（1975）发现Simplex®P的收缩率为2%～5%，Rimnac等（1986）发现Palacos®的收缩率为3%。真空混合（避免气孔产生）会导致收缩率稍高。但是，这并不是缺点，如果水泥从假体到骨发生聚合，那么在松质骨的缝隙处血管将会迅速地再生，新骨将会迅速地长成（Draenert等，1999；Draenert和Draenert，2005）。

此外，PMMA水泥的收缩具有"抵消性"。当水泥嵌入人体后，固化的水泥会立即吸收体液。这些稍微的吸收会导致水泥基体的稍许膨胀。

甲基丙烯酸水泥的体积收缩率通过聚合反应前后密度的变化来计算。密度由阿基米德定律决定。将试样浸入水中来测其浮力。浮力的值与被试样代替的相同体积的水的重量相等。实验中用到一个精密天平和一套密度测定工具。这套工具可以分别测定试样在空气中和在水中的重量。体积收缩的公式证明，试样在固化前后的密度在相同温度下是一个确定的值。实验需要将样品制成质量约为1g的球形样品。将所有的试样放在精密天平的托盘上，记录其重量（精确到0.1mg）。将样品放在相同的支架上，浸泡在约100ml的去离子水中。3min后记录水中样品的重量。水中的样品在固化完成后取出。记录在水中固化样品的重量，计算体积收缩的百分比。每一个水泥试验都要进行上述两项的测试和记录。

空白组PMMA水泥的收缩率约为1.5%，含抗生素的PMMA水泥的收缩率约为2.5%～2.8%。Teuber（2010）证实了这一结果，并且在DMA实验中发现固化后的饱和试样的膨胀率约为2.5%。在体内条件下，水泥在面团阶段移入体内。这与水泥固化之后再移入体内相比，能够吸收更多的体液。因此，PMMA水泥，尤其是含抗生素的PMMA水泥，其在体内条件下膨胀率可能会明显地增高，约为2%～3%，几乎是PMMA水泥吸收的水的量。

PMMA水泥的收缩、膨胀和液体吸收试验受所用介质的影响。在水中、Ringer溶液或模拟体液（SBF）中，这些试验的结果是大不相同的。

> PMMA水泥聚合时收缩率约为3%～5%。水泥基体在体内条件下会吸收液体，导致稍许膨胀。理论上来讲，收缩和膨胀两种效应能够相互抵消。

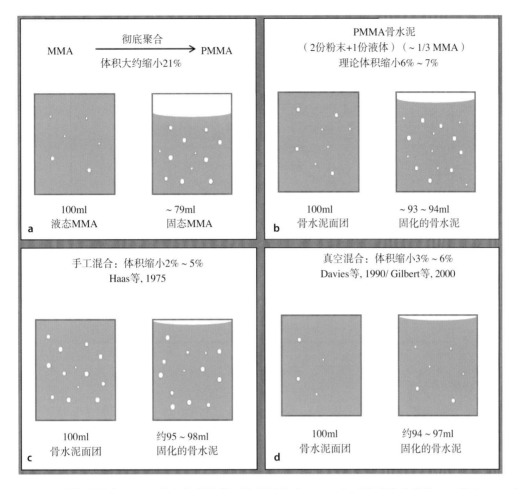

图8.1 甲基丙烯酸甲酯(MMA)聚合为聚甲基丙烯酸甲酯（PMMA）时发生聚合收缩。a. 液相MMA的收缩；b. PMMA水泥（固液比2：1）的收缩；c. 人工混合PMMA水泥的收缩；d. 真空条件下混合PMMA水泥的收缩（Specht 和Kühn, 2004）

8.2 聚合温度

每摩尔MMA能够释放52kJ（13kcal）的热量，因此聚合温度随面团黏度的增加而增大。关于测定固化温度的详细介绍见第7章"固化时间"。

当两个活性自由基链末端接触时，它们将会失活，形成聚合物链。反应停止，单体耗尽，聚合反应停止。在此时，聚合温度通常达到最高，前文提到的收缩影响变得比较明显。在聚合物链的形成过程中，很少有聚合物大分子是由大量的单体分子发展而成的，并且，这些分子相互缠绕，因此材料不可避免地会收缩。

> 在体外，最高温度为80～90℃，这与在体内测得的最高温度（43～46℃）是不一致的。

长久以来，人们都认为PMMA水泥固化期内短暂的温度高峰是热坏死导致松动的主要原因（Huiskes，1980；Mojberg，1986）。重点是热量仅仅是由单体释放的，在体外条件下按照

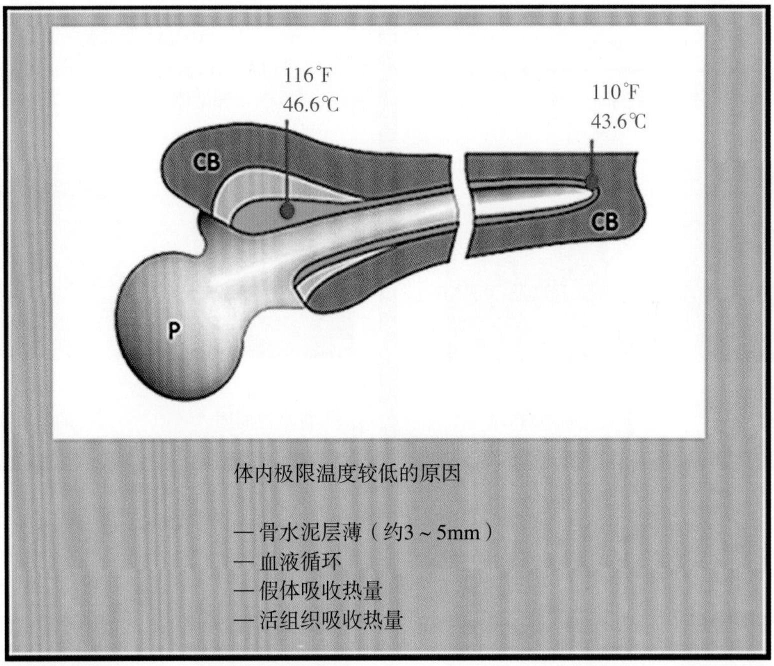
116℉
46.6℃
110℉
43.6℃
CB
CB
P
体内极限温度较低的原因
— 骨水泥层薄（约3 ~ 5mm）
— 血液循环
— 假体吸收热量
— 活组织吸收热量

图8.2 在患者的水泥-骨接触面上测其热度。假体（P），水泥（绿色），热电偶（红色），松质骨（CB）（Biehl 等，1974）

标准测得的最高温度与在体内实际测得的值不一致（Eriksson 和 Albrektsson ，1984）。临床试验表明在手术过程中骨骼与水泥的界面上聚合反应的温度大幅度降低（约 43 ~ 46℃），明显低于蛋白质凝固温度。（图 8.2）（Biehl，1974；Labitzke 和 Paulus，1976；Reckling 和 Dillon，1977；Toksvig-Larson 等，1991）。

观察到这种情形的原因之一是水泥只有 3 ~ 5mm 的薄层，另一个原因是血液循环和与其相连的重要组织的热消耗；此外，通过假体体系耗散更多的热量。

8.3 预冷和预热处理对移植物的影响

近来，上述情形导致了对假体进行预冷和预热处理研究。然而，经过这样的处理后，产物的一些性质需要提及。当假体进行预冷处理后，水泥聚合物将向骨的方向进行发展。在这种情况下，材料会在水泥 - 假体界面处发生收缩，极大地增加了早期松动的风险。另一方面，如果假体温度超过 50℃，聚合反应将从骨向假体方向发展（图 8.3）。

进行明显的预热处理后，假体将会失去导热能力并且聚合期温度峰值将会显著增加。在水泥 - 骨界面处容易产生热坏死，将会再次导致早期松动。将假体预热到体温已经证明是相当可行的方法。首先，它可以避免假体 - 水泥界面收缩导致的裂缝产生；另外，假体的导热性在较大的程度上得以保留（Bishop 等，1996）（图 8.4，图 8.5）。

聚合过程可以由一张温度 - 时间表来表示。最初的诱导期温度变化很慢——有时甚至难以察觉，在此之后温度开始会或多或少地增加，水泥面团的黏度也会增加。不同水泥之间温度的增加也各不相同。由于 MMA 在一种不含溶剂的物质中聚合时发生的凝胶效应，温度会

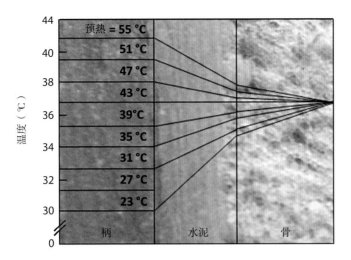

图8.3 在开始聚合的柄-水泥-骨体系上的理论温度分布，骨骼外面的温度为37℃。在43℃或更高温度时植入柄，水泥-柄界面温度比水泥-骨的界面温度要高。标准的临床操作是在23℃下植入柄，水泥-骨界面温度约比水泥-柄的界面温度要高5℃（Bishop等，1996，修正）

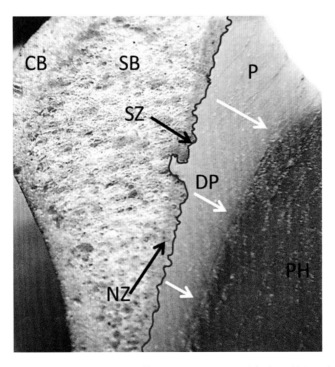

图8.4 假体预热处理对水泥-骨界面和水泥-假体界面的影响。NZ（灰色区域），坏死风险增加的区域；SZ（深蓝色区域），收缩区域（水泥-骨表面的收缩）；DP（白色箭头），聚合方向；CB，皮质骨；P，PMMA；SB，海绵状骨；PH（红色），预热假体

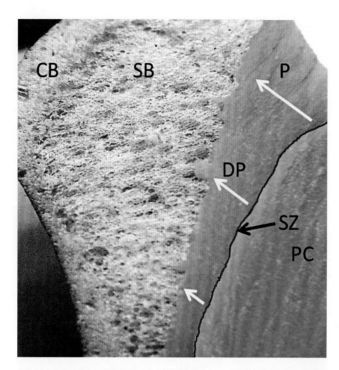

■**图8.5**　假体冷处理对水泥-骨界面和水泥-假体界面的影响。SZ（深蓝色区域），收缩区域（从假体表面收缩的风险增加）；DP（白色箭头），聚合方向；CB，皮质骨；P，PMMA；SB，海绵状骨；PC（蓝色），预冷假体

发生爆炸性的增长，迅速达到最高温度。随之而来的是温度迅速降低，这很容易用聚合行为来解释。聚合物分子浓度的不断增加，会导致黏度增大，从而减少了聚合物链的流动性并会对自由基链终止反应产生抑制作用（Ege，1993）。但是，这并不会抑制引发剂的分解，因此，自由基浓度会增大。单体与之类似，也具有很好的流动性，自由基链的增长也未被抑制。总的来说，它导致了聚合速度的明显增加（凝胶效应）和因此产生的单体的转变，与热量的显著增加和相对应的温度峰值有关。如果黏度太高，单体的流动性就会受到抑制，反应会在MMA转化完全前停止。

　　温度峰值仅仅受固液比影响，可以通过加入导热辐射透不过的介质或其他添加剂，或通过稍微改变液相的化学组成，例如加入更多的甲基丙烯酸酯，以及加入水或其他液体等来改变。但是，这将会导致聚合物的溶解性大不相同——意味着工作性能不同——而且通常会显著降低其机械稳定性。在混合前进行冷处理可以降低水泥的温度峰值。

　　❯❯ **PMMA 水泥的温度峰值主要受液相 MMA 的影响。**

　　Palavit® LV 和 Palavit® HV 具有相对较低的温度，显然这是由于它们不同的单体配方（◨图8.6）。液相成分异松油烯推迟了聚合过程（Kühn，2000）。Boneloc® 液相成分中较多的甲基丙烯酸酯，因此其固化温度在 55℃ 左右（Kindt-Larson 等，1995；Springer，2005）。Cemex® 水泥采用与其他所有水泥不同的液固比，将近 3∶1，应该具有较低的固化温度。我们发现 Cemex® 水泥的固化温度在 70～74℃ 左右，而 Springer（2005）记载 Cemex® RX（LV）的固化温度约为 66℃。Simplex® P、Osteobond®、C-mentü® 1 和 3 以及 CMW® 1 和 3 的固化温度都

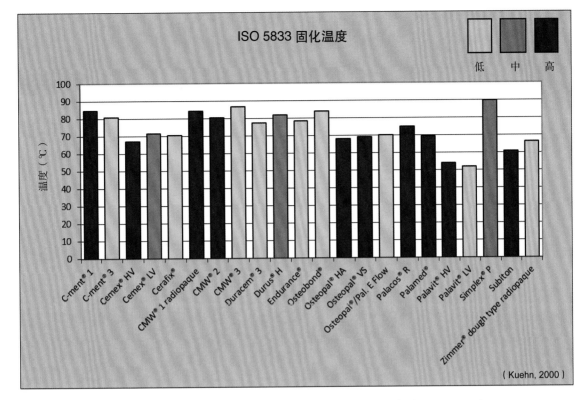

图8.6　根据ISO 5833标准所测试的不同含抗生素的PMMA水泥的固化温度（Kühn，2000）

在80℃左右（Kühn，2001；Springers，2005）。

　　Zimmer® 水泥的面团具有相对较低的聚合温度已经得到多方报道，Edwards 和 Thomasz（1981）报道其聚合温度为54℃，Hansen 和 Jensen（1990）、Kindt-Larsen（1995）等则认为其温度为69.5℃。最开始的两位作者发现了最低的聚合温度。这可能是因为样品质量或者厚度不同。Meyer 等（1973）发现 3mm 厚的 Simplex® P 样品聚合温度为60℃，而 10mm 厚的相同样品聚合温度为107℃。

　　▶ 水泥的厚度对温度峰值有明显的影响：Meyer 等（1973）发现3mm厚度的样品聚合温度为60℃，而10mm厚度的相同样品聚合温度为107℃。

　　Hansen 和 Jesen（1990）测试了9种不同水泥，发现聚合温度（ISO 5833,6mm）在66～82.5℃之间。我们自己的研究发现 Cerafix（66℃）、Palacos® LV（73℃）、Zimmer® 水泥的面团（69.5℃）都与他们的结果相符（Kühn，2000）。

　　然而，尽管我们采用相同的测试方法（ISO 5833），但是我们对 CMW® 3（77.5℃）、Simplex® P（81.5℃）、CMW® 1（76.5℃）以及 Palacos® R（82.5℃）的研究结果和他们的数据却不同。在 Hansen 和 Jensen（1990）的研究结果中，CMW® 水泥和 Simplex® P 水泥的温度比我们低10℃，而 Palacos® 水泥则要比我们的结果高10℃左右。

　　空白组和加入抗生素的实验组相比固化温度没有非常明显的变化。然而，加入抗生素的 Cemex® 水泥固化温度比空白组低5～10℃。在所测试的所有水泥中，我们发现 Subiton® G 的固化温度最低，为60℃左右，比空白组稍低。Edwards 和 Thomasz（1981）报道 Palacos® R

固化温度为75℃，而加入庆大霉素的 Palacos® R 固化温度为72℃。Hansen 和 Jensen（1992）也发现了类似的结果，不过总体温度要高10℃左右（Palacos® R=82.5℃，加入庆大霉素的 Palacos® R=81.5℃）。

我们测得的固化时间与 Hansen 和 Jensen（1990）的结果相比，具有相似的偏差。然而我们的结果同 Edwards 和 Thomasz（1981）的报道非常一致。可以认为，根据 ISO 标准测得不同 PMMA 水泥的固化时间差别非常明显，显然 ISO 测试方法的误差比较大。

8.4　冷却水泥组分的影响

为了降低相对较高的初始黏度以及使得高黏度的水泥在混合体系中得以应用，可以采用预冷组分的方法（Draenert，1988）。这种方法在首次引进真空混合技术后的很长一段时间内比较常见，尤其是在德国（Breusch 等，1999）。即使是现在，也有外科医生喜欢在使用水泥之前对其组分进行冷却，以便得到具有高黏度水泥的均匀面团。这种处理方法对 PMMA 水泥的固化时间有很明显的影响。

Sigmund（2013）指出 PMMA 水泥的粉体及液体组分在冷藏室（4℃）保存24h，取出后60min 就能达到平均操作温度。因此，如果水泥组分在这段时间之后使用，"正常"的操作方法就可以进行，这同处理普通组分水泥的方法有明显的区别。

因此，如果使用者将水泥组分保存在冷藏室（4℃）内，必须在使用之前将其置于操作室内至少60min，使其适应室温。

▶ 冷藏（4℃）的水泥组分在 4~6h 之后达到室温。

在室温下几分钟后，在 4℃保存过夜的水泥组分温度能达到15℃以上。不能在这时进行"冷却"水泥组分的混合。Sigmund（2013）指出，真正可以进行混合的时间要更长，因为水泥原始的包装材料会妨碍组分达到周围环境温度。因此，文章中所说的 4℃保存或冷却处理保存后的水泥组分在室温下存放能够达到室温所需时间为 4~6h，是可以实现的（Dreanert 等，1999）（图 8.7）。

关于冷却处理水泥组分的注意事项：

— 水泥面团由于在开始时长时间处于低黏度状态很容易均匀化。
— 自由基聚合产生的能量使得冷却面团的温度上升。
— 面团时间会大幅度地推迟（多达 5min）。
— 固化时间在 6~7min 之间变化。
— 冷却处理的材料的固化温度比在室温下保存的水泥的固化温度低。由于聚合时需要消耗能量，能用于固化的热能较少。
— 自由基聚合的速度明显减慢。

显而易见，在进行混合之后，这种放热效应（链增长）首先使面团变热。由于面团变热会消耗一部分热量，因此稍后的最高温度会降低约 10℃（表 8.1）。由常规成分制备的面团（23℃）在 1min 后放入模具中，3min 后预冷（4℃）。预冷处理实验中常常将材料和预冷的混合容器一起使用。

不仅固化时间大大延长，而且如前文提及的那样，温度峰值也降低了。另一方面，

8.4 冷却水泥组分的影响

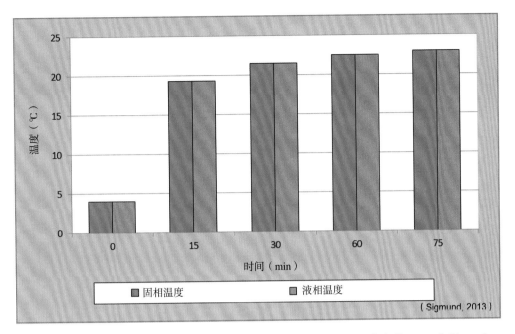

■**图8.7** 预冷处理的水泥的固相和液相使用前在操作室内的温度变化；储藏条件：4℃冷藏24h（Sigmund, 2013）

■**表8.1** 根据ISO5833标准测定的Palacos® R的固化时间与固化温度和进行成分预冷后的普通水泥（Kühn, 2000）的固化时间与固化温度的对比

PALACOS®R batch		成分 23℃		成分 4℃	
		℃	min	℃	min
8409		76.00	10.60	64.00	17.30
		77.00	11.10	64.00	17.70
	平均	76.5	10.85	64.00	17.50
8443		76.00	9.90	69.00	17.90
		76.00	10.00	65.5	17.50
	平均	76.00	9.95	67.25	17.70
8461		72.00	11.60	65.00	17.70
		75.00	11.30	64.00	16.10
	平均	73.5	11.45	64.5	16.55

Hansen 和 Jensen（1992）报道，不同水泥在预冷处理后，聚合温度从 66 ~ 82.5℃增加了 8.5 ~ 15.5℃不等，比较难以理解。

❯❯ 水泥成分预冷处理会显著降低聚合 PMMA 水泥的温度峰值。

初始黏度较低的高黏度或中黏度水泥具有不经预冷可以在不同混合体系中进行混合的优点。如果其固化时间可以与高黏度水泥相媲美，这将是相当大的进步，并且，对某些 PMMA 水泥来说已有详细的记录（Specht 和 Kühn，1998；Kühn，2001）。

（李朝阳　李银霞 译　吕维加 校）

参考文献

Biehl, G., Harms, J., Hanser, U.: Experimentelle Untersuchungen über die Wärmeentwicklung im Knochen bei der Polymerisation von Knochenzement. Arch. orthop. Unfall-Chir. 78, 62-69, 1974

Bishop, NE., Ferguson, S., Tepic, S.: Porosity reduction in bone cement at the cement-stem interface. J Bone Joint Surg, Br, 78-B, 349-356, 1996

Breusch, SJ., Draenert, K., Draenert, Y., Boerner, M., Pitto, RP.: Die anatomische Basis des zementierten Femurstieles, Z Orthop. 137, 101-107, 1999

Davies, JP., O'Connor, DO., Burke, DW., Harris, WH.: Comparison of the diametral shrinkage of centrifuged and un-centrifuged Simplex P, Proc. 16th Annu. Mtg. Soc. Biomater. Charleston, SC; 23, 1990

Draenert, K. Zur Praxis der Zementverankerung. Forschung und Fortbildung in der Chir. des Bewegungsapp. 2, München: Art and Science, 1988

Draenert, K., Draenert, Y., Garde, U., Ulrich, Ch.: Manual of cementing technique. Springer Verlag, Heidelberg, 1999

Draenert K, Draenert Yl, Krauspe R, Bettin D., Strain adaptive bone remodelling in total joint replacement., Clin Orthop Relat Res. (430):12-27, 2005

Edwards, RO.: Thomas, FGV.; Evalution of acrylic bone cements and their performance standards. J Biomat Mat Res 15,543-551,1981

Ege, W.: Knochenzement. In: Planck, H. Kunststoff und Elastomere in der Medizin, Kohlhammer GmbH, Stuttgart, 112-121, 1993

Eriksson, RA., Albrektsson, T.: The effect of heat on gerneration. An experimental study in the rabbit using bone growth chamber. J Oral Maxillofac Surg. 42, 707-711, 1984

Gilbert JL, Hasenwinkel JM, Wixon RL, Lautenschlager EP. A theoretical and experimental analysis of polymerization shrinkage of bone cement: A potential major source of porosity. J Biomed Mater Res 52: 210, 2000

Haas, SS., Brauer, GM., Dickson, GA.: Characterization of polymethyl-methacrylate bone cement. J. Bone Joint Surg (Am), 57 A, 380-391,1975

Hansen, D., Jensen, JS.: Prechilling and vacuum mixing not suitable for all bone cements. Handling characteristics and exotherms of bone cements. J. Arthroplasty 5, 287-290, 1990

Hansen, D., Jensen, JS.: Mixing does not improve mechanical properties of all bone cements. Manual and centrifugation-vacuum mixing compared of 10 cement brands. Acta Orthop. Scand. 63, 13-18, 1992

Huiskes, R.: Some fundamental aspects of human joint replacement. Analyses of stresses and heat conduction in bone-prosthesis structures. Acta Orthop. Sand. 185 (Suppl), 1980

ISO. 5833:2002: Implants for Surgery-Acrylic Resin Cements. Orthopaedic Application 2002, Beuth Verlag Kindt-Larsen T, Smith DB, Jensen JS. Innovations in acrylic bone cement and application equipment. J Applied Biomat 6(1): 75-83, 1995

Kuehn KD. Bone Cements Up-to Date Comparison of Physical and Chemical Properties of Commercial Materials, Springer ISBN 3-54067207-9, 2000

Kühn KD. Knochenzemente für die Endoprothetik. ISBN 3-540-41182-8, Springer Verlag, Heidelberg, 2001

Kühn KD. Handling properties of PMMA bone cements. In: Walenkamp GHIM., Murray DW. (Eds). Bone cement and cementing technique. Springer, Heidelberg, 7-14, 2001

Labitzke, R, Paulus, H.: Intraoperative Temperaturmessungen in der Hüftchirurgie während der Polymerisation des Knochenzementes Palacos. Arch. Orthop. Unfall-Chir. 79, 341-346, 1974

Meyer, PR. jr., Lautenschlager, EP., Moore BK.: On the setting properties of acrylic bone cement. J. Bone Joint Surg. 55 A, 139-156, 1973

Mjöberg, B.: Loosening of the cemented hip prosthesis. The importance of heat injury. Acta Orthop. Scand., Suppl,

参考文献

221, 1986

Reckling, F. W., Dillon, W. L.: The bone-cement interface temperature during total joint replacement. J Bone Joint Surg, 59 A, 80-82, 1977

Rimnac, CM., Wright, TM., McGill, DL.: The effect of centrifugation on the fracture properties of acrylic bone cements. J. Bone Joint Surg. 68A, 281-287, 1986

Sigmund IK. Einfluss von Temperatur, Mischgeschwindigkeit und Vakuum auf die Verarbeitungseigenschaften von PMMA Knochenzementen. Diploma Thesis. Medizinischen Universität Wien, Klinik für Orthopädie und orthopädische Chirurgie, 2013

Specht, R and Kühn, KD.: Palamed® and Palamed® G: new bone cements. Abstracts: North Sea Biomaterials, The Hague, NL, 169, 1998

Specht R., Kühn KD. Le ciment acrylique osseux hostorique, caracteristiques chimiques et proprieties physiques Maitrise orthopédique 126, 2003

Spierings. PTJ. Properties of bone cement: Testing and performance of bone cements. In Breusch SJ and Malchau H. The Well-Cemented Total Hip Arthroplasty: Theory and Practice. Springer Verlag, Heidelberg 67-11, 2005

Teuber EK. Untersuchungen von verschiedenen Knochenzementen in Hinblick auf deren Glasübergangstemperatur mit Hilfe der dynamisch-mechanischen Analyse. Diplomarbeit Hochschule München, Fakultät 06, Bioingenieurwesen, 2010

Toksvig-Larsen, S., Franzen, H., Ryd, L.: Cement interface temperature in hip arthroplasty. Acta Orthop. Scand. 62, 102-105, 1991

9. 作为药物载体的PMMA骨水泥

任何手术对于患者来讲都存在感染的风险。有内植物的翻修手术往往软组织损伤较为广泛，对于老年患者和虚弱的患者的影响更为明显。有大量的证据表明绝大多数（超过85%）的内植物相关感染是在手术过程中或术后即刻开始的（Nasser，1999），而内植物相关感染仅需要极少量的细菌在手术过程中接种到内植物表面即可（Elek 和 Conen，1957；Kaiser 等，1992）。

9.1　关节置换术中局部使用抗生素

外来材料的植入会削弱人体的免疫系统，有助于感染的发生和扩散。无论是发生初始感染还是晚期感染，这都是一个灾难性的并发症，特别是人工关节表面的细菌定植是单靠全身性使用抗生素不能避免的。通常来讲，由于受感染组织周围的血供有限，单纯靠血流转运的抗感染物质是不足够的，还要考虑到一些抗生素对于特定组织或器官的毒性作用。同时，这些抗生素可能对于应用的部位只有很低的亲和性，或者不能被活化，或者不能被早期分泌出来，这些都使得这些抗生素不能够早期到达目标部位，特别是那些炎症、感染或坏死区域。一个能够有效地预防发生严重感染的办法就是局部使用抗生素，局部使用的抗生素可以为组织器官提供额外的保护作用（Wahlig，1986，1987；Wahlig 等，1984；Wahlig 和 Dingeldein，1976，1980；FÖrster 等，1987；van de Belt 等，2000；Prokuski，2008；Ensing 等，2008；Zimmerli 和 Sendi，2010）。在这种背景下，含抗生素的 PMMA 骨水泥起着非常重要的作用。在美国进行了一项关于 PMMA 骨水泥在全髋关节置换术的有效性的 meta 分析研究，结论是使用含有抗生素的骨水泥能够降低初次髋关节置换术大约50%的感染风险（Parvizi 等，2008）。

▶ 使用抗生素骨水泥能够降低初次髋关节置换术大约50%的感染风险，而对于前次感染髋关节的翻修手术，结合使用或根据培养结果使用抗生素可以降低大约40%的感染风险（Parvizi 等，2008）。

9.2　作为药物输送系统的PMMA骨水泥

当局部使用抗生素时，PMMA 骨水泥是作为药物载体的基质。要想药物发挥作用，从基质中释放的活性物质必须要在最小抑菌浓度（MIC）和最小杀菌浓度（MBC）以上，药物的高浓度是发挥抗菌效力的必需条件。抗生素从骨水泥基质中的释放仅仅取决于表面积，这种释放遵从于弥散原理，而药物的弥散又与水的吸收密切相关（Wahlig 等，1984）。根据 Wahlig 和 Buchholz 的研究（1972），这些药物的释放与骨水泥的吸水特性成正比，还要考虑到时间和骨水泥表面积。

▶ 抗生素的释放遵从弥散原理（■ 图 9.1）：抗生素从骨水泥基质中的释放仅取决于表面积，与基质材料的吸水能力密切相关。抗生素的释放与骨水泥的吸水特性成正比，还要考虑到释放时间和骨水泥表面积。

临床上使用的含抗生素骨水泥是为了在假体或感染周围获得抗生素的高浓度，避免在人

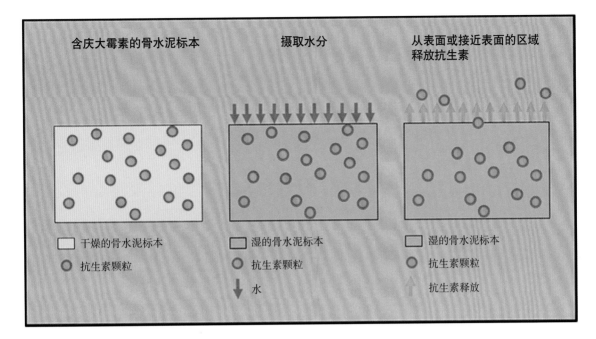

| 含庆大霉素的骨水泥标本 | 摄取水分 | 从表面或接近表面的区域释放抗生素 |

■**图9.1**　PMMA骨水泥抗生素的释放原理

体整体上的高浓度。骨水泥的表面特别是抗生素在假体周围的释放能起到细菌增殖屏障的作用（Buchholz 和 Engelbrecht，1970）。

对于初次手术，PMMA 骨水泥含有低剂量的抗生素（骨水泥粉剂里含 1.25% ~ 2.5% 的抗生素），对细菌感染起预防作用。在翻修手术中通常使用更高浓度的抗生素。

❯ 含抗生素骨水泥在局部可以起到细菌增殖屏障的作用（Buchholz 和 Engelbrecht，1970）。

关节置换使用的抗生素主要取决于所用药物要对能够引起感染的潜在细菌有效。因此，在手术之前需要通过适当的诊断方法对病原菌及其药物敏感性予以确定。Parvizi（2011）在 2013 年 9 月的费城会议上对假体周围感染（PJI）给出了明确的定义以及详细的专家共识，他指出，两份假体周围组织培养阳性或者与关节相通的窦道形成对于感染的诊断非常重要。另外，血清红细胞沉降率（ESR）、C 反应蛋白（CRP）、滑液中性粒细胞比例升高、滑液白细胞脂酶阳性或假体周围组织病理学检查阳性这些都是在诊断感染时需要考虑的。

9.3　细菌的鉴定

对于感染的关节来讲，通常情况下只有几种细菌是能够形成生物膜的。在这种情况下，为了检出细菌，组织培养的时长起着非常重要的作用。Schäfer 等（2008）建议延长细菌培养时间来获得病原学诊断。金属假体或聚合材料表面可能感染细菌的检出并准确诊断是开始恰当的临床治疗流程的先决条件。迄今为止，对于关节穿刺液或关节组织活检的微生物学检出仍然是诊断的金标准（◎ 表 9.1、◎ 图 9.2）。最近，有研究建议采用一种对假体使用超声波检查的方法来提高细菌的检出率（Bjerkan 等，2009；Kobayashi 等，2009；Trampuz 等，2007；

◼**表9.1**　生物膜中细菌鉴定的诊断标准

活检组织的微生物学培养——金标准

超声和（或）涡流处理的附加使用（◼图9.2）

对取出假体进行超声处理和（或）对取出骨水泥片段进行涡流处理，以提高附着于生物膜的细菌的释放（◼图9.2）

这些方法的使用比所谓经典刮擦标本法能够显著地提高微生物学分析的敏感性（◼图9.2）

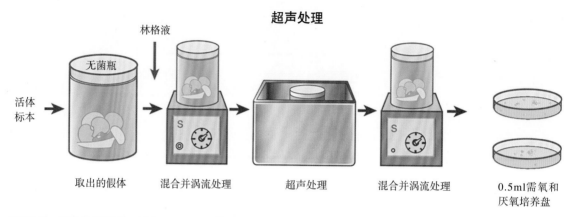

◼**图9.2**　超声处理原理。摘自：Trampuz等，2007

Ochsner 等，2013）。

　　一种更为新奇的检测早期生物膜的办法是 Jahoda 等（2013）提出的测量音叉电极之间的阻抗的方法，用这一方法可检出主要的革兰氏阳性菌，特别是金黄色葡萄球菌、凝固酶阴性葡萄球菌、链球菌和需氧或厌氧杆菌以及肠球菌这些关节置换感染的常见易感菌，还会检出革兰氏阴性菌，比如大肠埃希菌、肠杆菌属和铜绿假单胞菌（Förster 等，1988；Trampuz 和 Zimmerli，2006；Del Pozo 和 Patel，2009），而且呈增加趋势（◼ 图 9.3）。

　　这些细菌谱庆大霉素都可以覆盖。

　　由于培养时间的延长，而由丙酸菌引起的关节感染发病率在增加。Schäfer 等（2008）建

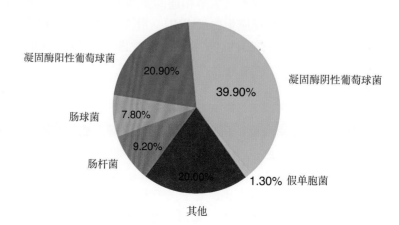

◼**图9.3**　关节置换术细菌谱（Grisold，2012。实际数据来自格拉茨医科大学卫生学院）

议细菌培养最少 14 天，以保证细菌，特别是这些生长缓慢的厌氧菌，不会被漏掉。一般来讲，缓慢分离出来的细菌，比如大肠埃希菌，检出和治疗都更加困难。

> 建议细菌培养 14 天以上，确保检出生长缓慢的细菌。

对于初次手术，由于感染可能由各种细菌引起，通常推荐使用广谱抗生素庆大霉素，术后早期在假体表面或骨水泥表面形成保护性生物膜。根据目前的知识水平，感染的预防可以通过现代的手术技术，包括空调系统以及全身和局部应用抗生素来实现。另外联合使用抗生素可以扩展抗菌谱，提供更多的安全性。

9.4　骨水泥中使用的抗生素

正如前面所提到的，所有的假体都是外来材料，比如丙烯酸，对细菌在表面的污染都特别敏感，细菌可以几乎毫无阻碍地进行扩散。通常，由于抗生素在骨组织的穿透性较差以及细菌生物膜的防护作用，因此全身使用抗生素的效力十分有限。为了升高局部的抗生素有效浓度，局部使用抗生素在临床上是非常重要而且必要的。众所周知，细菌在生物膜内会快速产生一种保护性的黏液层而降低自身的代谢率。由此，细菌对抗生素的敏感性显著降低，而需要更高剂量的抗生素来消灭它们，抗生素从载体基质中释放的药代动力学临床上非常重要。

虽然很多种抗生素都被试验性地加到 PMMA 骨水泥里用于感染的预防，但是有些抗生素是不适合添加到 PMMA 骨水泥里的。适合的抗生素必须满足一些理化特性才能在骨水泥里保留有效的抗菌属性，这些特性包括：
- 高度溶解于水
- 可以被 γ 射线或环氧乙烷消毒
- 在骨水泥聚合过程中对热和化学反应稳定
- 对骨水泥的机械强度没有或几乎没有影响
- 从凝固的骨水泥能够很好地释放
- 在使用前与骨水泥粉剂一起储存性状稳定

除了上面这些理化特性，下面这些生物学因素也是需要考虑的：
- 抗菌谱广，包括革兰氏阳性和阴性菌
- 低浓度下良好的抗菌效果
- 细菌耐药率低
- 出现耐药的概率低
- 与蛋白结合低
- 低过敏率
- 良好的骨组织穿透力
- 良好的细胞穿透力

基于上面这些要求和释放试验结果，庆大霉素成为了自 20 世纪 70 年代早期以来最为常用的 PMMA 骨水泥的添加抗生素（Wahlig 等，1972）。

9.4.1   庆大霉素

一方面，庆大霉素满足了前面提到的众多条件，但另一方面，庆大霉素有耳毒性和肾毒性的潜在危险。在关节置换术中使用含庆大霉素的 PMMA 骨水泥，只是在术后一段时间内有很低的血清庆大霉素水平，因此其耳毒性和肾毒性可以忽略不计。Wahlig（1987）研究了在体内环境下含庆大霉素 PMMA 骨水泥标本和庆大霉素注射（$1 \times 80mg$ 肌内注射）的数据相比较，确定了庆大霉素发挥活性的药物浓度。他发现骨水泥组血清内庆大霉素浓度很低，大约是 0.7μg/ml，而骨水泥附近海绵状骨内局部庆大霉素的浓度很高，大约是 47μg/ml。另外，他发现结缔组织内大约 17μg/ml，松质骨内大约 11μg/ml，皮质骨内大约 1μg/ml，尿液中大约 17μg/ml（■图 9.4）。在接受庆大霉素注射的研究组，血清内的药物浓度和尿液中相当，但骨组织局部的浓度很低（Wahlig，1987）。

在骨水泥中加入抗生素，可以在骨水泥基质内获得 10 ~ 100 倍的抗生素有效浓度，通常在最初的几天里是高浓度释放。局部使用抗生素另外的优势是可以避免器官系统内过高的药物浓度（Wahlig，1986；Foerster 等，1987；Frommelt 和 Kühn，2005）。关节置换手术不适合单独使用一种抑菌药物或两种抑菌药物联合使用（Campoccia 等，2010）。

选择抗生素除了要考虑抗菌谱要广，还要考虑其杀菌性。庆大霉素在结构上由几种抗菌同源有效的部分组成，这在临床上非常重要（Chang 等，2013）。

化学成分上，硫酸庆大霉素是一种氨基糖苷类抗生素，由几种结构上非常近似的不含有显色或显影基团的氨基糖苷混合而成。庆大霉素的主要成分是庆大霉素同系物 C1、C1a、C2和 C2a（■图 9.5）。

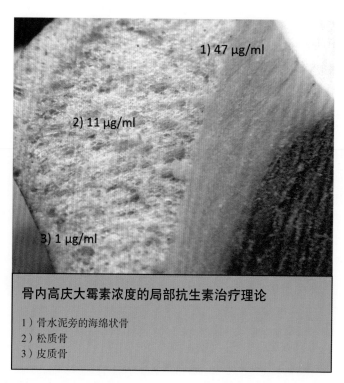

骨内高庆大霉素浓度的局部抗生素治疗理论

1）骨水泥旁的海绵状骨
2）松质骨
3）皮质骨

■图9.4   含庆大霉素的PMMA骨水泥在植入骨内之后的药物代谢动力学（Kühn，2013）

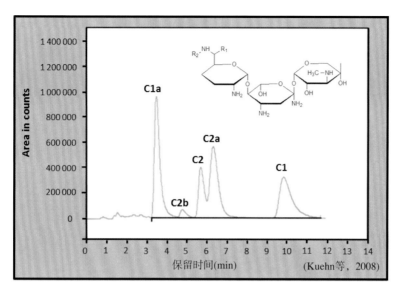

■**图9.5** 庆大霉素同系物C1a、C2b、C2、C2a、C1在HPLC的保留时间（rt）和化学结构（Kühn 等，2008）

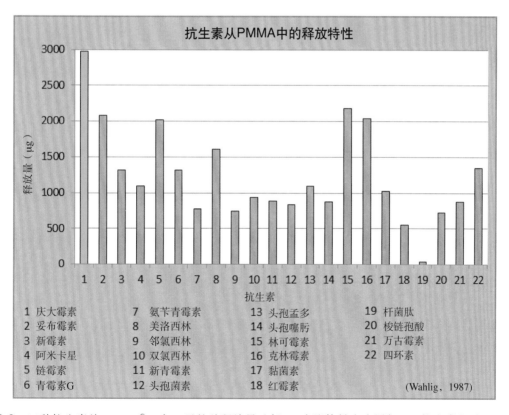

■**图9.6** 22种抗生素从Palacos® R中10天的总释放量（每40g多聚体粉末中添加0.5g抗生素）（Wahlig，1987）

　　适合的添加抗生素还要具备良好的从基质载体中释放的特性，在22种检测的抗生素中庆大霉素是释放动力学最好的药物（Wahlig，1987）（■ 图9.6）。其他的性能可以和庆大霉素相接近的是妥布霉素和链霉素。其他的氨基糖苷类抗生素，比如新霉素、阿米卡星和β内酰胺

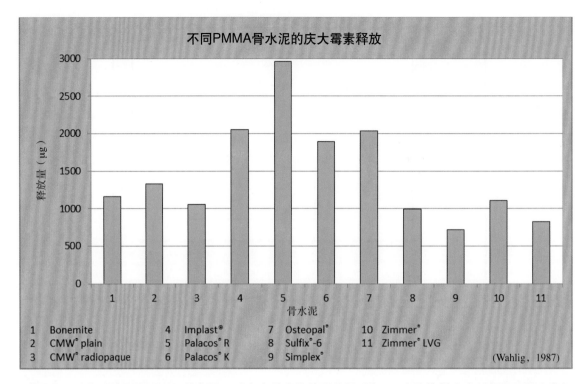

图9.7   11种不同品牌PMMA骨水泥10天庆大霉素的总释放量（每40g多聚体粉末中添加0.5g抗生素）（Walig，1987）

抗生素与庆大霉素相比，释放特性较差。在这个研究中，绝大多数的抗生素都表现出较低的洗脱特性。

　　Wahlig（1987）（ 图9.7）在11种不同品牌PMMA骨水泥中加入相同剂量和浓度的庆大霉素（0.5g庆大霉素/40g骨水泥粉剂），研究其释放率，发现Palacos®R在抗生素的洗脱方面优于其他所有的骨水泥。

　　关于PMMA骨水泥释放特性的试验研究显示，所有的骨水泥都是在最初释放出相对高浓度的活性物质，而在数个小时或数天后明显降低。所有的骨水泥都表现出典型的缓慢释放，甚至是在5年后还有少量的活性物质释放出来（Wahlig等，1984）。基于这样的观察结果，担心如此长时间的药物释放会有利于耐药菌的出现，但是大量的临床研究证实在PMMA骨水泥中添加庆大霉素不会出现耐药菌，纵然是低浓度的药物也会有一定的抗菌作用（Lorian，1978；Atkinson和Lorian，1984）。

9.5　耐药性

　　一般来讲，耐药性是指微生物降低或完全中和抗菌药物如抗生素反应的现象（Kühn，2013）。事实上每一种细菌都可能对某种抗生素耐药（比如肠球菌对头孢菌素耐药），这是一种天然的**内源性耐药**（ 表9.2）。例如，革兰氏阴性菌具有一层外膜作为阻止抗生素穿透的屏障（Donlan，2001）。细菌还可以缺乏抗生素发挥作用所需的转运系统或代谢通路而耐药。Forbes等（1998）和Giguere等（2006）深入描述了细菌内源性耐药的例子。

■**表9.2** 内源性耐药性的例子和各自的机制（摘自：Forbes 等，1998；Giguere 等，2006。http://amrls.cvm.msu.edu/microbiology/molecular-basis-for-antimicrobial-resistance/intrsic-resistance）

细菌	内源性耐药	机制
厌氧菌	氨基糖苷类	缺乏摄取氨基糖苷类的氧化代谢过程
需氧菌	甲硝唑	不能够在厌氧下减少药物到其活性形式
革兰氏阳性菌	氨曲南（β内酰胺）	缺乏青霉素结合蛋白，这种蛋白与β内酰胺抗生素结合并被抑制
革兰氏阴性菌	万古霉素	缺乏对万古霉素的摄取，使其不能穿透外膜
克雷白杆菌	氨苄西林（β内酰胺）	产生的酶（β内酰胺酶）在药物到达青霉素结合蛋白靶点之前破坏氨苄西林
嗜麦芽寡养单胞菌	亚胺培南（β内酰胺）	产生的酶（β内酰胺酶）在药物到达青霉素结合蛋白靶点之前破坏亚胺培南
乳酸杆菌和明串珠菌	万古霉素	缺乏允许万古霉素结合并抑制细胞壁合成的合适的细胞壁前体靶点
铜绿假单胞菌	磺胺类、甲氧苄啶、四环素或氯霉素	缺乏对这些抗生素的摄取，使得抗生素在细胞内不能获得有效浓度
肠球菌	氨基糖苷类	缺乏摄取氨基糖苷类的足够的氧化代谢过程
	所有的头孢菌素类	缺乏能够有效结合并被这些β内酰胺酶抑制的青霉素结合蛋白

　　某些敏感的细菌是通过改变其基因组成来获得对某种抗生素的耐药性。**获得性耐药**（■ 表 9.3）的原因可以是基因突变、获取外来耐药基因或两者都有。这种类型的耐药最出名的是葡萄球菌由于广泛地暴露于抗生素而获得对青霉素的耐药（Torrence 和 Isaacson，2003；Jefferson，2004）。

　　细菌的耐药性不仅是可以对抗抗生素，还对所有抗感染的化学或生物药物耐药（抗生素、杀菌剂、重金属如银或铜）。细菌具有 ATP 驱动的外排泵，可以把进入细胞质内的所谓毒物强制性排出去。经典抗生素中的重金属如银或铜的耐药是通过这一主动的转运机制实现的（Husman 等，2006）。其他的细菌还可以通过主动地关闭孔道来阻止抗生素的进入。

　　另外，自然界经常会出现突变，这些突变可以写入细菌的基因结构中，自然地进行传代。结核菌特别狡猾，虽然在它们进入宿主体内后很容易被巨噬细胞识别吞噬，但是结核菌并不能够被宿主细胞消灭。它们可以在巨噬细胞的细胞质内存活下来，产生耐药性，一旦系统免疫力低下，结核菌就会从巨噬细胞内释放入血。耐药菌还可以合成防御酶，防御酶甚至可以消化抗生素。例如，细菌可以产生一种青霉素分裂酶，这种酶可以找到、分裂并灭活抗生素。这种特殊酶的合成是来自一种正常消化酶的变形，这种酶编码在细菌小 DNA 质粒环上。很不幸的是，这些机动的遗传元素有助于不同细菌间的信息交换，保证耐药性在同一细菌群落里快速传播。这一传送机制在有组织的生物膜中特别成问题，生物膜中有大量的各种细菌，不

■表9.3   获得性耐药性的例子
（摘自：http://amrls.cvm.msu.edu/microbiology/molecular-basis-for-antimicrobial-resistance/acquired-resistance）

获得耐药途径	观察到的耐药性	机制
突变	结核分枝杆菌对利福平耐药	rpoB的利福平结合区域出现了点突变
	许多临床上孤立的对喹诺酮类抗生素耐药	GyrA和ParC/GrlA的喹诺酮耐药决定区域（QRDR）的显性突变
	大肠埃希菌、流感嗜血杆菌对甲氧苄啶耐药	染色体基因特异的二氢叶酸还原酶发生突变
水平基因转移	金黄色葡萄球菌对甲氧西林耐药	通过获得mecA基因，这一基因位于被称作"葡萄球菌暗盒的染色体"的可动遗传因子上，这一因子编码青霉素结合蛋白，对β内酰胺抑制不敏感
	许多病原菌对磺胺类耐药	外来folP基因或其片段的水平转移
	粪肠球菌和E肠球菌对万古霉素耐药	通过获得VanA和VanB的一个或两个基因群，其可以编码改良肽聚糖前体的酶，减少对万古霉素的亲和

同种类的细菌从各种来源接收耐药信息，经常会出现交叉耐药。由于这个原因，一旦有病毒对细菌细胞进行攻击，其影响是巨大的，病毒可以感染细菌并改变染色体，接收耐药基因后再将其传播给整个细菌株。因此，很多研究一直在与细菌耐药作斗争，这些研究都集中在质粒和信息级联上，目的是阻断信息的传递（Goodsell，2010）。

◉ 细菌对所有抗菌的化学或生物制剂例如抗生素和重金属如银或铜都可以产生耐药性。

9.5.1   生物膜的耐药性

细菌的生物膜大约80%是非晶质层，只有20%是细菌。生物膜可以很好地保护微生物，使其不被识别，并将其代谢率降到最低。生物膜的外层作为保护层抵抗机体自身的防御机制，如蛋白质或酶类，还作为巨噬细胞的屏障。

抗菌药物穿透生物膜非常困难，这就需要非常高的药物浓度甚至1000倍浓度才能够影响到生物膜中的细菌。但是一般来讲这样极端的浓度对于人体来讲是高毒性的，而不建议采用。假体表面的细菌结构可以悄无声息地存在很多年，从生物膜脱离下来的细菌穿过固着基质成为游离可移动状态，进入血流后变得可怕。细菌从机体远处迁移出来并能够克隆，形成感染的来源。如果机体的免疫系统脆弱的话，大量的细菌从生物膜中脱离出来可以导致败血症（Kühn，2013）。

在这些生物膜相关的病原菌中，特别是那些皮肤的正常菌群在机体内适应了新的环境并存活下来，甚至在机体的防御系统能够识别细菌入侵之前，细菌自身已经开始发生异体反应

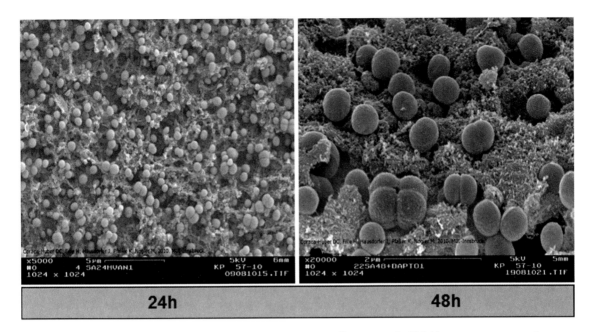

■图9.8　24h和48h后在金属表面的生物膜形成（Coraca-Huber 等，2012；扫描电镜，D. Coraca-Huber）

了。这种反应通常与过度的补体激活有关，同时人体自身的免疫反应被明显地削弱，巨噬细胞对入侵者的消灭作用大大减弱。这样的结果就是，所有的条件都朝着有利于细菌存活并在假体表面增殖的方向发展，这种增殖比体细胞增殖更快。Gristina 等（1988）把这种假体表面的竞争称作"对表面的竞赛"。生物膜的形成对于病原菌的发现是一个特殊的挑战。

　　生物膜在金属表面的形成在假体植入后很快就会出现（■ 图9.8）。固着在生物膜内的细菌由于极端的细胞密度和极低的代谢率通常是悄无声息的。多层的黏液状多聚糖可以屏蔽机体自身免疫系统，长期阻止免疫细胞的激活（Costerton 等，1987；von Eiff 等，1999）。

　　对于原发的（内源性）耐药性来讲，由于生物膜中弥散通路的减少会出现细胞生长的放缓和营养摄入的减少，也同样意味着抗感染药物穿透这一保护层非常有限，药物浓度非常低。这种削弱的药物分布为细菌产生耐药性提供了理想的机会（Tresse 等，1995）。在生物膜内的细菌与游离状态相比可以耐受极高的抗生素浓度（高达 1000 倍），明显是由于细菌生长的放慢（Jefferson，2004；Costerton 等，1999）。获得性耐药是通过一种细胞对细胞的联系系统（群体感应），以生物膜中细菌表型差异为基础，这种差异会特别影响到生长率和基因的表达（Dolan，2001）。遗传物质的交换有助于抗生素耐药性表型的传递，另外生物膜的多细胞特点阻碍了抗生素的影响，因为位于紧邻生物膜表面的细菌改变了抗菌药物来帮助对深层细胞的保护（Jiang 和 Pace，2006）。

9.5.2　小集落变体和驻留细胞

　　随着生物膜的不断增长，特异化的细菌亚群可能会成为营养和氧气的屏障，而进入代谢休眠阶段。以对抗感染药物低敏感性为特点的这群细菌成为小集落变体（small-colony variants）。另外，可能出现更为特异化的细菌，其在抗感染药物面前既不被识别也不会死亡（驻留细胞，persister cells）（Lewis，2008；Stewart，2002；Cogan，2006）。在抗生素治疗后存活下来并出现耐药性在很大程度上归功于小集落变体和驻留细胞（Lewis，1991；Roberts和Stewart，2005）。

对于抗感染备选药物的寻找与各种病原菌的耐药性密切相关，基于对细菌的特定抗生素模式和作用的靶向性，在翻修手术中经常联合使用抗生素。从临床上来看，几种药物组合是有道理并被支持的，各种的抗菌剂和抗生素可以很容易地结合PMMA骨水泥使用（Kühn，2013）。通常情况下联合使用不同抗生素的协同效应是明显的，但有时候也会出现拮抗反应。

选择能够穿透骨组织而且能够穿透细胞的抗菌药很重要，具备这些特性的抗生素有利福平、克林霉素和美罗培南（■ 表9.4）。另外，翻修手术选择的抗生素还应该能够很好地穿透软组织和坏死组织（Campoccia 等，2010）。

Gresham 等（2000）和 Fraunholz 和 Sinha（2012）的研究描述了金黄色葡萄球菌、链球菌和大肠埃希菌穿入细胞的能力。只有少数的抗菌药物能够进入到细胞内部（比如利福平），因此手术中在细胞内的驻留菌是一个大问题。

■**表9.4** 抗感染药物经系统给药后骨浓度和血清浓度的比较（Rosi 等，1974；Wittmann，1980；Mader和Adams，1988；Toma 等，2006；Venugopalan 和 Martin，2007；Venugopalan 等，2007；Schaumann和Rodloff，2009）

抗菌药物	骨浓度与血清浓度比较（%）
阿莫西林	5
头孢唑啉	4～18
环丙沙星	28～55
克林霉素	50～100
达托霉素	1～2（动物模型）
磷霉素	40
庆大霉素	5
利奈唑胺	40～50
美罗培喃	93～105
甲氧西林	20
萘夫西林（新青霉素Ⅲ）	10
利福平	100
替吉环素	35
妥布霉素	9
万古霉素	14

9.6　抗生素的测定方法

通过一些方法能够测定多聚体粉剂中抗生素以及从骨水泥中释放的抗生素的含量。为了检测抗生素，比如庆大霉素，需要将含抗生素的聚合体粉剂溶解于水，再经过过滤和分析。为了测定释放，需要制备含抗生素的骨水泥样本，并储存在水性的缓冲液中一段特定的时间，然后通过一些方法来测定聚合体粉剂中抗生素的含量以及其释放量。

9.6.1　HPLC

高性能液体色谱分析法（high-performance liquid chromatography, HPLC）是一种柱形色谱分析方法，有时又被称为高压液体色谱分析法，这一方法经常被用于抗生素的检测。利用后柱衍生法的反相技术可以检测庆大霉素，将含有庆大霉素的缓冲溶液在高压下通过单极固定相柱，离开柱子后，庆大霉素分子被邻苯二醛衍化、形成荧光，继而可以被荧光检测仪检测到。HPLC 具有很高的准确性，其色谱甚至能够显示出庆大霉素同分异构体的分布。

9.6.2　琼脂弥散法

琼脂弥散法也可以用于抗生素的检测。做弥散试验时，用对庆大霉素敏感的细菌接种后的细胞培养基来制备琼脂盘。然后直接用 PMMA 骨水泥标本或之前的洗脱液来制备琼脂盘，再将琼脂盘在特定温度培养特定时间。最后通过一套光学分析系统测量琼脂盘上的抑制条带来确定析出的庆大霉素浓度。

这一方法测定的是真实的庆大霉素溶液的微生物活性，琼脂弥散法既可以用于 PMMA 盘的测定，也可以用于 PMMA 洗出液中抗生素的测定（◘ 图 9.9）。使用不同的骨水泥测定的抑制条带几乎没有区别，含抗生素洗出液的测定显示出明显的区别。

❯ 标本的制备和标本的类型对于释放结果的测定都有明显的影响。

9.6.3　免疫学方法

特殊的免疫学方法比如荧光极化免疫法（FPIA）、放射免疫法（RIA）或利用竞争性结合理论的酶免疫法（EIA）被推荐测定庆大霉素。一般来讲荧光极化免疫法提供的试剂盒含有测定试剂和庆大霉素标准。当测定时，把示踪剂、待测标本和稀释的抗血清混合，用特定的荧光仪测定示踪剂的荧光极化。免疫学方法是测定血清和其他含水溶液中庆大霉素含量的可靠方法。毛细管电泳法是一种极少被采用的测定庆大霉素的方法，尽管这种类型的电泳法是一种快速且自动化又不需要衍生物的方法。

❯ 使用相同检测溶液的不同的释放方法会显示不同的绝对数值，但是这些结

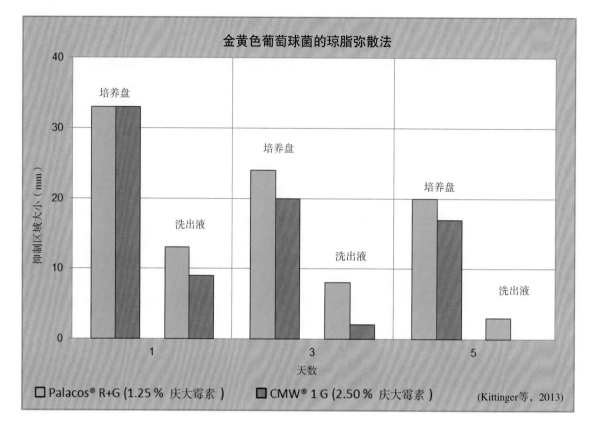

■图9.9　Palacos® R+G（1.25%庆大霉素）和CMW® 1G（2.5%庆大霉素）5天的抑制区域直径，用骨水泥盘和骨水泥盘的洗出液用琼脂盘对弥散进行测量（Kittinger 等，2013）

果显示了相似的趋势和可比较的结果。

9.7　影响释放特性的其他因素

　　知道抗生素是从骨水泥表面的一薄层释放出来的非常重要。因此，除了骨水泥的粗糙度，骨水泥表面积的大小也是影响抗生素从骨水泥中释放的重要因素。在假体的整个生命周期内，绝大多数的抗生素是不会被释放出来的，这也受到几个释放因素的影响：

9.7.1　水的摄取

　　既然抗生素从 PMMA 中释放是一个表面和弥散的过程，抗生素的释放动力学主要由表面粗糙度和孔隙率共同决定（van de Belt 等，2000）。通过骨水泥基质中的小孔的释放影响到整个的释放率。另外，骨水泥对水或体液的摄取也是影响抗生素在水中释放的重要因素，需要水将骨水泥表面的抗生素溶解（■ 图 9.10）

　　▶骨水泥吸水越快，抗生素从骨水泥基质中的释放越好。

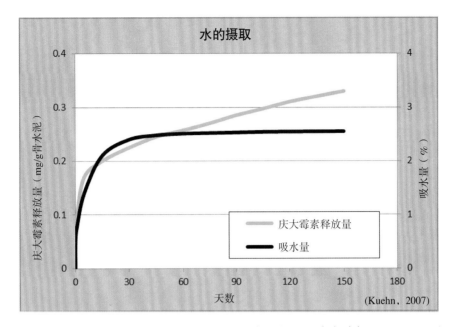

■图9.10 PMMA骨水泥吸水量和庆大霉素释放的关系（骨水泥含1.25%庆大霉素；Kühn，2007）

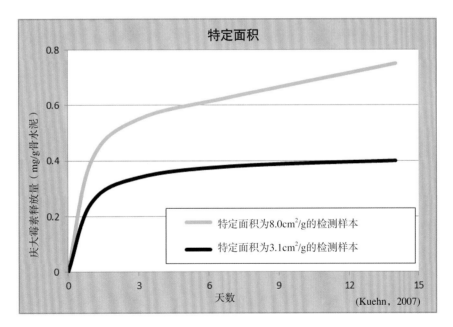

■图9.11 PMMA样本特定面积对抗生素释放的影响（Kühn，2007）

9.7.2 骨水泥表面积

庆大霉素的释放和骨水泥的表面积成正比，这就意味着单位重量的表面积越大，庆大霉素的释放越多。更大的表面积说明在骨水泥表面有更多数量的庆大霉素颗粒。8.0cm²/g的凝固骨水泥比3.1cm²/g的凝固骨水泥标本具有绝对更多的庆大霉素释放（■图9.11）。

> 表面积越大，释放量越多。

9.7.3   药物的性质

庆大霉素的释放率取决于庆大霉素的性质（图9.4）。这里说的性质不是指的化学纯度，PMMA骨水泥使用的庆大霉素必须满足药典的要求，在药典里对于化学纯度有严格的界定，所有生产含庆大霉素骨水泥的厂家都必须满足这些法律要求。优化的庆大霉素颗粒大小分布会出现理想的庆大霉素释放，在PMMA表面获得更为有效的预防感染作用。来自相同的高黏度PMMA骨水泥基质、使用相同的搅拌技术、相同的庆大霉素含量的标本会因为形态的不同而测定的释放结果不同（图9.12），可以很清楚地看到，不同的形态和颗粒大小会出现不同的释放率。

> 药物颗粒大小影响释放率。

9.7.4   药物含量

体外实验提示骨水泥中抗生素的含量越高会增加抗生素的释放率（图9.13）。含高浓度抗生素的骨水泥在应用到人体内之后会在表面形成更多数量的抗生素颗粒。

> 药物含量越高释放越多。

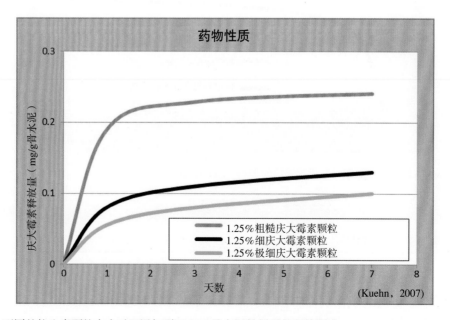

图9.12   不同的抗生素颗粒大小对于添加到PMMA骨水泥粉剂后的释放影响

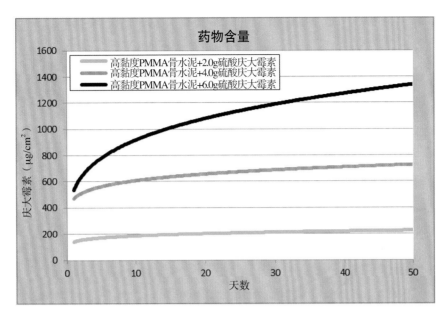

■**图9.13**　含不同浓度硫酸庆大霉素的Palacos® R骨水泥中庆大霉素的释放

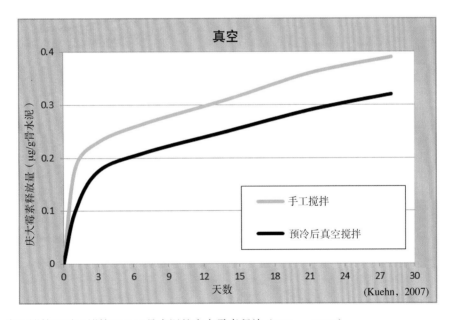

■**图9.14**　真空搅拌和手工搅拌PMMA骨水泥的庆大霉素释放（Kühn，2007）

9.7.5　孔隙率

　　抗生素从骨水泥的释放是通过骨水泥基质中的小孔完成的。真空搅拌可以使 PMMA 骨水泥的孔隙率降低，意味着骨水泥基质中几乎没有孔隙。这些孔隙可以加快庆大霉素从基质内部向骨水泥表面的弥散，如果孔隙消失了，庆大霉素的释放就会降低，因此，真空搅拌会轻微降低庆大霉素的释放（■ 图 9.14）。

➤ 骨水泥基质的孔隙率越大，抗生素的释放越高。

9.7.6 造孔剂

特殊的添加剂可以增加骨水泥基质的孔隙率，不同浓度的惰性填充物，例如木糖醇可以明显阻止达托霉素的释放（Weiss 等，2009）（图 9.15）。而造孔剂可以组成钙键连接，比如碳酸钙，可以提升亲水药物在相对低浓度下的释放特性（图 9.16）。

➤ 骨水泥中填充物的浓度越高、孔隙率越大、亲水性越强则释放率越高。

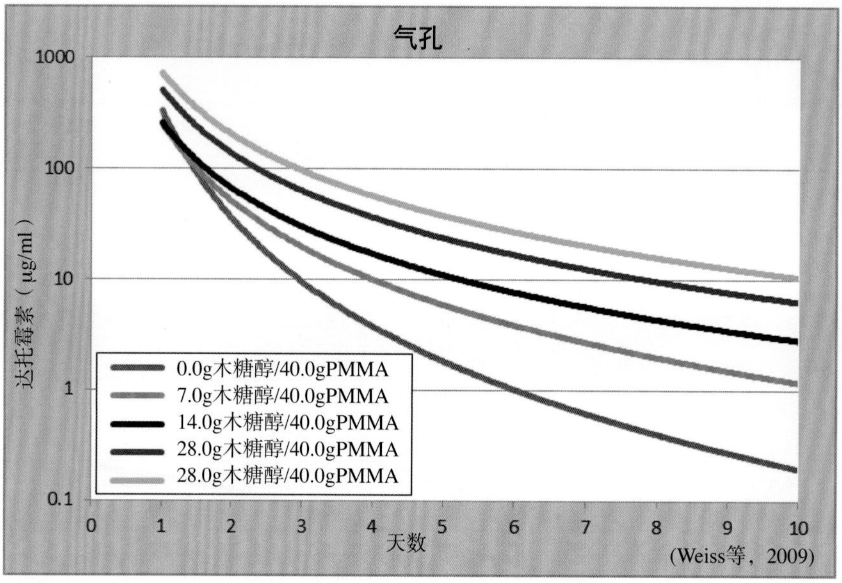

图9.15 添加不同浓度填充物后达托霉素的释放

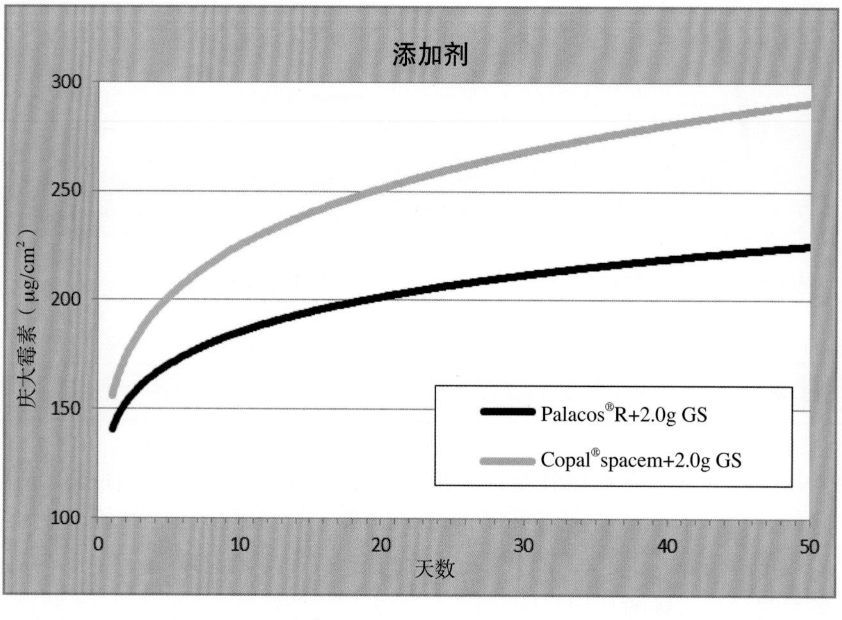

图9.16 庆大霉素从原始Palacos® R和含碳酸钙代替二氧化锆的Palacos® R的释放

9.7.7 骨水泥的构成

在市场上不同的抗生素骨水泥也表现出不同的释放率。这是由于它们的分子结构中，甲基丙烯酸甲酯和丙烯酸乙酯要优于甲基丙烯酸酯，例如甲基丙烯酸丁酯或苯乙烯在性质上能快速地吸收水分（■图 9.17）。含有这些亲水共聚物产品的释放特性当然要比其他产品更好。

> 骨水泥的构成，特别是有关聚合物和共聚物的使用对于骨水泥的释放特性有着显著的影响。

从 PMMA 抗生素洗脱图上显示抗生素的初始释放高，之后的几天里释放降低。在最初的数分钟和数小时内的高初始释放可以在骨水泥表面附近组织内提供一个高的抗生素水平，术后局部抗生素高浓度可以快速地消灭手术部位的敏感细菌，而没有任何的药物毒副效应。比最低杀菌浓度高很多的抗生素水平甚至可以破坏驻留菌，其对更高的抗生素水平敏感。在之后几天内抗生素的后续释放临床上也非常重要，因为生物膜的形成可以出现在骨水泥的表面，生物膜可以保护细菌免受免疫系统的消灭。例如，含庆大霉素的骨水泥可以在接种后 72h 内减少生物膜的形成（van de Belt 等，2000a,b；Ensing 等，2008；Frommelt，2007；Parvizi 等，2008）。而且，抗生素的释放可以保护表面避免血源性感染的细菌进行增殖。目前，市场上有很多的含抗生素 PMMA 骨水泥，通常使用的是硫酸庆大霉素，其他的商业模式包括妥布霉素（Sterling 等，2003）、克林霉素（Sauer，2009）、黏菌素和红霉素（Rosenthal 等，1976；Hinarejos 等，2013）和万古霉素（Kittinger 等，2013）。在手术过程中，还可以在混合搅拌前向骨水泥粉剂中再追加抗生素来对抗特殊的细菌。对于问题菌，比如耐甲氧西林金黄色葡萄

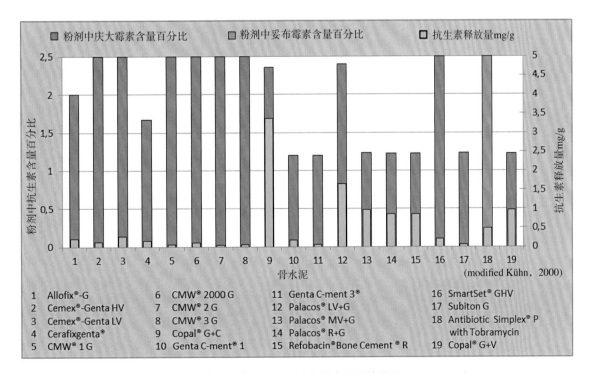

1	Allofix®-G	6	CMW® 2000 G	11	Genta C-ment 3®	16	SmartSet® GHV
2	Cemex®-Genta HV	7	CMW® 2 G	12	Palacos® LV+G	17	Subiton G
3	Cemex®-Genta LV	8	CMW® 3 G	13	Palacos® MV+G	18	Antibiotic Simplex® P
4	Cerafixgenta®	9	Copal® G+C	14	Palacos® R+G		with Tobramycin
5	CMW® 1 G	10	Genta C-ment® 1	15	Refobacin®Bone Cement® R	19	Copal® G+V

■图9.17 不同品牌PMMA骨水泥在水中庆大霉素（和妥布霉素）释放量（Kühn，2000）

球菌（MRSA），建议使用万古霉素。

医生向 PMMA 骨水泥中手工添加抗生素是非常严格的，因为预混合可能不均匀，而且抗生素的质量也是有疑问的，因为很多抗生素是冻干成块的（见 图 9.19）。抗生素的混合可能造成 PMMA 骨水泥的不均匀而导致机械性能下降（见 表 9.5）。因此，如果可能，应该使用工业化生产的抗生素骨水泥。抗生素不能够以水溶液的形式加入到丙烯酸 PMMA 骨水泥中，因为水会干扰聚合过程，明显削弱骨水泥（Marks 等，1976）。但是有一项研究描述了成功地将 480mg 液态的庆大霉素添加到面团期的万古霉素骨水泥中（Hsieh 等，2009），形成了抗生素释放的协同效应。

向骨水泥粉剂中添加抗生素是基于耐药菌和多重耐药菌（如 MRSA/MRSE）引起感染的增加。这一变化同样影响到手术。由问题菌特别是多重耐药菌引起的关节假体感染翻修的数量在增加，这一情况对于手术医生和 PMMA 骨水泥厂家都是一种极端挑战。

9.8　耐甲氧西林金黄色葡萄球菌（MRSA）

由于对青霉素耐药性增加，于 1959 年开发出了青霉素的衍生产品甲氧西林，并成功用于抗菌治疗，包括金黄色葡萄球菌和肺炎链球菌。然而，第一个耐甲氧西林菌株 MRSA 为人所知最早可以追溯到 1961 年。20 世纪 80 年代，MRSA 在医院和一些卫生保健机构内广泛传播。MRSA 的治疗非常困难，因为无法抑制的 MRSA 常常全身播散并最终影响整个机体。不幸的是，MRSA 对几乎所有的 β- 内酰胺类抗生素也耐药，如头孢菌素和青霉素类衍生物，这是一组非常重要的常用抗生素。最重要的是，MRSA 产生的分解酶会灭活 β- 内酰胺环。外科手术时一旦发生 MRSA 感染，通常会采用万古霉素进行治疗。万古霉素掺入骨水泥中对多种不同的 MRSA 菌株都会有非常好的疗效（ 图 9.18）。

> 骨水泥中联合使用万古霉素和庆大霉素，在 MRSA 感染的翻修手术中疗效确切。

但是，已经有一些 MRSA 的菌株对万古霉素这种糖肽类的抗生素产生了耐药。VRSA 的特点是从所谓的基因盒中获得了一些耐药基因。这些基因编码的特殊酶类改变了万古霉素在细胞壁上原来的作用位点；因此，万古霉素不再能够与细胞壁的特异位点结合从而失去作用。

尽管一直以来 MRSA 被认为很危险，但目前存在的一些其他细菌如 VRE 其实更加危险。因此，建议对于这种手术部位的感染，术后采用盐酸环丙沙星治疗并长达 4 ~ 6 个月，胃肠道内的 VBE 是无法治疗的（注：VRSA，抗万古霉素金葡菌；VRE，抗万古霉素肠球菌；VBE，抗万古霉素肠球菌）。

9.9　一期和二期翻修

对于关节置换术后的感染，有一期翻修和二期翻修两种处理方式。不管哪种处理方式，感染部位的彻底清创都是必需的。骨水泥在感染性翻修中通常有两种使用方法：医生于术中将抗生素掺入骨水泥中，或者采用已经预掺入抗生素的商业化骨水泥。对于医生而言，后者是一种良好的备选方案。

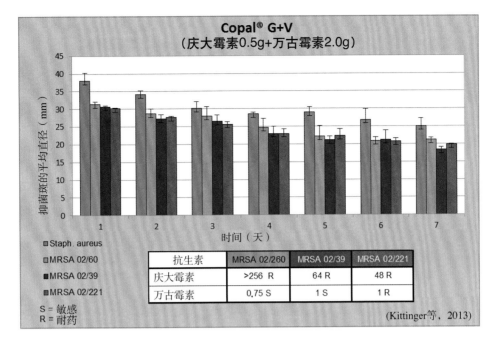

图9.18 包含万古霉素的PMMA骨水泥的抗MRSA的效果（图来自Medical University of Graz, Institute of Hygiene）

> 对于假体周围感染治疗而言，有一个非常完善的处理步骤非常重要。按照严格的处理流程进行治疗要比选择一期或二期翻修更加重要。

如果医生术中手工掺入抗生素，必须遵循两条原则：
— 只有无菌并且在骨水泥中有活性的抗生素才可以使用。
— 在加入到骨水泥粉末之前，抗生素必须被碾碎，即便是处于冻干状态。

这样可以保证掺入的抗生素分布均匀（ 图 9.19）。选择合适的掺入用抗生素还有一些其他的重要条件如热稳定性，因为在骨水泥聚合过程中温度可以达到很高的状态，从而使抗生素失活或者破坏。除了热稳定性之外，与骨水泥单体以及抑制剂和激活剂相关的化学稳定性也很重要。当然，与抗生素释放相关的致敏性应该尽可能低，并且对骨水泥机械性能的影响也应当尽可能小。

因此，一点都不奇怪几乎目前所有的抗生素骨水泥都采用的是庆大霉素。但 Simplex® AKZ 是一个例外。骨水泥粉末中加入黏菌素和红霉素不能覆盖庆大霉素的抗菌谱。另外，红霉素是一种抑菌剂而不是杀菌剂。通常情况下葡萄球菌和肠球菌对这种抗生素已经具有一定的耐药性。红霉素总体上对于革兰氏阳性菌的作用有限，而阳性球菌在假体周围感染中占有重要地位（如肺炎球菌、生孢梭菌、棒状杆菌、A 组 α 出血性链球菌）。与其不同，多黏菌素具有更强的疏水性，更加不容易溶于水，因此导致的结果是释放量低。骨水泥的化学组成成分导致其吸水快。使用纯 PMMA 或者化学成分改变的共聚合体毫无疑问将对骨水泥的这些特性产生大的影响。

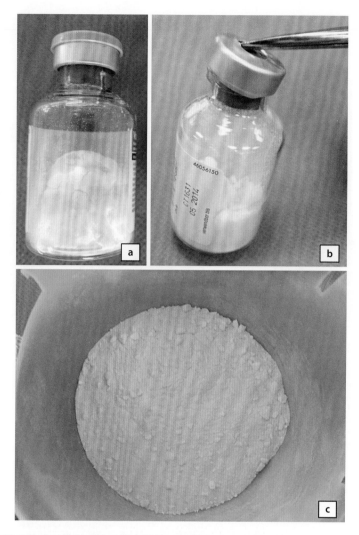

■**图9.19**   万古霉素的无菌冻干粉剂在掺入骨水泥前后的形态。a. 无菌瓶内的万古霉素。b. 打开无菌瓶。c. 未研磨的万古霉素粉掺入骨水泥的形态（照片由M.Eder-Halbedl提供）

　　需要根据患者感染的细菌种类选择掺入骨水泥中的抗生素。目前，这种选择的范围很大，因为没有一种商业化的抗生素骨水泥具有足够的能力对抗多重耐药细菌。个性化添加抗生素使得选择针对患者所感染细菌成为可能。然而，个性化掺入抗生素在下列情况下会产生不利影响。

　　抗生素颗粒在骨水泥中的分布可能不均匀，从而导致药物释放的不确定性。加入一种或多种抗生素对骨水泥工作状态以及力学性能的长期影响也无法预测。

9.9.1   抗生素在骨水泥面团期的释放

　　出于更好的重复性要求，研究抗生素在PMMA骨水泥中的释放过程应当在特制的、理想的标准化模具内进行。研究结果应当以每平方厘米的骨水泥表面能释放多少微克的抗生素表示（$\mu g/cm^2$）。

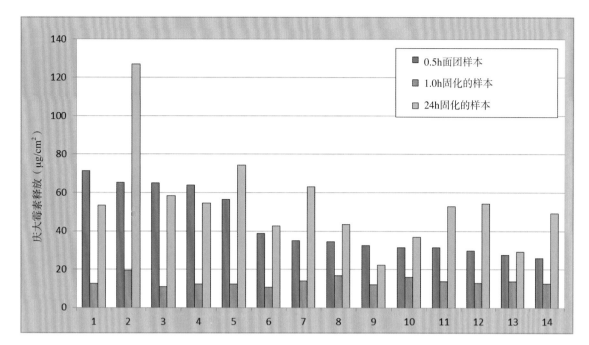

■图9.20 不同抗生素含量的PMMA骨水泥在面团期释放抗生素的情况

　　手术时 PMMA 骨水泥在面团期被注入骨内，并将在骨内保持一段时间的面团期状态。根据处理过程，PMMA 骨水泥注入骨内后在硬化以前通常会保持 3~4min 的面团期状态。骨水泥在骨床内硬化后其表面得到扩大。在这个过程中，骨水泥已经开始吸收水分，因此活性的抗生素也开始释放。

　　为了研究抗生素在 PMMA 骨水泥面团期的释放过程，首先需要按照生产厂家的建议采用真空搅拌系统。面团期结束后，将骨水泥挤入细的管嘴内直至完全硬化。为了能构建一个校正曲线，将管腔内硬化的骨水泥切割成 0.5、1、1.5、2 和 2.5cm 不同长度的圆柱段。称取每一段骨水泥的重量，然后绘制每段骨水泥的重量 / 表面积曲线。

　　在进行骨水泥内抗生素的释放试验时，各种不同类型骨水泥均需要在真空搅拌，并根据 ISO5833 的标准要求确定面团期结束时间（医生手指试验）。有些骨水泥尽管根据 ISO5833 标准已经达到了面团结束时间，但可能依然有一定黏度，并且可能或多或少地会有些液性骨水泥流出。因此，骨水泥块应当再额外放置两分钟，直至充分固化并不再有液性成分流出，但同时需要能保持骨水泥的外形良好。然后，用刀将管嘴以及其内的骨水泥均匀切割成段，长度为 1~2cm。小心将骨水泥块从管嘴中取出并放入试验用液体中（磷酸盐缓冲液）。柱状的骨水泥块保留在缓冲液中使得其内的抗生素进行释放。每隔 30 和 60min 取出缓冲液进行检测，这时便能够确定释放出的活性抗生素的总量。将骨水泥块进行干燥和反复称重，计算出骨水泥块的表面积，然后计算出抗生素释放浓度（μg/cm²）。

　　❯抗生素骨水泥在面团期的早期释放出大量的活性抗生素（刚刚注入后）。

　　所有参与试验的 PMMA 骨水泥均在注入后的前几分钟内释放出大量的活性成分（■ 图9.20，蓝色柱），并且面团期的释放量显著高于一小时后完全固化状态的释放量（20，灰色柱）。另外，与面团期的高浓度释放相比，有些 PMMA 骨水泥在固化 24h 后则不再显示释放活性成分（20，绿色柱）。在体内的情况下，那些能够释放足量抗生素的骨水泥，在假体被固定后的硬化状态下则不会再释放明显的抗生素。

因此，PMMA 骨水泥在体内的准备期延长有利于抗生素的释放，因为植入的骨水泥的黏性不会再迅速增加。黏性期越长，释放出的抗生素越多。

> 对于一期翻修手术而言，PMMA 骨水泥在面团期能释放出高剂量的抗生素对控制感染是非常有利的。

对于一些特殊的翻修用骨水泥，以及根据细菌种类和耐药状态而加入特殊抗生素的 PMMA 骨水泥，在面团期释放出高浓度抗生素的特性在一期翻修时尤其具有优势。一期翻修的最佳条件是：选择最好的骨水泥、并且针对所感染细菌的活性抗生素能够持续释放数天甚至数周。

9.10　手工加入抗生素

个性化加入抗生素的合法性，使得医生成为抗生素骨水泥的制造者，并因此应当为所制造的产品质量负责。Frommelt（2007）和 Ochsner 等（2013）阐明了有关如何在骨水泥中加入和搅拌抗生素并将其制备成均匀的混合物（◎ 图 9.21）。

最关键的事项是 40g 骨水泥中加入的抗生素总量不能超过 4g。在与 PMMA 骨水泥混合前，需要先将结成块状的抗生素混匀成粉。我们知道万古霉素的冻干粉就是一个例子。并且，抗生素一定不能与骨水泥的液性单体进行混合。将溶解的抗生素加入骨水泥中会影响聚合过程，并导致力学性能的降低。与此相反，Hsieh 等（2009）成功地将液体的庆大霉素加入到含有万古霉素的骨水泥中，并观察到两种抗生素的协同释放。

> 液体抗生素绝对不能加入 PMMA 骨水泥中（Frommelt，2007）。

抗生素粉末加入 PMMA 骨水泥粉中能形成均匀分布的混合物并具有可重复性，并且药物释放过程及骨水泥的力学性能均具有可重复性。有一个问题一直让许多人一直存有疑问，那就是液体抗生素加入骨水泥后的性能是否也与粉末抗生素一样。

40g 骨水泥粉末中加入 2g 抗生素，通常会有满意的抗生素释放浓度和可接受的力学性能。在加入骨水泥之前，需要证实抗生素具有良好的热稳定性。另外，务必需要确定抗生素在骨水泥聚合过程中是否会产生意想不到的副作用，从而影响或破坏抗生素的活性。植入抗生素 PMMA 骨水泥占位器是翻修手术时常用的控制感染的方法。

> PMMA 占位器是含有抗生素的临时假体。

这需要其在体内期间能够释放足够浓度的抗生素。Kelm 等（2006）对加入庆大霉素 - 万古霉素的 PMMA 占位器（1g 庆大霉素 /4g 万古霉素）的释放特征，分别在体内和体外的条件下进行了研究。发现体内条件下抗生素的释放较体外条件下为少。同时也观察到在大约两周的时间内均有足够浓度的抗生素释放和对细菌生长有良好的抑制效果。

作为日常临床工作的指南，Hendrich 等（2004）、Frommelt（2007）以及 Frommelt 和 Kühn（2005）分别对 PMMA 骨水泥内加入的几种抗生素组合的剂量提出了建议。

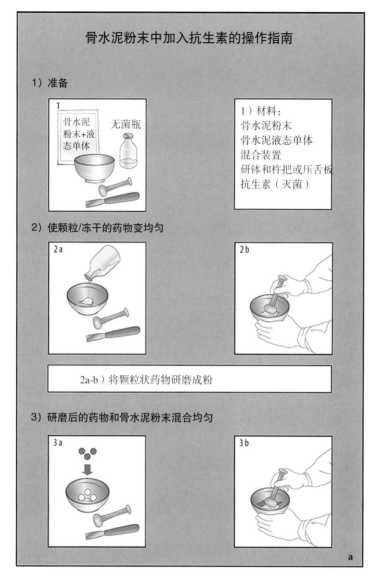

骨水泥粉末中加入抗生素的操作指南

1）准备

| 1 骨水泥粉末+液态单体　无菌瓶 | 1）材料：
骨水泥粉末
骨水泥液态单体
混合装置
研钵和杵把或压舌板
抗生素（灭菌） |

2）使颗粒/冻干的药物变均匀

2a　2b

2a-b）将颗粒状药物研磨成粉

3）研磨后的药物和骨水泥粉末混合均匀

3a　3b

a

■图9.21　PMMA骨水泥中加入（a、b）和混合（b）药物指南（如抗生素）

❯ 个性化加入抗生素的合法性，使得医生成为抗生素骨水泥的制造者，并因此应当为所制造的产品质量负责。

往 PMMA 骨水泥内加入抗生素应当限定于没有相应的商用抗生素骨水泥可用的情况下。这种手术方式仅限于治疗骨感染（Ochsener 等，2013）。

有一些抗生素可以加入 PMMA 骨水泥中，通常与庆大霉素或妥布霉素合用：

卡那霉素与头孢哌酮（Phillips 等，2007）（铜绿假单胞菌），氨苄西林（链球菌、肠球菌、厌氧菌），Bactricin（嗜血杆菌），先锋霉素 V（合用万古霉素；Sanz-Ruiz 等，2013）或者头孢菌素（葡萄球菌、大肠埃希菌、肺炎球菌），头孢噻肟仅与庆大霉素合用（肠道菌属），头孢孟多（葡萄球菌、流行性嗜血杆菌、奇异变形杆菌、链球菌、大肠埃希菌），头孢呋辛与

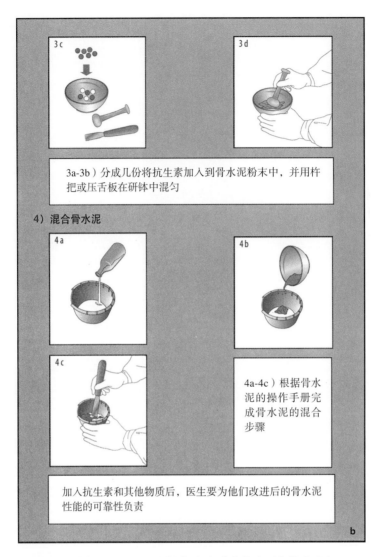

图9.21（续）   PMMA骨水泥中加入（a、b）和混合（b）药物指南（如抗生素）

庆大霉素联用（葡萄球菌、链球菌、propionibacteria），头孢哌酮与妥布霉素或庆大霉素联用，环丙沙星（MRSA），克林霉素与庆大霉素联用（葡萄球菌、链球菌、propionibacteria、厌氧菌 anaerobes），氯唑西林或双氯西林（链球菌），达托霉素（MRSA；Kaplan 等，2012），红霉素（葡萄球菌，链球菌，propionibacteria）与黏菌素联用（铜绿假单胞菌），庆大霉素（链球菌；Chang 等，2013），磷霉素（MRSA、葡萄球菌、链球菌），夫西地酸（链球菌），左氧氟沙星（MRSA、甲氧西林敏感菌），林可霉素与庆大霉素联用（与庆大霉素和克林霉素联用相似），利奈唑胺与妥布霉素或庆大霉素合用（MRSA/VRE），美罗培南与庆大霉素合用（ESBL、大肠埃希菌、肠球菌），莫西沙星（MRSA），新霉素（革兰氏阳性菌和革兰氏阴性菌），氧氟沙星（肠道内细菌），苯唑西林（与万古霉素合用；Ueng 等，2012），青霉素 G，妥布霉素（葡萄球菌），四环素，万古霉素与庆大霉素合用（MRSA）。

大多数 β 内酰胺类抗生素的特点是对热和潮湿敏感。抗生素或抗生素组合与 PMMA 骨水泥合用还有另外一些其他的副作用。

　　利福平，具有极好的骨和细胞穿透力，能攻击致病菌的信使 RNA 多聚酶，在感染翻修时通常与喹诺酮类抗生素联合全身用药。利福平对被生物膜包裹的细菌具有极好的活性，并且对葡萄球菌而言，它是目前所有抗生素中最有效的。利福平无论口服还是静脉给药均具有相同的生物活性，目前所知的葡萄球菌几乎初始时均没有对其产生耐药性。然而，如果采用利福平单独治疗，则很快就会形成耐药，因此建议与喹诺酮类药物（如左氧氟沙星）联合使用，因为利福平对革兰氏阳性菌有效，而喹诺酮类如环丙沙星对革兰氏阴性菌有效。利福平有明显的副作用，但确实是骨科医生手中的保留用抗生素！

　　遗憾的是，利福平因为其分子中的 p- 对苯二酚结构而不能掺入骨水泥中使用。该结构具有自由基捕获功能。骨水泥聚合期间会产生很多自由基，而利福平与自由基之间的反应会抑制骨水泥的聚合过程（Kühn，2013）。

　　亚胺培南（泰能）的化学结构特点是在其第二个环上有一双键结合部位，该结构对水、过氧化苯甲酰以及热非常敏感。亚胺结构对水解非常敏感，如果加入骨水泥中将因为骨水泥的成分及聚合过程中产生的热而导致其失去活性。

　　甲硝唑化学上是硝基咪唑的衍生物，它是一种独一无二的抗菌剂，对细菌和寄生虫均有抗菌活性。其分子中的氮能起到捕获自由基的作用。因此，甲硝唑不能掺入 PMMA 骨水泥，因为它能抑制骨水泥的聚合。

　　❯ 利福平和甲硝唑能捕获自由基，因此，它们都不能掺入骨水泥中使用。

　　抗菌剂如氯己定（Hirasishi 等，2010）和奥替尼啶也可以掺入 PMMA 骨水泥中（Langhoff，2007；Weckbach 等，2012）。两性霉素 B 被成功地用于处理假体周围的真菌感染。Palacos® R 骨水泥能够在数天内都能释放出具有杀真菌水平浓度的药物（Bruce 等，2001）。相反，氟胞嘧啶与骨水泥混合后则没有抗真菌作用（Silverberg 等，2001）。

　　❯ 氯己定和奥替尼啶以及一些抗真菌药可以与 PMMA 骨水泥混合使用。

9.10.1　抗生素联合使用

　　两种具有相同目标菌或相同作用模式的抗生素联合使用，可能会发生药物活性和（或）药物释放动力学的相互拮抗作用（Acar，2013）。许多不同的抗生素分子在局部竞争细菌表面的受体分子，从而降低了所使用抗生素的效率。有些抗生素的分子结构很长，由于其分子大而导致其骨的穿透性差（Zillerman 和 Elsner，2008）。万古霉素和克林霉素联合用于控制葡萄球菌感染，会产生明显的浓度相关的拮抗效应（Booker 等，2004）。万古霉素的特点是起效慢，如果与起效快的抗生素联合使用，很明显其抗菌效果会降低。这种现象可见于万古霉素和苯唑西林联合使用的过程中（Ho 等，1986）。

　　大家都知道，PMMA 骨水泥中加入抗生素会影响骨水泥的机械性能。因为抗生素颗粒不会掺入骨水泥的多聚体基质中，而是以一种异物的形式存在于骨水泥中，这样会有利于抗生素的释放。

　　从物理学的角度看，掺入高浓度抗生素的骨水泥占位器，如果其表面光滑则不利于抗生素的释放。有关 PMMA 骨水泥表面在早期会发生变形的报道，支持并非在所有情况下

PMMA 骨水泥都会在长时间内释放出足够活性的抗生素（Van de Belt 等，2001；Hendriks 等，2005）。这可能是如下不同过程导致的结果：

— 骨水泥的组成成分
— 抗生素的冻干粉
— 基质的孔隙率
— 活性药物的浓度
— 活性药物的质量
— 活性药物在骨水泥中的均匀分布状态
— 活性药物之间的相互作用
— 协同作用 / 拮抗作用

因此，当选择骨水泥与相应的抗生素联合使用时，应首先检查其是否适合作为占位器使用。将 2g 头孢菌素加入含有 5g 庆大霉素的 40g PMMA 骨水泥中，可能会发现有协同作用。加入头孢菌素几乎不会影响或很少会影响庆大霉素的释放。头孢菌素在所有病例中都有很高的释放浓度，头孢唑林和头孢噻肟在 30 天时依然会有可检测到的药物释放量。而头孢呋辛掺入骨水泥后的释放量则非常低，21 天后无法再检测到药物释放。加入骨水泥中的头孢菌素释放最好的是头孢唑林。PMMA 骨水泥中加入环氧类抗生素磷霉素 2g（最高可达 5g）28 天后依然会有可检测到的药物释放。然而，没有发现其与庆大霉素之间有协同作用（ 图 9.22）。

> 骨水泥中加入抗生素后可以见到有协同作用和拮抗作用发生。

相反，下列抗生素加入含有庆大霉素的 PMMA 骨水泥中后能见到明显的协同作用：环丙沙星（喹诺酮类），达托霉素（脂肽类），万古霉素 [糖肽和黏菌素类（多黏菌素类)]。与这些抗生素联合使用后，加入 5g 后的庆大霉素释放量显著高于加入 2g 后的释放量。上述所有抗生素在 28 天后依然可以检测到很高的释放量（ 图 9.22）。

抗生素对骨水泥机械性能的影响取决于所加入抗生素的量和种类（表 9.5）。骨水泥粉剂中加入 2g 抗生素粉后，其 ISO 抗弯强度大约降低 20%。加入头孢菌素头孢孟多后仅产生轻微的影响（约 7%），而达托霉素（20%）和万古霉素（32%）则会产生明显的影响。加入 5g 抗生素后骨水泥的抗弯强度会降低约 38%。加入抗生素后对 DIN 抗弯强度也有类似的影响，加入 2g 会降低 21%，加入 5g 会降低 29%。对于冲击强度的影响，加入 2g 抗生素后冲击强度会降低约 23%，而加入 5g 抗生素后会降低约 40%。环丙沙星对 DIN 冲击强度的影响最大，头孢呋辛的影响最小（ 表 9.5）。

> 手工加入抗生素会对骨水泥机械性能产生明显的影响，这取决于所加入抗生素的量和种类。

然而，商业化生产的抗生素骨水泥中抗生素的含量低，并且含量不同（从 1.25% 至 2.5%，重量比）。需要指出的是，抗生素是以抗生素盐的形式而非纯抗生素的形式加入骨水泥中的，庆大霉素是以庆大霉素硫酸盐的形式，妥布霉素以妥布霉素硫酸盐的形式，克林霉素以克林霉素盐酸盐的形式，万古霉素以万古霉素盐酸盐的形式。因此，实际的抗生素加入量要比 1.25% ~ 2.5% 的浓度稍高。总之，抗生素的加入量低，只对骨水泥的机械性能产生较小的影响。

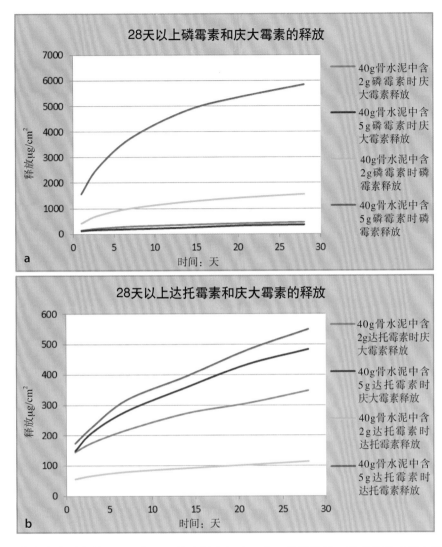

■ 图9.22　在含有庆大霉素的Palacos® R+G骨水泥中加入2g和5g的磷霉素，没有发现二者之间有协同作用（a）；而加入2g和5g的达托霉素后可见二者之间有协同作用发生（b）

> 加入 PMMA 骨水泥中的抗生素并非是纯品，而是以抗生素盐的形式加入：如庆大霉素是以庆大霉素硫酸盐的形式加入！1g 庆大霉素硫酸盐中只含有 0.6mg 的活性庆大霉素。

　　Lee 等（1978）的体外研究发现，一些可变的因素会对骨水泥的机械性能产生影响。这些可变因素包括：所加入的不透射线的物质的种类和数量，所加入抗生素的种类和数量，搅拌技术以及骨水泥注入技术等。加入抗生素后骨水泥性能降低的程度取决于所加入抗生素的种类和数量。Lautenschlager 等（1976a，1976b）的研究显示，丙烯酸骨水泥中加入庆大霉素硫酸盐后会导致抗压性能逐渐降低（■ 表 9.5）。然而，工业生产的抗生素骨水泥中抗生素的含量很低。正常情况下，商业化抗生素骨水泥中的抗生素含量为每 40g 骨水泥中只含有 0.5 ~ 1g 的抗生素。因此，对骨水泥机械性能的影响很小。这也被 Davies 等（1989）和 Kühn（2000）的研究所证实。Davies 发现 Palacos® R 中加入 0.5g 庆大霉素后并没有对其疲劳性能产生明显

表9.5 庆大霉素PMMA骨水泥中加入2g和5g其他抗生素后对其机械性能的影响

抗生素	抗生素家族	40gPMMA骨水泥中加入的抗生素含量（g）	ISO折弯强度（MPa）	ISO弯曲模量（MPa）	DIN折弯强度（MPa）	DIN冲击强度（kJ/m²）
庆大霉素（参考）	氨基糖苷类	0.5	66.5	2650	74.80	3.70
头孢唑林	头孢菌素	2.0	59.5	2628	65.66	3.00
		5.0	53.8	2751	56.09	2.65
头孢呋辛	头孢菌素	2.0	57.0	2535	66.49	3.07
		5.0	48.7	2372	59.48	2.62
头孢孟多	头孢菌素	2.0	61.	2650	66.01	3.10
		5.0	56.3	2619	61.62	2.64
磷霉素	环氧化物	2.0	58.1	2482	63.94	2.97
		5.0	49.2	2247	55.79	2.49
环丙沙星	喹诺酮类	2.0	59.5	2880	63.63	2.69
		5.0	51.7	2911	54.74	1.82
黏菌素	多黏菌素	2.0	60.7	2746	59.32	2.80
		5.0	50.5	2822	48.10	2.04
达托霉素	脂肽类	2.0	52.4	2624	57.46	2.59
		5.0	42.2	2533	42.21	1.58
万古霉素	糖肽类	2.0	52.9	2591	59.56	2.62
		5.0	45.2	2637	50.17	2.05

的影响，另外也发现，加入0.5g红霉素和0.24g多黏菌素后Simplex P的疲劳性能没有明显减低。Kühn（2000）的研究显示加入抗生素前后骨水泥的疲劳强度的变化很小。目前，骨水泥中加入抗生素会影响其机械性能是普遍接受的观点；但是，这种影响是在可以接受的范围之内的，并且，所有商业化的抗生素骨水泥的机械性能均能达到ISO5833：2000以及ASTM F451-08的标准要求。因此，使用商业化的抗生素骨水泥是安全的，考虑到在预防感染方面的优势，建议使用抗生素骨水泥。

（李子剑 田华译 蔡宏校）

参考文献

Acar JF. Antibiotic synergy and antagonism. Med Clin North Am. 84, 1391-1406, 2000

ASTM. Specification F 451-08. Standard specification for acrylic bone cement. Annual Book of ASTM, ASTM（"ASTM"）. 100 Barr Harbor Drive. West Conshohocken. PA 19428-2959 USA, 2008

Atkinson BA, Lorian V.: Antimicrobial agent susceptibility patterns of bacteria in hospitals from 1971 to 1982. J Clin Microbiol. 20(4):791-6, 1984

参考文献

Bjerkan G, Witso E, Bergh K. Sonication is superior to scraping for retrieval of bacteria in biofilm on titanium and steel surfaces in vitro. Acta Orthop 80(2):245-250, 2009

Booker BM., Stahl L., Smith PF.: In Vitro Antagonism with the Combination of Vancomycin and Clindamycin Against Staphylococcus aureus. The Journal of Applied Research Vol. 4, No. 3, 2004 Bruce AS, Kerry RM, Norman P, Stockley I.: Fluconazole-impregnated beads in the management of fungal infection of prosthetic joints. J Bone Joint Surg Br. 83(2):183-4, 2001

Buchholz, HW., Engelbrecht, H. Über die Depotwirkung einiger Antibiotika bei Vermischung mit dem Kunstharz Palacos. Chirurg 40, 511-515, 1970

Campoccia D, Montanaro L, Speziale P, Arciola CR.: Antibiotic-loaded biomaterials and the risks for the spread of antibiotic resistance following their prophylactic and therapeutic clinical use. Biomaterials 31(25):6363-77. doi: 10.1016/j.biomaterials.2010.05.005. Epub 2010 Jun 9, 2010

Chang Y. Tai CL. Hsieh PH. Ueng SWN. Gentamicin in bone cement. A potentially more effective prophylactic measure of infection in joint arthroplasty. Bone Joint Res vol. 2 no. 10 220-226, 2013

Coraça-Hubér DC., Fille M., Hausdorfer J., Pfaller K., Nogler M. Evaluation of MBEC™-HTP biofilm model for studies of implant associated infections. DOI: 10.1002/jor.22065, J Orthop Res 30:1176-1180, 2012

Cogan NG. Effects of persister formation on bacterial response to dosing. J Theor Biol 238:694-703, 2006

Costerton JW, Cheng KJ, Geesey GG, et al. Bacterial biofilms in nature and disease. Annu Rev Microbiol 41:435-464, 1987

Costerton JW, Stewart PS, Greenberg EP. Bacterial biofilms: a common cause of persistent infections. Science ; 284:1318-1322, 1999

Davies, JP., Jasty, M., O' Connor, DO., Burke, DW., Harrigan, TP., Harris, WH.: The effect of centrifuging bone cement. J. Bone Joint Surg. 7lB, 39-42, 1989

Donlan RM. Biofilm formation: a clinically relevant microbiological process. Clin Infect Dis 33:1387-1392, 2001

Del Pozo JL, Patel R.: Clinical practice. Infection associated with prosthetic joints. N Engl J Med. 2009 Aug 20;361(8):787-94. doi: 10.1056/NEJMcp0905029, 2009

Elek,SD., Conen, PE. The virulence of Staphylococcus pyogenes for man; a study of the problems of wound infection. Br J Exp Pathol. 38:573-86, 1957

Ensing GT., van Horn JR., van der Mei HC, Busscher HJ, Neut D Copal bone cement is more effective in preventing biofilm formation than Palacos R+G. Clin Orthop Rel Res, 66(6):1492-8. doi: 10.1007/s11999-008-0203-x. Epub 2008 Mar 13, 2008

Foerster, G. v., Buchholz, HW., Heinert, K.: Die infizierte Hüftendoprothese – Spätinfektion nach der 6. postoperativen Woche. In: Cotta, H, Braun, A (Hrsg.), 124-135, 1988

Foerster,G. v., Buchholz, HW., Lodenkämper, H, Lodenkämper U.: Antibiotika und Knochenzement – die lokaltherapeutische Bedeutung. In: Willert, H.-G., Buchhorn G (Hrsg.): Knochenzement. Aktuelle Probleme in der Chirurgie und Orthopädie 31, 227-233, 1987

Forbes BA, Sahm DF, Weissfeld AS. Bailey And Scott' s Diagnostic Microbiology, 10th edn. Mosby Inc., St. Louis Missouri, USA. 13, 1998

Frommelt L. Kuehn KD.: Properties of Bone Cement: Antibiotic-Loaded Cement. In Breusch SJ and Malchau H. The Well-Cemented Total Hip Arthroplasty: Theory and Practice. Springer Verlag, Heidelberg 86-92, 2005

Frommelt L.: Antibiotic choices in bone surgery – local therapy using antibiotic-loaded bone cement. In: Walenkamp GHIM (ed) Local antibiotics in arthroplasty. State of the art from an interdisciplinary view. Thieme Stuttgart New York, 59-64, 2007

Giguère S. Antimicrobial Drug Action and Interaction: An Introduction. Antimicrobial therapy in Veterinary Medicine 4th edn , S Giguère, JF Prescott, JD Baggot, RD Walker and PM Dowling, eds. Blackwell Publishing, Ames Iowa, USA, 2006.

Gristina AG, Naylor P, Myrvik Q. Infections from biomaterials and implants: a race for the surface. Med Prog Technol. 1988-1989;14(3-4):205-24,1988

Goodsell, DS. Wie Zellen funktionieren. Wirtschaft und Produktion in der molekularen Welt. 2. Auflage. Spektrum Verlag, 2010

Hendrich, C. and Frommelt L. Keim-orientierte Antibiotikatherapie bei Protheseninfektionen,in Septische Knochen- und Gelenkchirurgie, C. Hendrich, L. Frommelt, Eulert J, Editors. Springer Verlag: Berlin ; Heidelberg ; New York. 259-271, 2004.

Hinarejos P, Guirro P, Leal J, Montserrat F, Pelfort X, Sorli ML, Horcajada JP, Puig L. he use of erythromycin and colistin-loaded cement in total knee arthroplasty does not reduce the incidence of infection: a prospective randomized study in 3000 knees. J Bone Joint Surg Am. 1;95(9):769-74. doi: 10.2106/JBJS.L.00901, 2013

Hiraishi N. CKY Yiu, King NM.Tay FR Antibacterial Effect of Experimental Chlorhexidine-releasing Polymethyl

Methacrylate–based Root Canal Sealers Journal of Endodontics Vol. 35, Issue 9, Pages 1255-1258, 2009

Ho JL, Klempner MS. In vitro evaluation of clindamycin in combination with oxacillin, rifampin, or vancomycin against Staphylococcus aureus. Diagn Microbiol Infect Dis. 4(2):133-8, 1986

Hsieh PH, Huang KC, Tai CL.: Liquid gentamicin in bone cement spacers: in vivo antibiotic release and systemic safety in two-stage revision of infected hip arthroplasty. J Trauma. 66(3):804-8. doi: 10.1097/TA.0b013e31818896cc, 2009

Husmann M, Dersch K, Bobkiewicz W, Beckmann E, Veerachato G, Bhakdi S. Differential role of p38 mitogen activated protein kinase for cellular recovery from attack by pore-forming S. aureus alpha-toxin or streptolysin O. Biochem Biophys Res Commun. 16;344(4):1128-34. Epub 2006 Apr 21, 2006

ISO. 5833:2002: Implants for Surgery-Acrylic Resin Cements. Orthopaedic Application 2002, Beuth Verlag

Jahoda D, Judl T, Landor I, Pokorný D, Sosna A. Early Detection of Biofilm by Measuring the Impedance Between Interdigital Electrodes. MSIS 2013

Jefferson KK. What drives bacteria to produce a biofilm? FEMS Microbiol Lett; 236:163-173, 2004

Jiang, X. and Pace, J. Microbial biofilms in: Pace, J., Rupp, M., Finch, R. eds., Biofilms, Infection and Antimicrobial Therapy. USA, 3-19, 2006

Kaplan L. Kurdziel M. Baker KC. Verner J. Characterization of daptomycin-loaded antibiotic cement. Orthopedics 35 (4): e503-9, 2012

Kelm J, Regitz T, Schmitt E, Jung W, Anagnostakos K.: In vivo and in vitro studies of antibiotic release from and bacterial growth inhibition by antibiotic-impregnated polymethylmethacrylate hip spacers. imicrob Agents Chemother. 50(1):332-5, 2006

Kaiser AB, Kernodle DS, Parker RA. Low-inoculum model of surgical wound infection. Infect Dis. 166(2):393-9, 1992

Kittinger C., Stadler J., Kühn KD. An in vitro comparison of different test methods on release kinetics. Plos one, in press 2013

Kobayashi H, Oethinger M, Tuohy MJ, Procop GW, Bauer TW. Improved Detection of Biofilm-formative Bacteria by Vortexing and Sonication: A Pilot Study. Clin Orthop Relat Res 467:1360-1364, 2009

Kühn KD., Weber C., Kreis S., Holzgrabe U. Evaluation oft he stability of gentamicin in different antibiotic carriers using a validated MEKC method. J. Pharm. Biomed. Anal. 48, 612-618, 2008

Kuehn. K.-D., "Bone Cements Up-to-Date Comparison of Physical and Chemical Properties of Commercial Materials", Springer Verlag, Heidelberg, 2000

Kühn KD. Antibiotic-loaded bone cements-antibiotic release and influence on mechanical properties. In: Walenkamp GHIM (ed) Local antibiotics in arthroplasty. State of the art from an interdisciplinary view. Thieme Stuttgart New York, 47-58, 2007

Kühn KD.: Antimicrobial Implant Coating. In: Scholz M. Biofunctional Surface Engineering 6, 121-189, in press, 2013

Langhoff F. : Dissertation „Antiseptischer Knochenzement: Freisetzung von Octenidin aus Polymethylmethacrylat (PMMA) ". Universitätsklinikum Ulm 2007

Lautenschlager, E. P., Jacobs, J.J., Marshall, G.W., Meyer, P.R. Jr.: Mechanical properties of bone cements containing large doses of antibiotic powders. J Biomed Mat Res 10, 929-938, 1976a

Lautenschlager EP, Marshall GW, Marks KE, Schwartz J, Nelson CL.: Mechanical strength of acrylic bone cements impregnated with antibiotics. Biomed Mater Res. Nov;10(6):837-45. 1976b

Lee, AJC., Ling RS., Vangal, SS.: Some clinically relvant variables affecting the mechanical behavior of bone cement. Arch. Orthop. Traumat Surg. 92, 1-18, 1978

Lewis K. Multidrug tolerance of biofilms and persister cells. Curr Top Microbiol Immunol 322:107-131, 2008

Lewis LA, Li KB, Gousse A, Pereira F, Pacheco N, Pierre S, Kodaman P, Lawson S.: Genetic and molecular analysis of spontaneous respiratory deficient (res) mutants of Escherichia coli K12. Microbiol Immunol 35:289-301, 1991

Lorian V, Atkinson B.: Effect of serum on gram-positive cocci grown in the presence of penicillin. Minerva Med. 1;69(59):4067-70, 1978

Mader JT., Adams KR.: Experimental osteomyelitis. In: Schlossberg D (ed) Orthopedic Infection. Springer New York 39-48, 1988

Marks, KE., Nelson, CL., Lautenschlager, EP.: Antibiotic impregnated bone cement. J. Bone Joint Surg. 58 A, 358-364, 1976

Nasser S.The incidence of sepsis after total hip replacement arthroplasty. Semin Arthroplasty 5 (4): 153–159, 1999

Neut D, van der Mei HC, Bulstra SK, Busscher HJ. The role of small colony variants in failure to diagnose and treat biofilm infections in orthopedics. Acta Orthop 78:299-308, 2007

Stewart PS. Mechanisms of antibiotic resistance in bacterial biofilms. Int J Med Microbiol 292:107-113, 2002

Parvizi J, Saleh KJ, Ragland PS, Pour AE, Mont MA. Efficacy of antibiotic-impregnated cement in total hip replacement; Acta Orthop. 79 (3): 335-42, 2008

参考文献

Parvizi J.: New definition for periprosthetic joint infection. Am J Orthop (Belle Mead NJ). 40(12):614-5, 2011

Ochsener PE., Borens O., Bodler PM., Broger I, Eich G., Maurer T., Nötzli H., Trampuz A., Uchay I., Vogt M., Zimmerli W. Infektion des Bewegungsapparates. Herausgegeben durch die Expertengruppe Infektionen des Bewegungs- apparates der Schweiz. Gesellschaft für Orthopädie und Traumatologie (swiss orthopaedics) und der Schweiz. Gesellschaft für Infektiologie SGInf. Eigenverlag swiss orthopaedics, Grandvaux, 1. Auflage, 2013

Phillips H, Boothe DM, Shofer F. Davidson FS. Benett RA.In vitro elution studies of amikacin and cefazolin from polymethylmethacrylate. Vet Surg 36 (3): 272-8, 2007

Prokusi L. Prophylactic antibiotics in orthopaedic surgery. J Am Acad Orthop Surg, 16, 283.293, 2008

Roberts ME, Stewart PS. Modelling protection from antimicrobial agents in biofilms through the formation of persister cells. Microbiology 151:75-80, 2005

Rosenthal AL, Rovell JM, Girard AE.[Polyacrylic bone cement with added erythromycin and colistin. In vitro studies on bacteriologic activity and diffusion properties]. MMW Munch Med Wochenschr. 30;118(31):987-90, 1976

Rosin, H., Rosin, A.M., Krämer, J.: Determination of antibiotic levels in human bone: I. Gentamicin levels in bone. Infection, Volume 2, Issue 1, 3-6, 1974

Sauer J. Oberservational study of bone cement with two antibiotics in revision arthroplasty of knee and hip. In: Kienapfel H., Kühn KD (Eds.). The infected implant. Springer Medizin Verlag, Heidelberg, 85-88, 2009

Schäfer P, Fink B, Sandow D, Margull A, Berger I, Frommelt L.: Prolonged bacterial culture to identify late peripros- thetic joint infection: a promising strategy. Clin Infect Dis. 1;47(11):1403-9. doi: 10.1086/592973, 2008

Sanz-Ruiz P. Paz E. Abennojar J. del Real JC. Vaquero J. Forriol F. Effects of Vancomycin, Cefazolin and test Conditions on the Wear Behavior of Bone Cement Original Research Article. The Journal of Arthroplasty, available online 20 May 2013

Schaumann R., Rodloff AC. Low-grade infection and multiresistent gram-positive cocci. In: Kienapfel H., Kühn KD (Eds.). The infected implant. Springer Medizin Verlag, Heidelberg, 85-88, 2009

Silverberg D, Kodali P, Dipersio J, Acus R, Askew M.: In vitro analysis of antifungal impregnated polymethyl- methacrylate bone cement. Clin Orthop Relat Res. (403):228-31, 2002

Sterling GJ, Crawford S, Potter JH, Koerbin G, Crawford R. The pharmacokinetics of Simplex-tobramycin bone cement. J Bone Joint Surg Br. 85(5):646-9, 2003

Toma MB, Smith KM, Martin CA, Rapp RP.,: Pharmacokinetic Considerations in the Treatment of Methicillin-resistant Staphylococcus aureus Osteomyelitis Orthopedics ,Volume 29 · Issue 6, 2006

Torrence, M. E., Isaacson, R. E.: Microbial Food Safety in Animal Agriculture: Current Topics. Wiley-Blackwell; 1 edition, 2003

Trampuz A, Piper KE, Jacobson MJ, Hanssen AD, Unni KK, Osmon DR, Mandrekar JN, Cockerill FR, Steckelberg JM, Greenleaf JF, Patel R. Sonication of Removed Hip and Knee Prostheses for Diagnosis of Infection. N Engl J Med 357:654-663, 2007

Trampuz A, Zimmerli W. Antimicrobial agents in orthopaedic surgery: Prophylaxis and treatment. Drugs. 66(8):1089-105, 2006

Tresse O, Jouenne T, Junter GA. The role of oxygen limitation in the resistance of agar entrapped, sessile like Escherichia coli to aminoglycoside and betalactam antibiotics. J Antimicrob Chemother 36:521-526, 1995

van de Belt H, Neut D, Schenk W, van Horn JR, van der Mei HC, Busscher HJ.: Gentamicin release from polymethyl- methacrylate bone cements and Staphylococcus aureus biofilm formation. Acta Orthop Scand. 71(6):625-9, 2000a

van de Belt H, Neut D, Uges DR, Schenk W, van Horn JR, van der Mei HC, Busscher HJ. Surface roughness, porosity and wettability of gentamicin-loaded bone cements and their antibiotic release. Biomaterials. 21(19):1981-7, 2000b

Venugopalan V, Martin CA.: Selecting anti-infective agents for the treatment of bone infections: new anti-infective agents and chronic suppressive therapy. Orthopedics. 30(10):832-4, 2007

Venugopalan V, Smith KM, Young MH.: Selecting anti-infective agents for the treatment of bone infections. Ortho- pedics. 30(9):713-7, 2007

von Eiff C, Heilmann C, Peters G. New aspects in the molecular basis of polymer-associated infections due to staphylococci. Eur J Clin Microbiol Infect Dis 18:843-846, 1999

Ueng SWN. Hsieh PH. Shih HN. Chan YS. Lee MS. Chang Y. Antibacterial Activity of Joint Fluid in Cemented Total- Knee Arthroplasty: an In Vivo Comparative Study of Polymethylmethacrylate with and without Antibiotic Loading. Antimicrob. Agents Chemother. vol. 56 no. 11 5541-5546, 2012

Wahlig H, Buchholz HW. Experimental and clinical studies on the release of gentamicin from bone cement. Chirurg 43:441-445, 1972

Wahlig, H., Dingeldein, E.: Gentamicin in Alloarthroplastic. Clinical and Experiment results. Chemotherapie 1, 189-

193, 1976

Wahlig, H., Dingeldein, E.: Antibiotics and Bone Cements. Experimental and Clinical Long-Term Oberservations. Acta Orthop. Scand. 51, 49-56, 1980

Wahlig, H., Dingeldein, E., Buchholz, H. W., Buchholz, M., Bachmannn, F.: Pharmakokinetic Study of Gentamicin based cement in total hip replacements. J. of Bone and Joint Surg. 66 B, 175-179, 1984

Wahlig, H.: Die Geschichte der Biomaterialien als Wirkstoffträger. MPS, Berichte aus der Pharma-Forschung 6, Mainz, 1986

Wahlig H. Über die Freisetzungskinetik von Antibiotika aus Knochenzementen -Ergebnisse vergleichender Untersuchungen in vitro und in vivo. Chirurgie und Orthopädie 31:221-226, 1987

Wahlig, H., Hameister, W., Grieben A.: Über die Freisetzung von Gentamycin aus Polymethylmethacrylat. Langenbecks Arch. Chir. 331, 169-212, 1972

Weckbach S. Möricke A. Braunwarth H. Octenidine in combination with polymethylmethacrylate: a new option for preventing infection? Archives of Orthopaedic and Trauma Surgery 132: 15-20 , January 01, 2012

Weiss BD, Weiss EC, Haggard WO, Evans RP, McLaren SG, Smeltzer MS.: Optimized elution of daptomycin from polymethylmethacrylate beads. Antimicrob Agents Chemother. 53(1):264-6. doi: 10.1128/AAC.00258-08. Epub 2008 Oct 27, 2009

Wittmann D. H: Chemotherapeutic principles of difficult-to-treat infections in surgery: II. Bone and joint infections Volume 8, Issue 6, 330-333, 1980

Zilberman M, Elsner JJ.: Antibiotic-eluting medical devices for various applications. J Control Release. 24;130(3): 202-15. doi: 10.1016/j.jconrel.2008.05.020. Epub 2008 Aug 6, 2008

Zimmerli W., Sendi P. Antibiotics for prevention of periprosthetic joint infection following dentistry: Time to focus data. Clin Infec Dis 50, 17-19, 2010

10. PMMA骨水泥的聚合残留物

一般来说，甲基丙烯酸甲酯（MMA）的自由基聚合反应并不会进行得十分完全。这是因为随着单体转化率的提高，体系的黏度增大，从而影响了单体在体系中的流动性。固化后的骨水泥中未转化的单体的残留量通常介于单体总量的 2%～6% 之间。

10.1　残留单体

很多文献都已经对固化后的骨水泥中释放出的甲基丙烯酸单体可能造成的热坏死以及毒性作用进行了讨论（Charnley，1970；Willert，1974；Feith，1975；Lindwer 和 Hooff，1975；Linder 等，1976；Linder，1977；Lindner 等，1976；Mjöberg 1986）。Scheuermann（1976）的研究表明随着聚合反应缓慢持续地进行，残留单体的含量会在 2～3 周内降低到 0.5%。Rudiger 等（1981）通过体内试验进一步证明了这个体外试验结果。用于进行修补手术的可植入材料中残留单体的含量（于植入后 0.5、3 以及 8 年后测得）通常在 0.5% 甚至更低（Kirschner，1978）。

Ege 和 Scheuermann（1978）对骨水泥固化时单体的释放情况进行了研究，结果显示骨水泥表面残留单体的含量为 1.4～1.9mg/cm^2。这个结果与 Debrunner 等（1976）测得的结果 2mg/cm^2 是相当的。因此，洗提出的残留单体中的主要部分（例如，最初未转化的 2%～6% 的 MMA 的一部分）将快速进入血液并迅速消失，这一点是非常重要的（Eggert 等，1974，1977；Cront 等，1979；Wenda 等，1985a,b）。

已经有研究表明，未反应的 MMA 或者很快被发散出去（Wenzl 等，1973；Eggert 等，1980）或者进入 Krebs 循环进行新陈代谢（Wenzl 等，1973；Cront 等，1979）。Schlag 等（1976）指出 MMA 并不会影响呼吸系统和循环系统。

> ◉ MMA 可以在人体内很快地发散出去或代谢掉。

我们用尺寸为 3mm×10mm×15mm 的样本来检测残留甲基丙烯酸单体的释放。将 5 个已经固化 1h 的聚甲基丙烯酸甲酯样品（称重）分别置于盛有 5ml 去离子水的顶部为空的小瓶中，然后将小瓶密封并于 37℃ 恒温放置。我们以甲基丙烯酸甲酯标准液作为对比，用高效液相色谱法来检测不同时间间隔时（1、3、7、14 天）洗脱液中甲基丙烯酸残留单体的含量，结果用 μg 甲基丙烯酸甲酯 /g PMMA 骨水泥来表示。为了测定残留单体的含量，我们同样采用尺寸为 3mm×10mm×15mm 的样本。我们将样品置于去离子水中后在 37℃ 恒温放置，于不同的时间间隔（0、1、3、7、14、28 天）时分别取 0.2g 样本，将其用 5ml 丙酮稀释后置于体积为 22ml 的空瓶中。将空瓶中的液体磁力搅拌 24h 后，向液体中加入 15ml 标准液使聚合物完全沉淀出来。我们使用上层清液（如果需要可以离心）来进行分析测试（每个样品需 0.5μl，并系统校准）。结果以 % 甲基丙烯酸甲酯来表示，且与样品称重有关（◉ 图 10.1 a,b）。

在所有进行测试的 PMMA 骨水泥中，甲基丙烯酸丁酯（BuMA）是除 MMA 外骨水泥液体组成成分中的另一种单体。从毒性上来看，两种单体并没有很大不同（Revell，1992）。对从骨水泥中释放出来的残留单体的关注（Homsy 等，1972；Kutzner 等，1974a，1974b；Scheuzrmann，1976；Rudiger 等，1981；Ege 和 Scheuermann，1987）主要集中于其引起的过敏反应（Fisher，1956；Hollander 和 Kennedy，1951）和 MMA 造成的组织毒性（Hullinger，1962；Willert，1974；Lindner，1976；Endler，1953）。因此这就有理由去探索 MMA 单体的性质和骨水泥植入后引起的并发症之间的直接关系。自从 PMMA 骨水泥被应用于临床以来，其在手术中对呼吸和循环系统造成的影响（Ling，1971；Schuh 等，1973；Breed，1974；Kutzner 等，1974；Schlag 等，1976；Wheel Wright 等，1993；Byrick 等，1994；Turchin 等，1995；Woo 等，1995；Draenert 等，1999）经常造成患者的死亡。目前的解释除了 MMA 单体会造成死亡之外，还有一个原因是髓腔内压力升高而引起的栓塞。Rudiger 和 Grünert（1978）通过动物实验并排除甲基丙烯酸单体造成的影响，证实循环系统问题就是髓腔内压力升高后引起的神经系统反应造成的直接结果之一（Elmarghy 等，1998）。

使用二维经食管超声心动图（Heinrich 等，1985；Roewer 等，1985；Ulrich 等，1986；

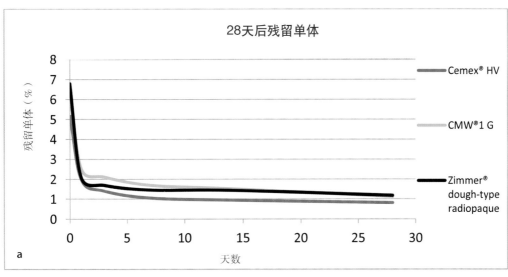

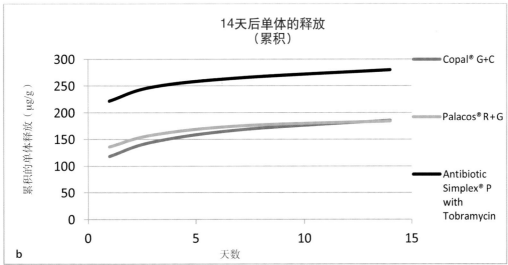

■图 10.1　不同类型PMMA骨水泥28天后释放出来的甲基丙烯酸甲酯单体含量（a）以及14天后累计的残留甲基丙烯酸甲酯含量（b）

Zichner，1987；Wenda 等，1987a,1987b,1988,1993；Christie 等，1995）已经证实了 PMMA 骨水泥或其他类型假体植入后造成的空气或髓腔内栓塞。非骨水泥的髋部手术同样会引起髓腔内压力升高并伴随其他可致死的并发症（Hofmann 等，1995；Hofmann 等，1999）。虽然对解决这方面问题的研究和探索已经有很多（例如，钻孔减压，排水），但是假体植入时造成的风险并没有被完全消除。Draenert 等（1999）发表了关于如何降低 PMMA 骨水泥植入时造成的栓塞风险的文章。

目前常用或者用来做研究的 PMMA 骨水泥的组成中，粉体：液体的比例通常为 2 : 1，因此通常来说 MMA 单体在粉体与液体混合后的得到的骨水泥面团中的含量约为三分之一。由于自由基聚合并不会达到 100%，因此残留单体在聚合后的材料中的含量大约为 6%，这是由于聚合过程中单体分子的移动受到的阻力越来越大造成的。随着聚合过程中体系黏度的增加，链增长减慢并最终停止，如自由基聚合。◨ 图 10.2 显示测试的 PMMA 骨水泥在聚合后的28 天内残留单体的含量。

> 自由基聚合反应并不会终止，残留的 MMA 单体永远存留在骨水泥主体中。残留的大部分单体可以持续进行聚合反应而被消耗。

参与测试的 PMMA 骨水泥中，通常都含有 4% ~ 7% 的残留单体，而且粉体 / 液体之间的比例对残留单体的含量影响不大（Kühn，2000）。这同样也适用于 MMA 单体从骨水泥中的释放。BuMA 在水中的溶解度比 MMA 低，因此它在固化后的骨水泥中停留时间比 MMA 要长。除此之外，由于 BuMA 的疏水结构，其在人体内的代谢时间与 MMA 相比同样也会延长（◨ 图 10.3）。

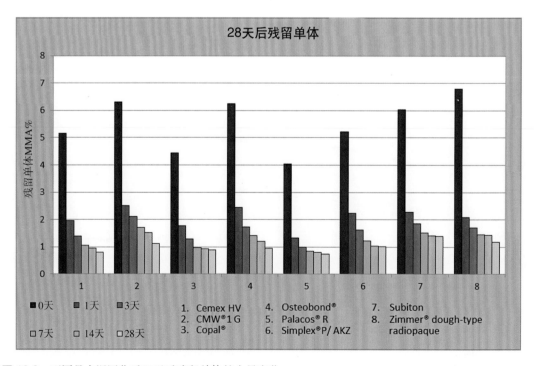

◨ 图 10.2　不同骨水泥固化后28天后残留单体的含量变化

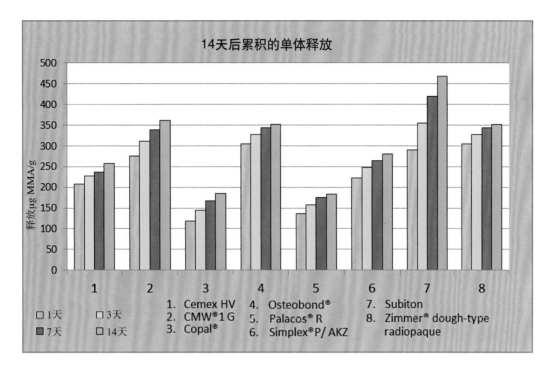

图 10.3 不同骨水泥固化后14天后单体的累计释放量（Kühn，2000）

在研究中我们并没有发现单体释放与残留单体或者骨水泥黏度之间有明显联系。延长骨水泥固化时具有较低黏度的时间，使单体具有良好的流动性并不能减少残留单体的含量。对于所有的骨水泥，随着时间的流逝，残留单体的含量都在降低。

基于此，骨水泥中的残留单体被认为可以在骨水泥植入体内的一段时间后完全被释放出来。但是，对残留单体和释放出单体含量的测试表明，大部分的残留单体是通过持续的聚合反应而被消耗的。

Wenzl 等用 [14]C 标记的 MMA 单体进行动物实验，静脉注射 MMA 后，发现 90% 具有放射性的物质在呼出的气体中被发现，只有 5% 发现于粪便或尿液中。实验表明，大部分的单体进入到了血液中，并被快速地新陈代谢掉（Cront 等，1979；Eggert 等，1977；Eggert 等，1974，1980；Wenda 等，1985a，1985b）。

经过水解作用，甲基丙烯酸首先形成并随后进行脱羧基反应（ 图 10.4），接着进行一系列人们所熟知的反应转变为 CO_2（Krebs 循环；Wenzel 等，1973）。

基本上，最初剩余的 6% 的残留单体中，至少有 75% 会被持续进行的聚合反应所消耗（ 图 10.5 绿色），5% ~ 6% 被释放（ 图 10.5 红色），10% ~ 20% 依旧存在于固化后的骨水泥中（ 图 10.5 白色）。

 图 10.5 中所显示的数据与 Ege 和 Scheuermann（1987）得到的结果是一致的，他们还详细地描述了残留单体随着时间延长在骨水泥中含量减少的过程。即使是对多年后进行二次手术取出的骨水泥进行检测，依然能检测到残留单体的存在，含量大约为 0.3% ~ 0.5%（Kirschner，1978）。

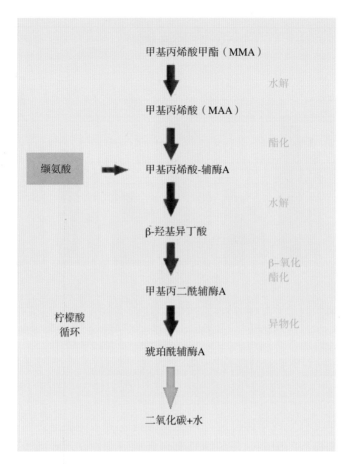

图 10.4　Krebs循环中甲基丙烯酸甲酯进行生物化学降解的示意图（Wenzl等，1973修正）

10.2　残留的N,N-二甲基对甲苯胺（DmpT）

DmpT 通常被认为是有毒性的。Trap 等（1992）和 Taningher 等（1993）的研究指出，Dmpt 会对染色体造成损伤并抑制蛋白质在体内的生物合成。Bösch 等（1982）、Lintner 等（1982）和 Lintner 等（1983）以及他们的同事指出了 DmpT 对骨的矿化作用造成的重要影响。此外它还能对皮肤产生影响（Haddad 等，1995；Tosti 等，1990；Dutree-Meulenberg 等，1992）。DmpT 的毒性大小与其含量有着直接的关系，而且它对细胞造成的伤害是可逆的。Stea 等（1998）发现将对细胞产生毒性影响的 DmpT 清除后，细胞的生长状态可以在 3 天后恢复如初。

因此，在研究 PMMA 骨水泥使用过程中 DmpT 造成的影响时，DmpT 是否会释放，释放量多少以及释放时间等问题是必须要考虑的因素。

理论上，骨水泥中引发剂过氧化苯甲酰（BPO）与 DmpT 之间的比例是确定的。市场上销售的骨水泥中，BPO 的含量为聚合物组成的 0.7% ~ 2.8%，DmpT 在单体中的含量与之类似。过量的 BPO 可以使 DmpT 全部转化。同样过量的 DmpT 也会导致 BPO 全部被消耗（第11 章），与上一种情况相比，DmpT 会有大量的剩余。

将固化后的骨水泥用甲醇进行洗脱处理，可以洗脱出 0.1% ~ 0.5% 的残留的 DmpT

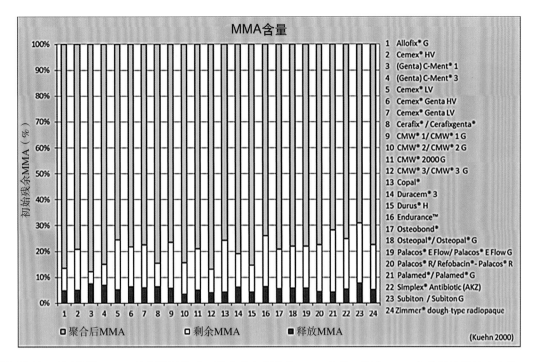

图 10.5 不同种类PMMA骨水泥固化后28天内参与固化的MMA含量，剩余MMA含量以及释放出来的MMA含量占最初MMA总量的变化趋势（Kühn，2000）

表10.1 骨水泥固化时DmpT从一种高黏度PMMA骨水泥以及两种低黏度PMMA骨水泥中的释放量（Ege和Scheuermann，1987）

时间（min）	DmpT（mg）		
	Palacos®R	Palacos® E flow	Zimmer® Bone Cement
0～1	0.05	0.05	0.08
1～2	0.08	0.08	0.09
2～4	0.12	0.09	0.15
4～6	0.12	0.11	0.15
6～60	0.12	0.10	0.15
时间（d）	DmpT（μg/cm²表面积）	DmpT（μg/cm²表面积/天）	
1	0.61	0.61	
2～4	0.05	0.016	
5～7	0.035	0.011	
8～11	0.03	0.0075	
12～21	0.067	0.0067	
22～42	0.065	0.0025	
43～63	0.047	0.0022	
64～77	0.03	0.0021	

（Bösch 等，1987；Ege 和 Scheuermann，1987；■ 表10.1）。Bösch 等人发现植入体内已经长达十年之久骨水泥样品中 DmpT 的含量为 0.2% ~ 0.6%，而新鲜的骨水泥中 DmpT 的含量仅为 0.3%。显然，骨水泥固化时仅有一小部分 DmpT 被消耗（Sato，1975）。剩余的 DmpT 中大部分存留在骨水泥中，仅有小部分会通过洗脱的方式释放出来。

> 骨水泥固化过程中 DmpT 只有部分被消耗。

被测试的骨水泥含有大约 0.22% ~ 0.88%（占全部骨水泥的百分含量）的 DmpT。■ 图 11.3 为文献中提到的骨水泥中 DmpT 的相关信息。

DmpT 在甲基丙烯酸甲酯聚合的过程中并不会完全被消耗。只有很少的一部分会成为聚合物主体的一部分，大部分会被氧化并转化为甲基 -p- 甲苯胺。根据 Bösch 等的研究结果（1987），我们可以认为几乎全部（99.9%）的 DmpT 都会存在于骨水泥中长达几年而不会被释放出来。这就意味着在我们使用 PMMA 骨水泥时，DmpT 对细胞造成的影响几乎可以忽略，特别是这种毒性造成的影响是可逆的（Stea 等，1997）。

DmpT 由气相色谱分析法测得。

（翟欣昀　李朝阳 译　吕维加 校）

参考文献

Boesch P., Harms H., Lintner F.: Nachweis des Katalysatorbestandteiles Dimethylparatoluidin im Knochenzement, auch nach mehrjaehriger Implantation. Arch. Toxicol. 51, 157-166, 1982

Boesch P., Harms H., Lintner F.: Zur Toxizitaet der Knochenzementbestandteile. In: Willert, H.-G., Buchhorn G (Hrsg.): Knochenzement. Aktuelle Probleme in der Chirurgie und Orthopaedie 31, 87-89, 1987

Breed AL.: Experimental Production of vascular hypotension and bone marrow and fat embolism with Methylmethacrylate Cement. Clin. Orthop. 102, 227-244, 1974

Byrick RJ., Mullen JB., Mazer CD., Guest CB.: Transpulmonary systemic fat embolism: studies in mongrel dogs after cemented arthroplasty. Am J Respir Crit Care Med, 150, 1416-1422, 1994

Charnley J.: Acrylic cement in orthopaedic surgery.: Baltimore: Williams and Wilkins, 1970

Christie J., Robinson C. M., Pell A. Ch., McBirnie J., Burnett R.: Transcardiac echocardiography during invasive intramedullary procedures. J Bone Joint Surg (Br), 77 B, 450-455, 1995

Crout DMG., Corkill JA., James ML., Ling RSM.: Methylmethacrylate Metabolism in man. Clinical Orthop. and Rel. Res. 141, 90-95, 1979

Debrunner HU.: Untersuchungen zur Porositaet von Knochenezementen. Arch. Orthop. Unfall-Chir. 86, 261-278, 1976

Draenert K., Draenert Y., Garde U., Ulrich Ch.: Manual of cementing technique. Springer Verlag, Heidelberg, 1999

Dutree-Meulenberg RO., Kozel MM., van Joost T.: Burning mouth syndrome: A possible etiologic role for local contact hypersensitivity. J Am Acad Dermatol. 26, 935-940, 1992

Ege W., Scheuermann H.: Freisetzung von Restmonomer und N,N-dimethyl-p-toluidin aus Knochenzementen waehrend der Aushaertung und bei Langzeitlagerungen – Eine in-vitro-Untersuchung. In: Willert H.-G., Buchhorn G (Hrsg.): Knochenzement. Aktuelle Probleme in der Chirurgie und Orthopaedie 31, 79-82, 1987

Eggert A., Huland H., Runke J., Seidel H.: Der UEbertritt von Methylmethacrylat-Monomer in die Blutbahn des Menschen nach Hueftgelenksersatzoperationen. Chirurg 45, 236-242, 1974

Eggert A., Seidel H., Wittmann D. H.: Beitrag zur Pharmakokinetik von Methylmethacrylat Monomer aus Knochenzementen. Der Chirurg 48, 316-318, 1977

Eggert A., Eckert W., Seidel H.: Zur Ausscheidung von Knochenzementmonomer in der Atemluft. Arch. Orthop. Traumat. Surg. 97, 221-224, 1980

Elmaraghy A., Humeniuk B., Anderson G. I.: Schemitsch, E.H., Richards, R.R.: The role of methylmethacrylate monomer in the formulation and haemodynamic outcome of pulmonary fat emboli. J.Bone Joint Surg, Br, 80-B,

156-161, 1998

Endler F.: Die allgemeinen Materialeigenschaften der Methylmethacrylat-Endoprothesen fuer das Hueftgelenk und ihre Bedeutung fuer die Spaetprognose einer Hueftarthroplastik. Arch. Orthop. Unf. Chir. 46, 35-42, 1953

Feith R.: Side-effects of acrylic cement implanted into bone. A histological, (micro)angiographic, fluorescensemicroscopic and autoradiographic study in rabbit femur. Acta Orthop. Scand. Suppl. 161, 1975

Fisher AA.: Allergic sensitization of skin and oral mucosa to acrylic resin denture materials. J. prosth. Dent. 6, 593, 1956

Haddad FS., Lvell NJ., Dowd PM., Cobb AG., Bentley G.: Cement hypersensitivity: A cause of aseptic loosening. J Bone Joint Surg. 77B, 329-330, 1995

Heinrich H., Kremer P., Winter H., Woersdorfer O., Ahnefeld F. W.: Transoesophageale zweidimensionale Echokardiographie bei Hueftendoprothesen. Anaestheses 34, 118-123, 1985

Hofmann S., Hopf R., Huemer G., Kratowill C., Koller-Strametz J., Schlag G., Salzer M.: Modified surgical technique for reductionof bone narrow spilling in cement-free hip endoprosthesis. Orthopaede 24(2), 130-137, 1995

Hofmann S., Hopf R., Mayr G., Schlag G., Salzer M.: In vivo femoral intramedullary pressure during uncemented hip arthroplasty. Clin-Orthop. 360, 136-146, 1999

Hollander L., Kennedy RM.: Dermatitis caused by autopolymerizing acrylic restoration material. Dent. Dig. 57, 213, 1951

Homsy CA., Tullos HS., Anderson SM., Differante NM., King JW.: Some physiological aspects of prothesis stabilization with acrylic polymers. Clin. Orthop. 83, 317-328, 1972

Hullinger L.: Untersuchungen ueber die Wirkung von Kunstharzen in Gewebekulturen. Arch. Orthop. Unf. Chir. 54, 581, 1962

Kirschner P.: Experimentelle Untersuchungen mechanischer und chemischer Eigenschaften von Knochenzementen nach Langzeitimplantation im menschlichen Koerper. Habilitationsschrift, Mainz, 1978

Kuehn KD.: Bone Cements Up-to Date Comparison of Physical and Chemical Properties of Commercial Materials Springer. 3-54067207-9. 2000

Kutzner F., Dittmann E. Ch., Ohnsorge J.: Atemeffekte durch Knochenzement auf Methylmethacrylatbasis. Z. Orthop. 112, 1053-1062, 1974a

Kutzner F., Dittmann E. Ch., Ohnsorge J.: Restmonomerabgabe von abhaertendem Knochenzement. Arch. Orthop. Unf. Chir. 79, 247-253, 1974b

Linder LG., Harthon L., Kullberg L.: Monomer leakage from polymerizing acrylic bone cement. An in vitro study on the influence of speed and duration of mixing, cement volume and surface area. Clin. Orthop. 119, 242-249, 1976

Linder LG.: Reaction of bone of the acute chemical trauma of bone cement. J. Bone Joint Surg. 59 A, 82-87, 1977

Lindner L.: Tissue reaction to Methylmethacrylate Monomer. Acta orthop. Scand 47, 3-10, 1976

Lindwer J., van den Hooff A.: The infuence of acylic bone cement on the femur of the dog. Acta Orthop Scand, 46, 657-671, 1975

Ling RSM., James HL.: Blood pressure and bone cement. Brit. Med. J 1971 II, 404, 1971

Lintner F., Boesch P., Brand G.: Histologische Untersuchungen ueber Umbauvorgaenge an der Zement-Knochengrenze bei Endoprothesen nach 3-10jaehriger Implantation. Path. Res. Prac. Res. 173, 376, 1982

Lintner F.: Die Ossifikationsstoerung an der Knochenzement-Knochengrenze. Acta. Chir. Austr. Suppl. 48, 1-18, 1983

Mjoeberg B.: Loosening of the cemented hip prosthesis. The importance of heat injury. Acta Orthop. Scand., Suppl, 221, 1986

Revell P., George M., Braden M., Freeman B., Weightman B.: Experimental studies of the biological response to a new bone cement, I. Toxicity of n-butylmethacrylate monomer compared with methylmethacrylate monomer. Jour. Mat. Sci: Mat. in Med. 3, 84-87, 1992

Roewer N., Beck H., Kochs E., Kremer P., Schroeder E., Schoentag H., Jungbluth K. H., Schulte am Esch J.: Nachweis venoeser Embolien waehrend intraoperativer UEberwachung mittels transoesophagealer zweidimensionaler Echokardiographie. Anaesth. Intensivther. Notfallmed. 20, 200-205, 1985

Rudigier J., Gruenert A.: Tierexperimentelle Untersuchungen zur Pathogenese intraoperativer Kreislauf- und Atmungsreaktionen bei der Implantation sogenannter Knochenzemente in die Markhoehle eines Roehrenknochens. Arch. Orthop. traumat. Surg. 91, 85-95, 1978

Rudigier J., Scheuermann H., Kotterbach B., Ritter G.: Restmonomerabnahme und –freisetzung aus Knochenzementen. Unfallchirurgie 7, 132-137, 1981

Sato T., Keta S., Otsu T.: A study an initiation of vinyl polymerization with diacylperixide-tertiary amine systems by spin trapping technique. Macrmol. Ch. 176, 561, 1975

Scheuermann H.: Bestimmung des Monomergehaltes von Knochenzementen und Bestimmung der

Monomerfreisetzung an waessrigen, physiologischen Medien waehrend der Verarbeitungsphase und im ausgehaerteten Zustand. Ingenieurarbeit Fachhochschule Fresenius, Wiesbaden, 1976

Schlag G., Schliep H.-J., Dingeldein E., Grieben A., Ringsdorf W.: Sind intraoperative Kreislaufkomplikationenbei Alloarthroplastiken des Hueftgelenks durch Methylmethacrylat bedingt? Anaesthesist 25, 60-67, 1976

Schuh F. T., Schuh S. M., Viguera M. G., Terry R.N.: Circulatory changes following implantation of Methylmethacrylate Bone Cement. Anaesthesiology 39, 455-457, 1973

Stea S., Granchi D., Zolezzi C., Ciapetti G., Visentin M., Cavedagna D., Pizzoferrato A.: High-performance liquid chromatography assay of n,n-dimethyl-ptoluidine release from bone cements: evidence for toxicity. Biomaterials 18, 243-246, 1997

Taningher M., Pasquini R., Bonatti S.: Genotoxicity analysis of N,N-dimethyl-p-toluidine. Environ Mol Mutagen, 21, 349-356, 1993

Tosti A., Bardazzi F., Piancastelli E., Basile G. P.: Contac stomatitis due to N,N-dimethyl-paratoluidine. Contac Dermatitis, 22, 113-115, 1990

Trap B., Wolff P., Steen Jensen J.: Acrylic bone cements: residuals and extractability of methacrylate monomers and aromatic amines. J Apl. Biomater. 3, 51-57, 1992

Turchin DC., Anderson GI., Schemitsch EH., Byrick RJ. Mullen BM., Richards RR.: Pulmonary and systemic fat embolization following medullary canal pressurization. Trans Orthop Res Soc. 20, 252, 1995

Ulrich Ch., Burri B., Woersdorfer O., Heinrich H.: Intraoperative Transoesophageal Two-dimensional Echocardiography in Total Hip Replacement. Arch. Orthop. traumat. Surg. 105,274-278, 1986

Wenda K, Rudigier J., Scheuermann H., Weitzel E.: How to avoid circulatory reactions in total hip replacements with bone cement. 11th Annual Meeting of the Society for Biomaterials, San Diego, Transactions, Vol. VIII, 125, 1985a

Wenda K., Rudigier J., Scheuermann H., Biegler M.: Pharmakokinetic of methylmethacrylat monomer during total hip replacement in man. 2nd International Conference on polymers in medicine, Capri, 1985b

Wenda K., Grieben A., Rudigier J., Scheuermann H.: Pharmakologische Effekte und Kinetik von Methylmethacrylat-Monomer. In: Willert, H.-G., Buchhorn G (Hrsg.): Knochenzement. Aktuelle Probleme in der Chirurgie und Orthopaedie 31, 83-86, 1987a

Wenda K.., von Issendorf W. D., Rudigier J., Ahlers J.: Blood pressure decrease after bone cement – effect of monomer or intramedullary pressure? 13th Annual Meeting of the Society for Biomaterials, New York, Transactions, Vol. X: 220, 1987b

Wenda K., Ritter G., Rudigier J., Degreif J.: Der intramedullaere Druck waehrend Marknagelosteosynthesen. Chirurgisches Forum 88 f. experim. u. klin. Forschung. In: Schriefers, K. H., et al. (Hrsg.), Springer-Verlag, Berlin, Heidelberg, 153-158, 1988a

Wenda K., Scheuermann H., Weitzel E., Rudigier J.: Pharmacokinetics of Methylmethacrylate monomer during total hip replacement in man. Arch. Orthop. Traumat. Surg. 107, 316-321, 1988b

Wenda K., Degreif J., Runkel M., Ritter G.: Pathogenesis and prophylaxis of circulatory reactions during total hip replacement. Arch Orthop Trauma Surg. 112, 260-265, 1993

Wenzl H., Garbe A, Nowak H.: Experimentelle Untersuchungen zur Pharmakokinetik von Monomethylmethacrylat. In: Erlacher, PH., Zemann, L, Spitzy, K. H. (Hrsg.),1-16, 1973

Wheelwright EF., Byrick RJ., Wigglesworth DF.: Hypotension during cemented arthroplasty: Relationship to cardiac output and fat embolism. J Bone Joint Surg (Br), 75 B, 175-203, 1993

Willert HG.: Die quantitative Bestimmung der Abgabe von monomerem Methylmethacrylat verschiedener Knochenzemente an das umliegende Gewebe waehrend der Polymerisation. Batelle Information 18, 48, 1974

Woo R., Minster RJ. jr., Fitzgerald R., Mason LD., Lucas DR., Smith FE.: Pulmonary fat embolism in revision hip arthroplasty. Clin Orthop 319, 41-53, 1995

Zichner L.: Embolien aus dem Knochenmarkkanal nach Einsetzen von intramedullaeren Femurkopfendoprothesen mit Polymethylmethacrylat. In: Willert, HG., Buchhorn G (Eds.): Knochenzement. Aktuelle Probleme in der Chirurgie und Orthopaedie 31, 201-205, 1987

11. 过敏反应以及PMMA骨水泥的相互作用

11.1　概述

对植入材料术后引起的并发症进行调查时发现，部分并发症是由过敏反应引起的。在临床上，皮肤湿疹，伤口或骨愈合延迟，复发性积液，疼痛或植入物松动都是过敏反应的征兆（Carlsson 等，1980；Goodman 等，1996；Haddad 等，1996；Rodgers 等，1997；Hallab 等，2001；Thomas，2003）。这种过敏反应会引起植入体周围与植入的异物间产生炎症反应，从而导致骨质溶解及骨内固定物的松动（Kubba 等，1981；Thomas，2003；Willert 等，2005）。

迄今为止，对什么原因造成的过敏反应依然不是十分清楚。显然，外周血淋巴细胞在已经发生的过敏反应中起着一定的作用（Hallab 等，2005；Thomas 等，2009）。无论过敏反应产生的原因，如果植入物在植入人体后会引起过敏反应，我们必须不再使用这种含有引起过敏反应成分的材料，并采用不含有引起过敏反应成分的材料作为可植入材料（Kaplan 等，2002）。

11.2　过敏反应激发子

Thomas 等（2006，2008a）、Krenn 等（2012）、Thomas 等（2013）列出了典型的激发子如镍、钴、铬、钛以及骨水泥的组成成分，如庆大霉素、过氧化苯甲酰、对苯二酚、甲基丙烯酸甲酯以及 N,N- 二甲基对甲苯胺（DmpT）。

金属材料所引起的过敏反应已经众所周知而且有越来越多的过敏反应被发现和研究（Carlsson 和 Moller，1989；Moller，1990）。不过植入物在植入后引起的过敏反应远远比假设产生过敏反应的概率要小。Rau 等（2008）和 Krenn 等（2012）用金属粒子的流程图描述了这一现象。

PMMA 颗粒或者骨水泥中的组成成分引起的过敏反应，如手部湿疹，同样在医护人员应用其他含有丙烯酸酯材料的案例中见到（Pegum 和 Medhurst，1971；Fries 等，1975；Foussereau 等，1989；Freeman 等，1995；Otto 等，2006；Krenn 等，2012）。PMMA 骨水泥引起的过敏症，通常是由 T 细胞介导的免疫系统迟发型反应引起（Thomas 等，2008a）。一般来说，如果一种骨水泥中的组成成分会引起过敏反应，那么就需要考虑在临床上使用非骨水泥系统或者使用其他种类的骨水泥。

11.3　骨水泥中的过敏反应激发子

11.3.1　抗生素

如果用来制备骨水泥的粉体成分（如，抗菌的庆大霉素）被证明会引起过敏反应，那么就应该使用简单的（不含抗生素）骨水泥（Geier 等，2008），或者使用含有其他种类抗生素的骨水泥（例如，使用含有黏菌素和红霉素的 Antibiotic Simplex® AKZ）。还有一种方法是使用简单的不含有抗生素的骨水泥，并额外加入不会引起患者过敏反应的有效的抗菌成分。如果通常使用的系统性抗生素给药方法没有效果的话，抗生素可以加入到骨水泥粉体中从而实现保护基体不受感染的目的。这种方式是否必要和合理是由主治医生决定的。对抗生素或者系统性供给的药物是否产生过敏反应，均需要经过常规的测试来检测（Thomas 等，2013）。

11.3.2　过氧化苯甲酰（BPO，引发剂）

如果制备骨水泥时粉体成分中的 BPO，或者极少数情况下液体成分中的 DmpT 会引起过敏反应（Bandmann 和 Agathos，1985；Gebhart 和 Geier，1996；Geier 等，2003；Thomas 等，2013），那么就应该使用非骨水泥体系来代替，因为现在市场上销售的骨水泥都是以 BPO:DmpT 为引发剂：催化剂推动体系的自由基聚合反应进行。聚合过程中 BPO 和 DmpT 基本上被全部消耗，但是却没有好的方法去检测它们在实际过程中的消耗情况。当 BPO 与血液或者血清接触时，其会分解为苯甲酸和氧气（Ege，1993；Shintani 等，1993；Kühn，2000）。由于 BPO 的溶解度较低，因此将其在固化后的骨水泥中的残留部分洗脱出来的概率是很低的。同样，分析测试在这里也很难进行，因为一旦与清洁剂相接触（如空气或湿气），过氧化氢将会很快进行反应。

从化学上讲，如果体系中有过量的催化剂 DmpT（mmol）那么就相应地需要消耗较多的引发剂 BPO（mmol）。制备骨水泥时，如果催化剂过量，可以使固化后的骨水泥中含有过氧化氢的概率大大降低（□ 图 11.1）。

检测显示，PMMA 骨水泥通常含有过量的 BPO，甚至有时 BPO 的浓度会是 DmpT 浓度的三倍。例如，不仅 Cemex® 骨水泥中含有过量的 BPO，CMW®1 G 和 CMW®2 G，Genta C-ment® 骨水泥以及 Surical Subiton® G 骨水泥中都含有过量的 BPO 成分。另外，还有一些骨水泥中过的成分为 DmpT，如 Antibiotic Simplex®AKZ、CMW®3 G、Copal® G+C 和 Palacos® R+G 骨水泥（Kühn，2000）。

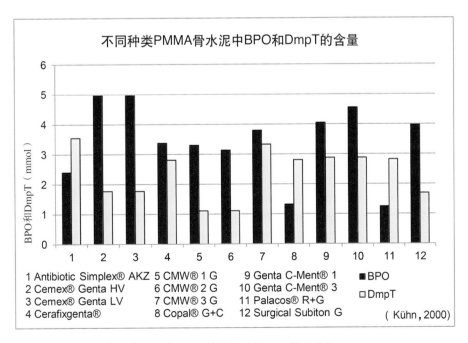

■图11.1　不同种类PMMA骨水泥中BPO和DmpT的含量（以mmol为单位）

11.3.3　显影剂

PMMA 骨水泥中含有的显影剂粉末同样有可能会引起过敏反应。但是，到目前为止在临床上还没有因为显影剂而引起的过敏反应发生（Thomas 等，2008b；Krenn 等，2013）。为了防止过敏反应的发生，在使用骨水泥来固定植入材料时需选择是含有硫酸钡的骨水泥还是二氧化锆的骨水泥。

11.3.4　对苯二酚

对苯二酚（hydroquinone, HQ）通常作为自由基捕捉剂存在于单体溶液中，而且通常已经存在于 MMA 或者 BuMA 中，含量大约为百分之一。由于空气中氧气以及骨水泥中的一些组分的氧化作用，因此从化学上讲，盛装骨水泥液体的瓶子一旦打开，对苯二酚会很快地反应完全。因此对苯二酚几乎不可能引起过敏反应（Geier 等，2008；Thomas 等，2013）。

11.3.5　丙烯酸酯

丙烯酸酯极有可能引起过敏反应（Geier 等，2008）。当前市场上销售的骨水泥均由粉体和液体两部分组成。粉体中含有大于 84% 的 PMMA 预聚物和共聚物。当关节假体周围骨溶解引起假体无菌性松动时，PMMA 颗粒基本上不会引起过敏性反应（Otto 等，2006；Krenn 等，2012；Thomas 等，2013）。PMMA 骨水泥的液体部分几乎全部由液体状的 MMA 单体组成（大于 96%）。虽然概率很低，但是液体状的 MMA 单体会通过与皮肤接触或者直接吸入引起过敏性反应（Thomas 等，2008）。当浓度较高时，MMA 或其他种类的甲基丙烯酸酯类（如甲基丙烯酸丁酯，BuMA）会刺激眼部、呼吸系统黏膜，或者有可能引起接触性皮炎（Marshall 等，1978；Kassis 等，1984；Scolnick 和 Collins，1986；Gift，1998）。另外几乎没有证据证实当吸入较高浓度的 MMA 时，会引起呼吸短促或者咳嗽（Lozewicz 等，1985；Savonius 等，1993）。有很多报道是关于骨水泥作为牙科修复载体时，MMA 单体从聚合物中渗透出来引起过敏性反应，从而引起黏膜炎症（Bradford EW，1948；Fisher AA，1954）。在 20 世纪 70 年代关于骨水泥技术的早期报道中，还有一篇关于过敏性反应的报道是由于手术中主治医生的手部引起的（Pegum 和 Medhurst，1971；Fries 等，1975）。

> 残留的 MMA 可以很快被代谢为二氧化碳与水。

MMA 在人体内可以很快地被代谢为二氧化碳和水（图 11.2）。如果患者对 MMA 产生过敏反应，那么就应该对该患者使用非骨水泥假体并进行相应的研究。

11.3.6　N,N-二甲基对甲苯胺（DmpT，催化剂）

与前面讨论过的骨水泥中的其他组成成分类似（MMA 和 BPO），如果患者对 DmpT 会产生过敏反应，那么就应该避免使用骨水泥体系，因为市场上所用的所有 PMMA 骨水泥都将 DmpT 作为催化剂加入到单体液体中。手术中 DmpT 引起的过敏反应是非常少见的（Thomas

等，2008）；尽管在聚合过程中绝大部分 DmpT 都已经被消耗（除了极少部分），但是并不是全部的 DmpT 都可以在聚合过程中被分解（ 图 11.3）（Sato，1975）。

> 聚合过程中 DmpT 并非完全被消耗。

只有少部分的 DmpT 参与聚合反应并成为聚合物主体的一部分，其余大部分都通过氧化作用分解为甲基对甲苯胺（Boesch 等，1987）。

11.3.7 染料

部分 PMMA 骨水泥含有 E141 染料（叶绿酸 - 铜的络合物），有的存在于骨水泥粉体中，有的存在于骨水泥液体成分中，或者两者中都有。很少有报道是关于铜产生过敏反应的（Hoslynek 和 Maibach，2003），而且 Refobacin® Bone Cement R 或者 Palacos® R+G 骨水泥中

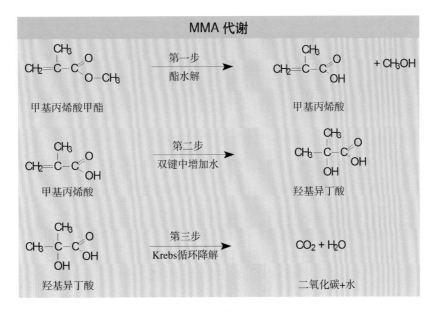

图11.2 甲基丙烯酸甲酯的生物化学降解过程（Wenzl等，1973）

反应掉和剩余的DmpT	
释放的DmpT 大约0.1%	骨水泥中反应掉DmpT和剩余DmpT 大约99.9%
Ege和Scheuerman，1987	（Sato 等，1975；Boesch 等，1987）
所有测试的骨水泥全部DmpT含量（0.22% ~ 0.88% w/w）=100%	

图11.3 水泥鞘中反应掉的DmpT以及保持不变的DmpT的含量（Sato等，1975；Ege和Scheuermann，1987；Boesch等，1987）

含有的 E141 染料中铜与叶绿酸通过很强的作用力络合在一起，几乎不可能将铜洗脱出来并游离出一种能引起过敏反应的小分子物质（Geier 等，2008）。另外 E141 中含有的蛋白成分（如花生油、葵花籽油或其他）会在制备过程中发生变性（在酸性或碱性条件下 200℃ 处理至少 90min）并通过过滤的方式被除去（Taylor 等，1981）。目前还没有关于 PMMA 骨水泥中所含有的花生油成分引起患者过敏性反应的报道（Taylor 等，1981；Thomas 等，2008）。

Cobalt®Powder™ 骨水泥中应用的染料是 Pigment blue FD&C No.2-Aluminum Lake。这种染料是在氨基钠和苛性钠的混合物中将苯基甘氨酸钠和羟基吲哚融合得到的化学合成产物。靛蓝染料（indigo）是从植物中提取的，而靛蓝（indigotine）是从石油中提取的。他们均已经通过了美国 FDA 认证并被认可可以添加进食物中。这两种染料都可以引起过敏反应或者是皮疹（Swerlick 和 Campbell，2013）。从化学角度看，靛蓝染料在色素中是无法溶解的，因此其引起过敏反应的可能性非常低。

如果依然对骨水泥的各组成成分引起的过敏反应以及其植入人体后的不相容性表示怀疑，对于不同种类的骨水泥，连同 PMMA、MMA、BPO、DmpT 以及抗生素已经进行了一系列相关测试。这一系列的标准测试早已经应用于牙科行业中（Thomas 等，2008b）。即使在上皮测试中已经排除产生过敏症的可能性，假体植入后依然有引起过敏性反应的可能（Rooker 等，1980；Baur 等，2005）。或者即使在上皮测试中发现材料会引起过敏反应，植入体内后并不一定会诱导过敏反应的发生（Carlsson 等，1980；Carlsson 和 Moller，1989）。

> 骨水泥的组成成分很少会引起过敏反应。如果其中的某一种成分会引起过敏反应，那么就应该选择不含有这种过敏源成分的另一种骨水泥。如果在临床上是合理且可接受的，那么对于特殊患者应该使用非骨水泥的治疗方法。

11.4　钛与PMMA间的相互作用

钛假体（或者含有钛合金的假体）已经被非常广泛地应用于假体置换中。纯钛或者钛合金在材料表面形成了一层很薄，具有强结合力的氧化钝化层，这层保护膜可以保护其免受周围环境的腐蚀。纯钛或者钛合金假体不会引起过敏性反应或导致癌症，也正因此钛不仅被应用于工业中也同样被用作可植入材料用在人体中（Buchhorn 等，1992）。在非骨水泥类型的可植入材料中，钛材料是非常理想的一类材料（Head 等，1995），因为其具有与其他不锈钢相比较低的弹性模量，这对于缓冲骨骼上的作用力非常有效。

钛材料良好的性能及临床应用经验使其在 20 世纪 70 年代第一次作为钛金属骨水泥型髋关节假体植入患者中。临床获得的结果非常好，因为钛的弹性模量与人体骨骼相似，并能将压力平均分散在骨水泥周围（Sarmiento 和 Gruen，1985；Christel 等，1988）。

在 20 世纪 90 年代初期，越来越多的结果证实骨水泥固定的股骨柄侧假体采用钛合金材料会引起无菌性松动。显然，这与具有高弹性的钛合金有非常密切的关系（Tompkins 等，1994）。在对材料进行改进时发现，假体有明显的磨损，假体周围发现了腐蚀后的产物，且假体出现了非常明显的腐蚀。已经对腐蚀现象进行了深入的研究与探讨（如：Fontana 和 Greene，1967；Griesse，1968；Covington，1973）。Willert（1996）对含钛的骨水泥植入物植入人体后发生的反应做了非常详细的描述，并对发生的各种现象做了解释。

钛合金这种的软性的假体材料，都会在冷加工时在金属和骨水泥之间形成非常明显的空隙。这个空隙就为在含氧条件下材料发生电化学腐蚀创造了条件。当空隙间的氧气被耗尽时，电化学反应的耗氧减少，随之发生的就是空隙间钛的氧化。作为钛阳离子的抗衡离子，具有较好流动性的氯离子进入空隙，得到的氯化钛会在盐酸的作用下逐渐水解。最终，假体表面的 pH 值能降低到 2.0 甚至更低。酸的质子化作用一方面进一步加快了钛的腐蚀，另一方面氢离子不仅可以从骨水泥中扩散到骨头而且可以通过空隙渗透到骨水泥外层，从而使反应进一步加快。

>> Willert 等（1996）推断，由纯钛或钛合金制造的假体不太适合做骨水泥翻修的手术。

（翟欣昀　李朝阳 译　吕维加 校）

参考文献

Bandmann HJ., Agathos M.: Post-therapeutic benzoyl peroxide contact allergy in ulcus cruris patients. Hautarzt 36:670-674. 1985

Bradford EW.: Case of allergy to methylmethacrylate. Br Dent J; 84:195. 1948

Baur W., Hoenle W., Willert HG., Schuh A.: Pathological findings in tissue surrounding revised metal/metal articulations. Der Orthopaede. 34(3):225-6, 228-33. 2005

Boesch P.,Harms H., Lintner F.: Zur Toxizitaet der Knochenzementbestandteile. In: Willert, H.-G, Buchhorn, G.: Aktuelle Probleme in der Chirurgie und Orthopaedie, Band 31, Knochenzement, 87-89, 1987

Carlsson AS., Magnusson B., Moller H.: Metal sensitivity in patients with metal-to-plastic total hip arthroplasties. Acta Orthop Scand. 51:57-62. 1980

Carlsson AS., Moller H.: Implantation of orthopaedic devices in patients with metal allergy. Acta Derm Venereol 69:62-66. 1989

Ege W., Scheuermann H.: Freisetzung von Restmonomer und N,N-dimethyl-p-toluidin aus Knochenzementen waehrend der Aushaertung und bei Langzeitlagerungen – Eine in-vitro-Untersuchung. In: Willert, H.-GF., Buchhorn, G (Hrsg.), Aktuelle Probleme in der Chirurgie und Orthopaedie, Band 31, Knochenzement, 79-82, 1987

Ege W.: Knochenzement. In: Planck, H. Kunststoff und Elastomere in der Medizin, Kohlhammer GmbH, Stuttgart, 112-121, 1993

Fisher AA.: Allergic sensitization of the skin and oral mucosa to acrylic denture materials. J Am Med Assoc; 156: 238-242. 1954

Fousssereau J., Cavelier C., Protois J. P., Deviller J.: Contact dermatitis from methyl methacrylate in an above-knee prosthesis. Contact Dermatitis. 20:69-70. 1989

Freeman S., Lee MS., Gudmundsen K.: Adverse contact reactions to sculptured acrylic nails: 4 case reports and a literature review. Contact Dermatitis. 33: 381-385. 1995

Fries IB., Fisher AA., Salvati EA.: Contact dermatitis in surgeons from methylmethacrylate bone cement. J Bone Joint Surg Am 1975; 57:547-549. 1975

Gebhart M., Geier J. Evaluation of patch test results with denture material series. Contact Dermatitis. 34: 191-195. 1996.

Geier J., Uter W., Lessmann H., Schnuch A.: The positivity ratio--another parameter to assess the diagnostic quality of a patch test preparation. Contact Dermatitis. 48: 280-282. 2003

Geier J., Lessmann H., Becker D., Thomas P.: Allergy diagnostics in suspected implant intolerance: practical approach. A position paper of the German Contact Dermatitis Research Group (DKG)]. Hautarzt 59:594-597. 2008

Gift JS.: In support of summary information on the integrated risk information system (IRIS): U.S.: Environmental Protection Agency. Toxicological review of methyl methacylate, U.S. Environmental Protection Agency, 1998

Goodman SB.: Does the immune system play a role in loosening and osteolysis of total joint replacements? J Long

Term Eff Med Implants 6:91-101. 1996

Haddad FS., Cobb AG., Bentley G., Levell NJ., Dowd PM.: Hypersensitivity in aseptic loosening of total hip replacements. The role of constituents of bone cement. J Bone Joint Surg Br 78:546-549. 1996

Hallab N., Merritt K., Jacobs JJ.: Metal sensitivity in patients with orthopaedic implants. J Bone Joint Surg Am 83-A:428-436. 2001

Hallab N., Anderson S., Stafford T., Glant T., Jacobs JJ.: Lymphocyte responses in patients with total hip arthroplasty. J Orthop Res. 23:384-391. 2005

Hostynek JJ., Maibach HI.: Copper hypersensitivity: dermatologic aspects - an overview. Rev Environ Health 18: 153-183. 2003

Kaplan K., Della Valle CJ., Haines K., Zuckerman JD.: Preoperative identifi cation of a bone-cement allergy in a patient undergoing total knee arthroplasty. J Arthroplasty 17:788-791. 2002

Kassis V., Vedel P., Darre E.: Contact dermatitis to methyl methacrylate. Contact Derm; 11:26-28. 1984

Krenn V., Thomas P., Thomsen M.: Histopathologische Differentialdiagnostik Implantat – allergische Reaktionen. Arbeitsgemeinschaft 11, Implantat allergie der DG00C 1 ed, 2012

Kubba R., Taylor JS., Marks KE.: Cutaneous complications of orthopedic implants. A two-year prospective study. Arch Dermatol. 117(9):554-60. 1981

Kuehn KD. Bone Cements Up-to Date Comparison of Physical and Chemical Properties of Commercial Materials Springer. 3-54067207-9. 2000

Lozewicz S., Davison AG., Hopkirk A., Burge PS., Boldy DA., Riordan JF., McGivern D., Platts B., Davies D, Newman Taylor AJ.: Occupational asthma due to methyl methacrylate and cyanoacrylates. Thorax; 40:836-839. 1985

Marshall M., Guill A., Odom R B.: Hearing aid dermatitis. Arch Dermatol; 114:1050–1051. 1978

Moller H.: Nickel dermatitis: problems solved and unsolved. Contact Dermatitis. 23:217-220. 1990

Otto M., Kriegsmann J., Gehrke T., Bertz B. Wear particles: Key to aseptic prosthetic loosening? Pathologie 27 (6), 447- 460, 2006

Pegum J S., Medhurst F A.: Contact dermatitis from penetration of rubber gloves by acrylic monomer. Br Med J 2:141-143. 1971

Rau C., Thomas P., Thomsen M.: Metal sensitivity in patients with joint replacement arthroplasties before and after surgery. Orthopade 37:102-110. 2008

Rodgers K., Klykken P., Jacobs J., Frondoza C., Tomazic V., Zelikoff J.: Immunotoxicity of medical devices. Symposium overview. Fundam Appl Toxicol. 36:1-14. 1997

Rooker GD., Wilkinson JD.: Metal sensitivity in patients undergoing hip replacement. A prospective study. The Journal of Bone and joint Surgery 62-B(4):502-5. 1980

Sato T., Keta S., Otsu T.: A study an initiation of vinyl polymerization with diacylperoxide-tertiary amine systems by spin trapping technique. Macrmol. Ch., 176, 561, 1975

Savonius B., Keskinen H., Tuppurainen M., Kanerva L.: Occupational respiratory disease caused by acrylates. Clin. Exp. Allergy; 23:416-424. 1993

Scolnick B., Collins J.: Systemic reaction to methylmethacrylate in an operating room nurse. J Occup Med; 28: 196-198. 1986

Shintani H., Tsuchiya T., Hata Y., Nakamura A.: Solid phase extraction and HPLC analysis of toxic components eluted from methyl methacrylate dental materials. J Anal Toxicol 17:73-78. 1993

Swerlick RA., Campbell CF.: Medication dyes as a source of drug allergy. Jornal of Drugs in Dermatology 12(1): 99-102. 2013

Taylor SL., Busse WW., Sachs MI., Parker JL., Yunginger JW.: Peanut oil is not allergenic to peanut-sensitive individuals. The Journal of Allergy and Clinical Immunology 68(5):372-5. 1981

Thomas P.: Allergic reactions to implant materials. Orthopade 32:60-64. 5. 2003

Thomas P., Braathen LR., Dorig M.: Increased metal allergy in patients with failed metal-on-metal hip arthroplasty and peri-implant T-lymphocytic infl ammation. Allergy 2009; 64:1157-1165

Thomas P., Schuh A., Summer B., Mazoochian F., Thomsen M.: Allergy towards bone cement. Orthopade 2006; 35:956, 958-960

Thomas P., Schuh A., Eben R., Thomsen M.: Allergy to bone cement components. Orthopade 37:117-120. 2008a

Thomas P., Schuh A., Ring J., Thomsen M.: Orthopedic surgical implants and allergies: joint statement by the implant allergy working group (AK 20) of the DGOOC (German association of orthopedics and orthopedic surgery), DKG (German contact dermatitis research group) and dgaki (German society for allergology and clinical immunology). Orthopade 37:75-88. 2008b

Thomas P., Stauner A., Schraml A., Mahler V., Banke H. Gollwitzer H., Burgkart R., Prodinger P.M., Schneider S., Pitschet M., Mazoochian F., Schopf C., Steinmann A., Summer B.: Charakteristika von 200 Patienten mit Verdacht auf Implantatallergie im Vergleich zu 100 beschwerdefreien Endoprothesentraegern Orthopaede p. 604 – 9;Springer-Verlag Berlin Heidelberg 2013

Wenzl H., Garbe A., Nowak H.: Experimentelle Untersuchungen zur Pharmakokinetik von Monomethylmethacrylat. In: Erlacher, PH., Zemann, L, Spitzy, K. H. (Hrsg.),l-16, 1973

Willert H. G., Buchhorn GH., Fayyazi A.: Metal-on-metal bearings and hypersensitivity in patients with artificial hipjoints. A clinical and histomorphological study. J Bone Joint Surg Am 2005; 87:28-36

12. PMMA骨水泥的力学性能

塑料在压力下的行为与生物系统（如骨骼、韧带和肌腱）类似。因此，PMMA 骨水泥也呈现在压力下的弹性、黏弹性和塑性变形，特别是在体内条件下。塑料和 PMMA 骨水泥的变形特征可以是最令人印象深刻的 Burger 模型的代表（■图 12.1）。

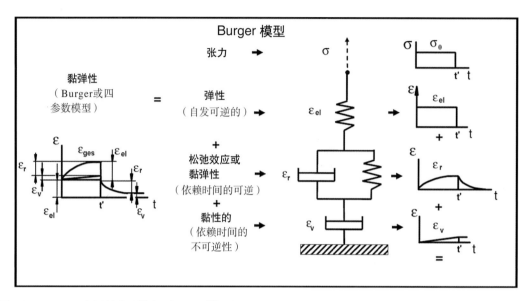

■图 12.1 PMMA水泥的变形特征（Burger模型）

当水泥植入物加载时，首先在 PMMA 水泥上出现弹性压力。随着压力的增大，更进一步的迟延特性、黏弹性变形起作用。当更大的压力作用在植入物上，才可能出现不可逆的塑性变形的风险。

根据水泥的类型，在体内条件下，这三种变形的比例可能会根据 PMMA 水泥研发的不同而不同。

对 PMMA 骨水泥的力学测试有两种不同的基本测量原理：准静态（应用静态应力）和动态应力。下面使用同轴单一载荷对 PMMA 骨水泥进行静态破坏性试验，直至破坏；与之对比的是动态试验，采用循环载荷。

12.1 准静态力学性能

水泥层必须能承受持续的压力；为了稳定的连接和保证假体长期的固定，足够的强度是其最重要的标准。特别是在体内情况下，水泥在假体和皮质骨间起着弹性缓冲作用。因为它和骨紧密的适应性和黏弹性能，水泥层可以减少骨界面间的力的集中分布。为了骨水泥型植入物长期稳定，应尽可能将应力从假体有效的转移到骨。对于关节成形术而言，体内的负荷机制非常复杂，因为不同材料间有完全不同的性能以及不同界面间的相互作用。很难定义何为足够的强度。影响水泥层的全部载荷是一个压力载荷结合弯曲、撞击、弹力、扭转和剪切的集合。在实验室体外模拟如此复杂的情况非常困难。现在的 ISO5833-2002 丙烯酸骨水泥测试标准介绍了两种力学测试：抗压强度和四点弯曲测试，分别来确定抗压强度、抗弯强度和弯曲模量（弹性模量或杨氏模量）。相应的美国 ASTM F451 标准仅包含抗压实验。

Lee（2005）总结了在实验室的情形下 PMMA 水泥测量的短期强度：

- 抗压强度 93.0 MPa
- 弯曲强度 64.2 MPa
- 弹性模量 2552 MPa
- 抗拉强度 35.3 MPa
- 剪切强度 42.2 MPa

这些数值代表了被 SaHa 和 Pal（1984）、Lewis（1997）和 Kühn（2000）报道的大量样品量的平均结果。更多最近涉及 PMMA 骨水泥的力学性能被 Spiering（2005）和 Dunne（2008）发表。

12.1.1 抗压强度

依据 ISO5833 和 ASTM F451 的压力实验是一个静态测试，抗压强度被定义为一个材料在压力下抗拒失败前的最大压力。实验采用一个万能试验机设备记录负载与十字头位移（■ 图 12.2a）。

一个直径 6mm、高度 12mm 的圆柱试样被十字头持续加压，加压速度为 19.8～25.4mm/min（■ 图 12.2b、c），测试干燥试样在 23±1℃ 的环境下进行，在实验进行前 24h 制备。

■ 图 12.5 示几种商业丙烯酸水泥的抗压强度。

根据标准，抗压强度的最小需求是 70MPa，所有测试的商用抗生素和普通骨水泥都满足最小需求。在负载抗生素和普通骨水泥类型中轻微的不同是明显的，但是增加抗生素不是那么明显地降低抗压强度。间或同种品牌的骨水泥，含抗生素骨水泥的抗压强度要比普通水泥的稍微高（■ 图 12.3）。

随着 1978 年美国 ASTM 标准和国际标准 ISO5833 的采用，抗压强度是仅有的力学标准手段。为了测试牙科丙烯酸酯类的冲击强度，DIN53435 被采用，并且在德国，PMMA 骨水泥经常用这个标准来测试。

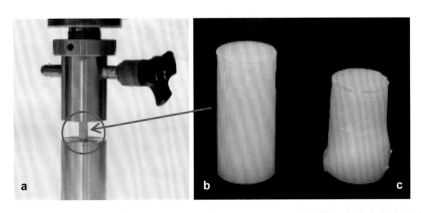

■图 12.2　a. 基于 ISO5833（EndoLab® 2012）的压缩试验的原理。ISO 压缩柱状标本试验前（b）和试验后（c）

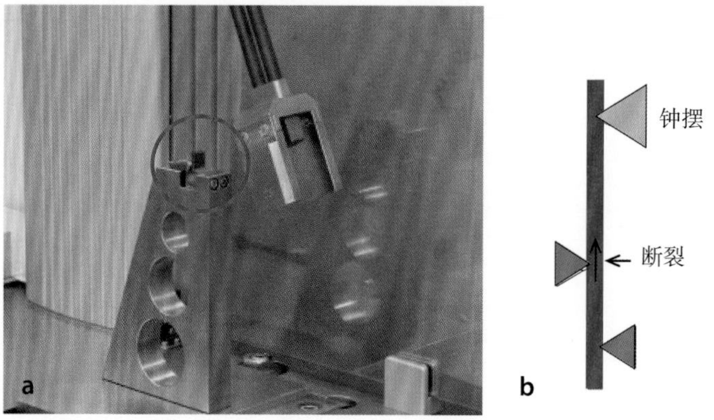

■**图**12.3　Dynstat冲击弯曲实验装置（a）和工序（b）（德国乌尔姆市兹维克试验机）

　　为了确定冲击强度（DIN53435，1983），在特殊的板条上制备3mm×10mm×15mm的样品（■图12.3a、b）。试样在标准的温度下至少放置12小时，采用正确的冲击方向进行实验（样品消除最少10%、最多80%的最大撞击力），测试样品在实验装置中必须正确地垂直放置。然后钟摆被调整到90°高度下落（■图12.3a、b），通过显示装置显示最大的冲击力。冲击强度经常被用作描述材料被高速撞击的性能参数，就像汽车用的塑料一样。冲击强度也是用来测量当一个材料被突如其来的打击引起材料断裂所需要的能量。

　　添加显影剂、抗生素、骨水泥中的微孔等可能共同对冲击强度起负面影响（De Wijn等，1975；Kühn等，2005）

　　然而，由于使用的样品尺寸较小，因此实验的结果不能非常肯定。正常应力的分布并不一定在如此尺寸的样品中真实地体现。有趣是，在1978年，Ungethüm和Hinterberger一样使用钟摆测试了冲击强度，因此便于与Kühn等（2005）和Dunne（2008）的对比（■图12.4）。Ungethüm和Hinterberger（1978）测试的结果或多或少地和我们的测试一样：和以PMMA（CMW®）、BuMA或苯乙烯（Simplex®p）为基础的比较，MA-MMA共聚物材料（Palacos®p）冲击强度有明显的升高（■表12.1）。

　　另一种对冲击强度的不同实验结果的解释是后聚合程度的不同。样品至少在干燥保存12h后才进行测试，在这段时间材料进行了不同程度的后聚合。在这种情况下，有良好BPO/DmpT比例的水泥可能有优势。由于到达最终的状态更快，因此快速的后聚合可看作是一种优势。

　　就抗压强度而言，他们的结果与实际测试的结果符合很好，然而，冲击强度明显偏低（■图12.4）。

　　大多数低黏度PMMA骨水泥测试都达到100MPa的抗压强度。抗压强度高于100MPa的是老的水泥产品Sulfix® 6，现在已经不再销售（Edwards和Thomasz，1981）。Hansen和Jensen（1992）报道了其他低黏度水泥的相类似的数据，例如CMW®3的抗压强度100～104MPa。而Zimmer®的产品，尽管黏度低，Krause等发现仅有73MPa的抗压强度，同样的产品Bargar等（1983）发现抗压强度为81MPa（■图12.5）。

　　像乙二醇二甲基丙烯酸酯这样特别交联的组分可增加其抗压强度。对于抗压强度而言，

表12.1　依据ISO5833/1和DIN53435标准对力学数据的对比（Ungethüm 和 Hinterberger）

水泥	抗压强度（MPa）	冲击强度（kJ/m²）
Palacos® R	82.8 ± 6.1	2.83
Refobacin®-Palacos® R	86.3 ± 6.2	2.45
Sulfix® 6	103.6 ± 7.8	2.62
Simplex®P	92.3 ± 3.7	2.42
CMW®1	91.3 ± 5.6	2.17

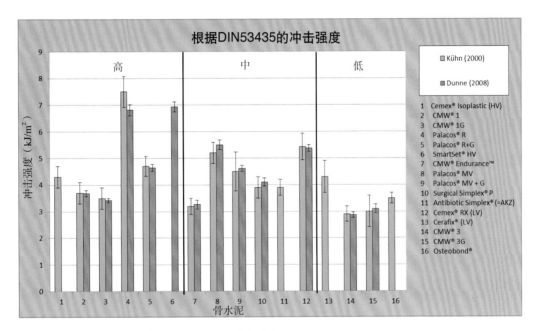

图 12.4　各种各样的PMMA水泥的DIN 53435冲击强度

这样的聚合更加坚硬。但同时这种材料弹性模量很高，在剪切应力下更容易破碎（Kühn，2000）。

　　一些公司宣称他们的产品具有高抗压强度。例如 Cerafix®，公司的结果是 107MPa，与我们自己的数据符合很好（Kühn，2000）。对于 Cemex® 水泥，其宣称的抗压强度大于 120MPa 和模量远远超过 3000MPa。一般来说，高抗压强度和高弹性模量结合伴随的是材料脆性。

　　大量的添加剂如显影剂、羟基磷灰石或者粗颗粒，还有手动添加的抗生素或其他药物明显降低抗压强度，可以用他们的高填充容量来解释（Kühn，2000；Kühn 等，2005）。

　　Hensen 等和 Kindl 与 Larsen（1995）发现高黏性的骨水泥的抗压强度或多或少都在 90MPa 以下。我们发现 Simplex P 的平均抗压强度在 80MPa，Kindl 和 Larsen 采用独自的混合技术测试在 100MPa。Edwards 和 Thomasz 得到了相同的结果。Spierings 和 Dunne 发现了低黏度品牌水泥的最高抗压强度。 图 12.5 显示 ISO 抗压强度的对比概况结果。

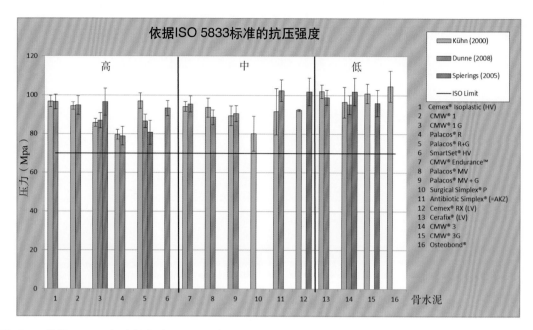

■图12.5　依据ISO5833标准的各种PMMA骨水泥的抗压强度

　　除了准备测试样品和储藏方式之外，实验的参数也起到决定性的作用（Lee等，1978）。我们只是摘录了认为重要的部分，所以结果介于80～122MPa之间。这也是模量的真实情况（Lee等，1978）。

　　▶ 考虑到水泥的功能是作为弹性缓冲界面，高抗压强度和高弹性模量在手术中看来是不利的。因此不仅对弹性模量，包括抗压强度都应要求在标准内，有一个上限。

12.1.2　弯曲强度

　　根据ISO5833，另一个力学实验是4点弯曲实验，也是用通用试验机测试。

　　试样为长方体3.3mm×75.0mm×10.0mm（■图12.6）。十字头速度为5mm/min，持续性负载，干燥试样在23±1℃环境下进行测试，样品在测试前24h制备。4点弯曲测试装置两个最外面负载点的距离是60mm，最里面负载点的距离是20mm（■图12.6）。实验持续直到失败，最大力用来计算弯曲强度。弯曲模量的计算是根据在15N和50N下不同的变形。几种PMMA水泥的弯曲强度和弯曲模量显示在■图12.7和■图12.9。

　　根据ISO5833，水泥最小的弯曲强度为50MPa，弯曲模量为1800MPa。

　　在实行ISO5833：1992期间，对比现在的ISO5833：2002，产品样品在测试之前要在37℃的水中放置50h（■表12.2）。这种储存结果通过高的刚性表现出材料的塑化效应（Kühn，2000；Nottrott等，2008）。

　　在实验室中很容易对干燥的试样进行力学测试。然而，其结果是基于那些非体内的PMMA

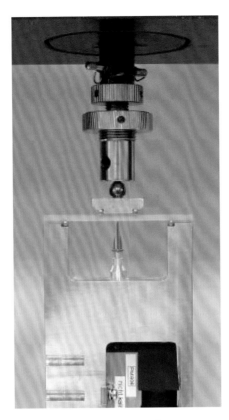

■**图12.6**   根据ISO5833，弯曲强度实验的设置原则（EndoLab®2012）

骨水泥的情况。因此，建议干燥存放样品的测试结果要和水中存放样品的结果进行确认。

为了测试水对机械性能的影响，Kühn 和 Ege（1999）测试了至少干燥存放 16h 的 ISO5833 弯曲试样（Dynstat 存放，和 ISO 方法不同）。水中储存样品显示模量下降了 500MPa，但所有值都在最低限定值 1800MPa 以上（ISO5833）。然而，在测试 37℃干燥存放 16h 的样品与水中存放 50h 的样品中，弯曲强度没有明显的区别（■ 表 12.3）。

Simplex P 表现出极端的差异：一般测试的弯曲强度为 70MPa，相同的样品在不同测试方式仅有 50.5MPa。此外，观察到在 37℃水中储存不同的时长，影响弯曲强度和冲击强度（■ 表 12.3）。

Kühn（2000）发现在 37℃水中存放 2h 的样品的力学性能可以和相同方式存放 4 周的相当（■ 图 12.7）。更长时间的存放后，也没有明显的差异。在后聚合期间，初期力学强度增加，有塑化的影响，随着长时间的水吸收，强度因此降低（Nottrott 等，2008；Nottrott，2010；Kühn，2000）。

再强调一次，所有的市售骨水泥都满足需求。抗生素的添加减少了弯曲强度，但是抗生素水泥和普通水泥的不同在统计上不是那么明显。

12.1.3   弯曲模量

❯ 弹性模量是材料刚度的测量。它表示一个材料受多大的力才变形。PMMA 骨水泥的模量越高，水泥变形越小。

□表12.2 比较两种储存条件下采用ISO测试标本的弯曲模量和弯曲强度

材料	批次	4点弯曲模量（干燥，16h，37℃）MPa	4点弯曲模量（湿，50h，37℃）MPa	4点弯曲强度（干燥，16h，37℃）MPa	4点弯曲强度（湿，50h，37℃）MPa
普通					
Simplex® P	148DD/822DD	2915	2665	51.7	50.5
Palacos® R	8909	3075	2697	71.7	68.3
CMW® 1	XO79R40	2964	2682	68.2	70.8
CMW® 3	YOO9L40	3275	2875	73.7	72.8
Osteopal®	9035	3049	2795	77.1	73.6
含抗生素					
AKZ	820287E	2789	2361	67.2	63
Refobacin-Palacos® R	9022	3044	2681	68.7	62.9
CMW® 1 G	Y070A40	2967	2379	64.3	61.6
CMW® 3 G	Y069B40	3275	2624	69.1	62.7
Osteopal® G	9015	3077	2625	68.9	62.9
Copal®	0007	3087	2290	66.5	58.6

□表12.3 37℃水中储存后的Palacos®标本进行弯曲和压缩力量的测试（Kühn，2000）

Palacos®储存条件	测试时间（标本成形后）	DIN弯曲力量（MPa）	DIN压缩力量（kJ/m²）
干燥	1 h	66.87	4.41
水（37℃）	2 h	77.38	4.95
水（37℃）	5 h	79.64	5.07
水（37℃）	16 h	88.24	4.9
水（37℃）	2周	81.64	4.39
水（37℃）	4周	76.26	4.58

　　由于刚度取决于水吸收的量，在测试前，ISO5833 需要一个明确的方法和储存时间。Lee等描述了更多影响力学结果的因素。通常，所有的 PMMA 水泥均满足 ISO 的需求。Kühn（2000）在 1999 年测试了在当时市场上的多种 PMMA 水泥，对于在外包装上有 CE 标志的 Subiton HV 水泥测试结果显示这个材料不满足模量需求。

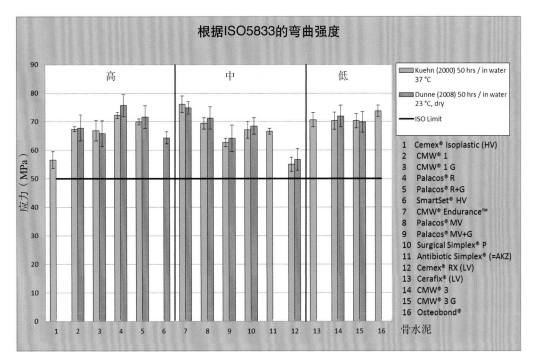

根据ISO5833的弯曲强度

图例：
- Kuehn (2000) 50 hrs / in water 37 °C
- Dunne (2008) 50 hrs / in water 23 °C, dry
- ISO Limit

1 Cemex® Isoplastic (HV)
2 CMW® 1
3 CMW® 1 G
4 Palacos® R
5 Palacos® R+G
6 SmartSet® HV
7 CMW® Endurance™
8 Palacos® MV
9 Palacos® MV+G
10 Surgical Simplex® P
11 Antibiotic Simplex® (=AKZ)
12 Cemex® RX (LV)
13 Cerafix® (LV)
14 CMW® 3
15 CMW® 3 G
16 Osteobond®

■ 图12.7   根据ISO5833，各种PMMA骨水泥的弯曲强度

　　弯曲模量代表在材料的弹性范围内应力与相应的应变的比，表征材料相关的刚度。刚性材料根据他们的形状有很高的模量，像玻璃和陶瓷；软性材料，如橡胶具有很低的模量。在弹性范围内，应力与应变比例遵循胡克定律，载荷释放后，材料恢复到它的初始大小。弹性范围被它的应力极限限制了，被称作比例界限，超出此界限材料的物理性能发生改变，并且在释放载荷后材料不会恢复到初始形状。正如前文所提及的，骨水泥是一个力学的缓冲。为了这一目的，骨水泥的弹性模量一定要低于金属假体的模量（CoCr，接近 21000MPa）。与骨的模量比较相近（软骨下骨，接近 2000MPa；松质骨的骨小梁，接近 100MPa）。因此，在 ISO5833 中规定了最低的模量值，一定不能低于此最小值。模量随着温度改变：温度越高，模量越小。此外，模量与储存方式也有关。Teuber（2010）随着 PMMA 骨水泥样品在林格溶液中的饱和通过 DMA 测试观察到一个明显更低的模量（■ 图12.8）。Kühn 和 Ege（1999）水泥样品储存在水中 50h，通过 ISO 4 点弯曲和 ISO 模量实验发现了相似的结果（■ 图12.9）。

　　从质量控制的角度来看，在可控的情况下测试 PMMA 骨水泥非常重要，但是在 23℃测试骨水泥不是一个实用的方法，以此来获得应用于人体的有意义的结果。

　　许多参数影响 PMMA 水泥的力学结果，如水泥的组成，孔隙率和水泥的制作。显影剂和抗生素添加到水泥中只是轻度地降低它的力学强度（Gruenert 和 Ritter，1974；Kühn，2000）。对于 PMMA 骨水泥而言，这些添加剂非常必要，也很重要，以完成对植入物的显影和保护。虽然有这些添加剂，PMMA 骨水泥也很易满足 ISO 模量需求。

　　尽管 PMMA 骨水泥有很高的抗压强度，但易受因拉伸负载导致断裂的影响（Harper 和 Bonfield，2000），拉伸实验也依据 ISO527-1 或 ASTM D638 进行。这些标准描述了可用于所有的聚合物材料的静态测试方法。

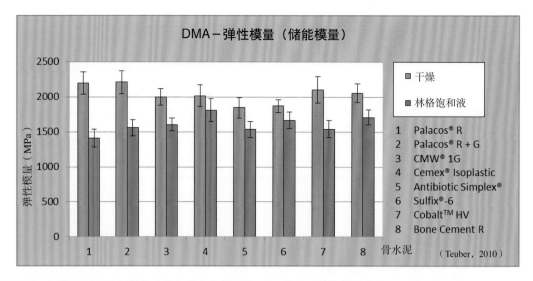

▣ **图12.8**　各种PMMA骨水泥的干的和饱和的样品的DMA模量（储能模量）（Teuber，2010）

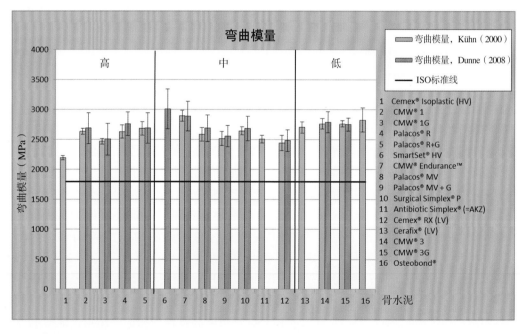

▣ **图12.9**　依据ISO5833，各种PMMA骨水泥的弯曲模量

12.1.4　拉伸强度

　　单向拉伸实验使用扁平的锥形试样。极限拉伸强度被定义为一个材料抗拒拉伸失败的最大力。由于对样品的制作和状态没有准确的描述，很难对不同研究者的文献结果进行对比。▣ 图12.10 列举一些市售骨水泥的拉伸强度。拉伸强度大约在 50～60MPa，在这些材料的测试中没有明显的不同。

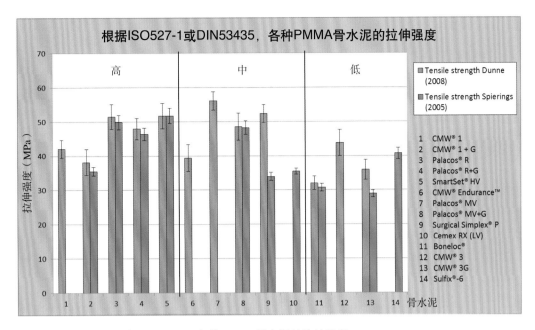

■**图12.10** 根据ISO527-1或DIN53435，各种PMMA骨水泥的拉伸强度

同样，抗生素的添加降低了拉伸强度，但是在统计学上，抗生素水泥和普通水泥没有明显的差异。显然，先前描述的三种静态的测试方法在实验结果上有差异。

❯ 骨水泥的抗压强度高于弯曲强度，并且弯曲强度高于拉伸强度。在所有的聚合材料中都有这样的规律。这意味着，和抗压负载相比较，拉伸负载也许是更高的风险因素。

然而在体内，单一的拉伸负载不起重要作用，不同类型的负载的复杂组合更有实际价值。

12.1.5 剪切强度

从物理角度观察，弯曲是压力和拉力负载的混合。弯曲实验实际上模拟了一些真实的情况。根据 ASTM D732，剪切强度实验是另一个用在水泥上的静态测试（图 12.11）。这个参数很重要，因为柄 - 骨水泥界面的分离是骨水泥型股骨柄发生失败的前兆。界面静态剪切强度受表面的粗糙度、水泥类型和孔隙率影响。对界面强度影响最大的是表面抛光（Tschegg 等，2008）。增加表面粗糙度，界面剪切强度增加。然而，增加表面粗糙度超过一定值，不再影响强度。水泥类型和孔隙率对静态界面强度仅有很小的影响（Wang 等，2003）。

12.2 断裂力学性能

此外，还有方法确定断裂性能，如断裂韧性（ASTM E399 和 ISO13586）和冲击强度（ISO179/ISO180/DIN53435）（Sih 和 Berman，1980）。这两个方法是相关的（Lewis 和 Mladsi，2000）。由于引起分子量的降低，对于一个给定的试样，γ 辐照可以显著降低断裂韧性，有统

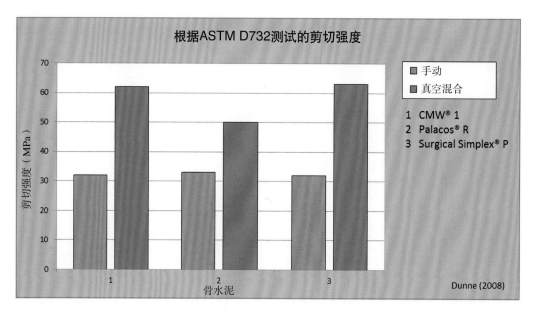

■图12.11   根据ASTM D732测试的老式PMMA骨水泥的剪切强度，包括手动混合和真空混合（Dunne，2008）

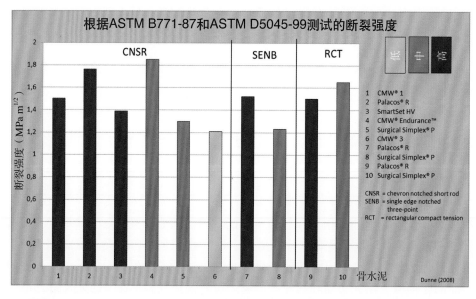

■图12.12   根据ASTM B771-87和ASTM D5045-99测试的在大气环境下混合24小时后的PMMA骨水泥的断裂强度（Dunne，2008）

计学的意义（Lewis，1999）。根据 ASTM B771-87 和 ASTM D5045-99，Dunne（2008）测试了大量 PMMA 骨水泥的断裂韧性（■图 12.12）。

我们使用楔入劈拉法来确定断裂能量（Tschegg，1968a，b；Tschegg，1991），该法尤其适用于脆性材料和准脆性材料，稳定裂纹扩展很难完成。试验流程根据 ÖNORM B3592 和 ASTM E399。

测试的矩形样品规格 36mm×25mm×6mm（■图 12.13c）。先锯出一个起始的切口，在一定程度上分割样品。为了施加力，钻了两个孔，带有两个球轴承的金属轴被放置在两个孔中。

制备的试样放置在力学测试机器上，加载垂直的压力，移动速率为 2mm/min。通过球轴承，一个纤细的楔子将不计摩擦的垂直压力转换成两个水平力来压试样。这确保了测试装置有强烈的反应，记录关于稳态裂纹扩展的全部力 - 位移数据，包括裂纹扩展启动前和启动后（屈服前和屈服后）（■图 12.13a、b）。

位移使用光学视频延伸仪，通过跟踪位于轴正面的基准点来测定。

特定的断裂能量 GF（N/mm）直接由力 - 位移图的面积决定。采用线型弹性理论，缺口拉伸强度 SNT（N/mm²）相应地与拉伸测试的拉伸强度相近，可以使用最大力来计算（Tschegg，1991）。

结果显示楔入劈拉法也适用于测试 PMMA 骨水泥。PMMA 骨水泥的缺口拉伸强度显示水泥与水泥之间和干燥样品与饱和林格溶液样品之间稍有不同。特定断裂能量 G_F 证明有显著的不同。使用环氧乙烷灭菌的高分子量的 PMMA 骨水泥和使用 γ 射线灭菌的低分子量的 PMMA 骨水泥相比，有更高的能量（■图 12.14）。

12.3 蠕变行为

聚合物如 PMMA 骨水泥表现出弹性和黏性的结合行为，称之为黏弹性。当一个聚合物承受恒定的载荷时，变形结果可以分为两个部分：直接的弹性变形和依赖于时间的持续的变形。当被加载上载荷时，直接的弹性变形立即发生。它本质上是不依赖于时间的可恢复的变形。紧接着急速变形，有一个由于力造成的延时的持续的变形。这种变形的部分随着负载的去除

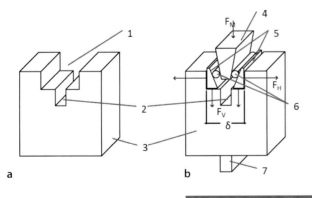
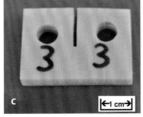
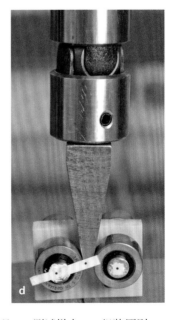

1. 沟
2. 初始切迹
3. 样品
4. 楔型模具
5. 压力传递部件
6. 钢轴
7. 线性支撑

■图12.13 根据Tschegg（1986a、b）的楔型分裂的方法。a.测试原理；b.测试样本；c.组装原则

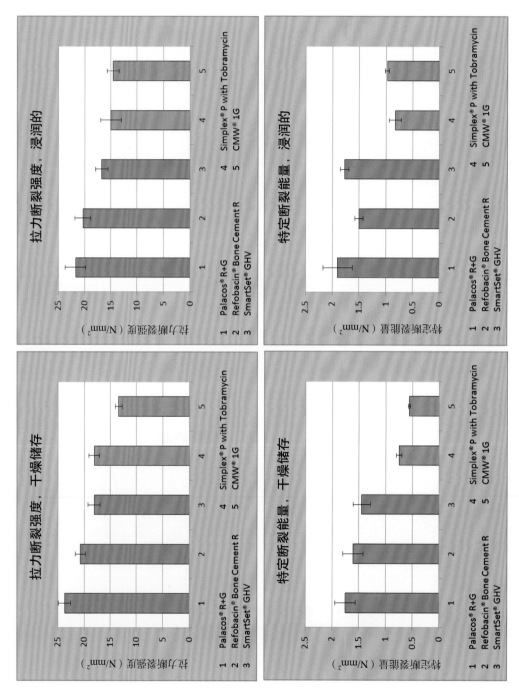

图12.14 干燥存放的样品和饱和存放的样品断裂能量的测试结果，还有环氧乙烷灭菌的和γ射线灭菌的PMMA骨水泥的结果（在维也纳工业大学测试）

是可以及时恢复的，被称之为延迟弹性变形或初始蠕变。这个持续变形的另一部分是不可恢复的，永久的变形，称之为二级蠕变（Dunne，2008）。

> 蠕变被定义为样品保持恒定的拉力下，张力随时间的改变（Lee 等，2002）。

对于蠕变变形，在 ASTM D2990 标准中描述了不同的测试方法。样品被加载拉力、压力或弯曲力。每一种方法，试样给定尺寸的改变可被测量，除以原始尺寸来计算蠕变变形。对拉伸或压缩蠕变力，尺寸是样品的长或高，对于弯曲蠕变力是外纤维的长度。所有的塑料材料包括丙烯酸骨水泥都在一定程度上有蠕变行为。Lee（2002,2005）测试了一些 PMMA 骨水泥的蠕变性，发现了不同的行为（☐ 图 12.15）。蠕变程度取决于几个因素，如材料的组成、温度、负载、负载持续时间和对于玻璃聚合物如 PMMA 还有物理老化的程度等，指的是聚合物达到玻璃化状态后经过的时间。已经提出丙烯酸骨水泥的蠕变可能和骨水泥型全髋关节置换的松动有关。然而，由于丙烯酸水泥的蠕变导致的假体的长期下沉率较小。另一方面，水泥的蠕变缓解了水泥的压力并产生了一个在界面处更有利的力的分布（Lee 等，1990；Lewis，1997）。和依据标准注射程序制备骨水泥相比，延长丙烯酸骨水泥的注射时间增加蠕变性。因此，蠕变不仅取决于材料的性能，还受手术中水泥怎样操作的影响。

最近 Kuzmychov（2009）等和 Köster 等（2013）对许多 PMMA 水泥依据 ASTM D2990 3 点弯曲，设定在不同的老化时间（t_e）测试了弯曲蠕变的数据。与 Struik 蠕变规律做了对比，描述了在蠕变加载阶段蠕变的屈服（Struik，1978）。

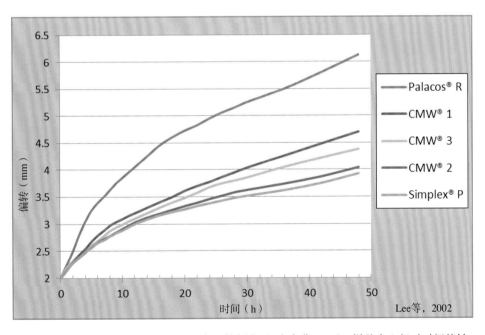

☐图12.15　根据Lee（2002），各种PMMA骨水泥的蠕变（4点弯曲，7天，样品中心相对时间偏转，37℃）

$$J\ (t)\ =J_0\cdot\exp\ \ [\ \ (\ \frac{t}{t_0}\ )\ ^m]$$

　　有高蠕变抵抗的 PMMA 骨水泥将显示出低的值（J 为 1/GPa），即便有较长的蠕变时间（老化时间 t 为小时），这是与低的模型参数 J_0 和高的模型参数 t_0 相对应的。测试结果显示所有的水泥随着老化时间的增加，蠕变抵抗增加。当增加蠕变载荷，PMMA 骨水泥和其他丙烯酸树脂一样，导致了蠕变变形不成比例的增高。所有测试的水泥表现出了相似的蠕变加载依赖（◘ 图 12.16 和◘ 图 12.17）。

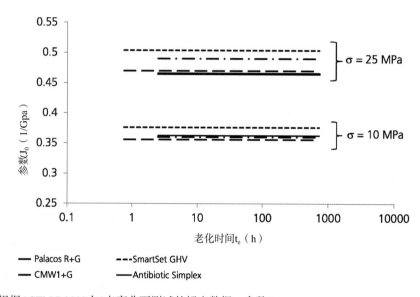

◘图12.16　根据ASTM D2990在3点弯曲下测试的蠕变数据，参数J_0

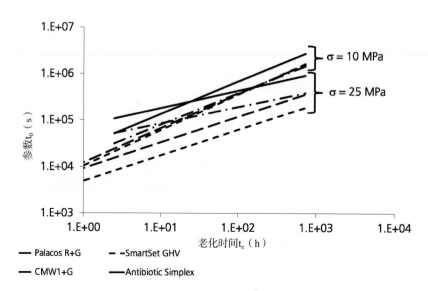

◘图12.17　根据ASTM D2990在3点弯曲下测试的蠕变数据，参数t_0

Lee（2005）推断所有的水泥都有蠕变，蠕变导致水泥在体内情况下各个方向的移动。蠕变率随水泥寿命的减少而减少，并且被环境情况所影响。因此蠕变随温度和压力水平的增加而增加。

> 所有的水泥都有蠕变，体内的蠕变可以产生水泥层片的各个方向上的移动，随着温度和压力的增加而增加。

（李朝阳　崔永顺 译　吕维加 校）

参考文献

ASTM. Specification E 399-05. Standard Test Method for Linear-Elastic Plane-Strain Fracture Toughness KIc of Metallic Materials. Annual Book of ASTM, ASTM（"ASTM"）. 100 Barr Harbor Drive. West Conshohocken. PA 19428-2959 USA

ASTM. Specification F 451-08. Standard specification for acrylic bone cement. Annual Book of ASTM, ASTM（"ASTM"）. 100 Barr Harbor Drive. West Conshohocken. PA 19428-2959 USA

ASTM. Specification D 638-10. Standard Test Method for Tensile Properties of Plastics. Annual Book of ASTM, ASTM（"ASTM"）. 100 Barr Harbor Drive. West Conshohocken. PA 19428-2959 USA

ASTM. Specification D 732-93. Standard Test Method for Shear Strength of Plastics by Punch Tool. Annual Book of ASTM, ASTM（"ASTM"）. 100 Barr Harbor Drive. West Conshohocken. PA 19428-2959 USA

ASTM Specification B 771-87: Standard Test Method for Short Rod Fracture Toughness of Cemented Carbides Annual Book of ASTM, ASTM（"ASTM"）. 100 Barr Harbor Drive. West Conshohocken. PA 19428-2959 USA

ASTM. Specification D 5045-99: Standard Test Methods for Plane-Strain Fracture Toughness and Strain Energy Release Rate of Plastic Materials Annual Book of ASTM, ASTM（"ASTM"）. 100 Barr Harbor Drive. West Conshohocken. PA 19428-2959 USA

ASTM. Specification D 2990: Standard Test Methods for Tensile, Compressive, and Flexural Creep and Creep-Rupture of Plastics. 2009 ASTM（"ASTM"）. 100 Barr Harbor Drive. West Conshohocken. PA 19428-2959 USA

Bargar WL., Heiple KG., Weber S., Brown SA., Brown RH., Kotzar G.: Contrast bone cement. J. Orthop. Res. 1, 92-120, 1983

Bargel HJ., Schulze G.: Werkstoffkunde. 6. ueberarbeitete Auflage. VDI-Verlag-GmbH, Duesseldorf, 1994 Bischoff J.: Contributions to the Dynamic-mechanical Thermoanalysis of Adhesives. EURADTH Tagungsband, Karlsruhe. 298-303. 1992

Bischoff J., Hennemann O D.: Thermoanalyse zur Bewertung von Klebstoffen. Kleben&Dichten, Adhaesion. Aus Forschung und Wissenschaft 33-36. 1992

Breusch SJ., Kuehn KD.: Bone cements based on polymethylmethacrylate. Orthopaede 32(1): 41-50. 2003 Clarke RL.: Dynamic mechanical thermal analysis of dental polymers, I. Heat-cured poly(methyl-methacrylate)-based materials. Biomaterials 10(7): 494-498. 1989

De Wijn JR, Slooff TJ, Driessens FC. Characterization of bone cements. Acta Orthop Scad 46, 38-51, 1975

DIN 53435: Testing of plastics; bending test and impact test on dynstat test pieces, Beuth Verlag. 1983 DIN EN ISO 527-1: Plastics - Determination of tensile properties - Part 1: General principles (ISO 527-1:2012); German version EN ISO 527-1:2012, Beuth Verlag. 2012

Dunne N., Buchanan F., Hill J., Newe C., Tunney M., Brady A., Walker G.: In vitro testing of chitosan in gentamicin-loaded bone cement: no antimicrobial effect and reduced mechanical performance. Acta Orthop. 2008 Dec;79(6):851-60. 2008

Edwards RO., Thomas FGV.; Evalution of acrylic bone cements and their performance standards. J Biomat Mat Res 15,543-551,1981

Ege W., Kuehn KD., Maurer H., Tuchscherer C.: Physical and chemical properties of bone cements. In Walenkamp GHIM (Ed). Biomaterials In Surgery, Thieme-Verlag, Stuttgart 39-42. 1998

Ehrenstein GW., Bittmann E.: Duroplaste-Aushaertung, Pruefung, Eigenschaften. Carl Hanser Verlag, Muenchen, Wien, 1997 Frick A., Stern C.: DSC-Pruefung in der Anwendung. Carl Hanser Verlag, Muenchen Wien, 2006 Haines PJ.: Principles of Thermal Analysis and Calorimetry. The Royal Society of Chemistry, ISBN 0-85404-610-0, 2002

Hansen D., Jensen JS.: Mixing does not improve mechanical properties of all bone cements. Manual and centrifugation- vacuum mixing compared of 10 cement brands. Acta Orthop. Scand. 63, 13-18, 1992

Hellerich W., Harsch G., Haenle S.: Werkstoff-Fuehrer Kunststoffe – Eigenschaften, Pruefungen, Kennwerte. Carl Hanser Verlag Muenchen Wien, 7. Auflage, 1996

ISO. 5833:2002: Implants for Surgery-Acrylic Resin Cements. Orthopaedic Application 2002, Beuth Verlag. 2002

ISO. International standard 5833/1: Implants for Surgery-Acrylic Resin Cements. Orthopaedic Application. 1979

ISO. International standard 5833/2: Implants for Surgery-Acrylic Resin Cements. Orthopaedic Application. 1992

ISO. International standard 5833/3: Implants for Surgery-Acrylic Resin Cements. Orthopaedic Application. 2002

ISO 13586: Plastics - Determination of fracture toughness (GIC and KIC) - Linear elastic fracture mechanics (LEFM) approach 2002, Beuth Verlag. 2002

ISO 179: Plastics - Determination of Charpy impact properties 2010, Beuth Verlag. 2010

ISO 180: Plastics - Determination of Izod impact strength 2000, Beuth Verlag. 2000

Gruenert A., Ritter G. Alterations of the physical properties of the so-called bone cements after admixing of foreign ingredients. Arch Orthop Unfallchir 78 (4), 336-342, 1974

Harper EJ, Bonfield W. Tensile characteristics of ten commercial acrylic bone cements J Biomed Mater Res 53 (5), 605-616, 2000

Kindt-Larsen T., Smith DB., Jensen JS.: Innovations in acrylic bone cement and application equipment. J Applied Biomat 6(1): 75-83. 1995

Kuehn KD., Ege W.: Influence of a change of storage conditions in ISO 5833 on the mechanical results. Abstracts: North Sea Biomaterials, Bordeaux-Arcachon, F, 1999

Kuehn KD.: Bone Cements Up-to Date Comparison of Physical and Chemical Properties of Commercial Materials Springer. 3-54067207-9. 2000.

Kuehn KD., Ege W., Gopp U.: Acrylic bone cements: mechanical and physical properties. Orthop Clin Am 36(1): 29-39. 2005

Koester U., Jaeger R., Bardts M., Wahnes C., Buechner H., Kuehn KD, Vogt S.: Creep and fatigue behavior of a novel 2-component paste-like formulation of acrylic bone cements. J Mater Sci Mater Med.(6):1395-406. 2013

Lee A., Ling R., Vangala S.: Some clinical relevant variables affecting the mechanical behvaiour of bone cement. Arch Orthop Traumat Surg(92), pp. 1-18. 1978

Lee A., Perkins R., Ling R.: Time-dependent properties of polymethylmethacrylate bone cement. In Older J (Ed.) Implant Bone Interface, Chapter 12. Berlin, Heidelberg, New York, Tokyo: Springer. 1990 Lee A., Ling R., Gheduzzi S., J. P. S., Renfro R.: Factors affecting the mechanical and viscoelastic properties of arcylic bone cement. J Mater Sci - Mater in Med, 13: 723-733. 2002

Lee C.: The time-dependent properties of polymethylmethacrylate bone cement: the interaction of shape of femoral stems, surface finish and bone cement. In: Ian D., Learmonth MB.: Interfaces in Total Hip Arthroplasty p. 11-19. Springer Verlag. 2000

Lee C.: Bone Preparation: The Importance of Establishing the Best Bone-Cement Interface In S. Breusch, & H. Malchau, The Well-Cemented Total Hip Arthroplasty. Berlin, Heidelberg, New York: Springer Medizin Verlag. p. 119-124. 2005

Lee, C.: Properties of Bone Cement: The Mechanical Properties of PMMA Bone Cement. In S. Breusch, & H. Malchau, The Well-Cemented Total Hip Arthroplasty. Berlin, Heidelberg, New York: Springer Medizin Verlag. p. 60-66. 2005

Lewis G.: Properties of acrylic bone cement: state of the art review. J Biomed Mater Res(38), pp. 155-182. 1997.

Lewis G. Mladsi S. Correlation between impact strength and fracture toughness of PMMA-based bone cements. Biomaterials 21 (8), 775-781, 2000

Lewis G. Apparent fracture toughness of acrylic bone cement: effect of the test specimen configuration and sterization method. Biomaterials 20 (1), 69-78, 1999

Nottrott M, Mølster AO, Moldestad IO, Walsh WR, Gjerdet NR. Performance of bone cements: are current preclinical specifications adequate? Acta Orthop.79(6):826-31. doi: 10.1080/17453670810016920, 2008

Nottrott M.: Acrylic bone cements: Influence of time and environment on physical properties. Acta Orthopaedica 81(341): 1-27. 2010

OENORM B 3592: Determination of cut-through-tensile splitting strength and specific fracture energy of building materials, combinations of building materials and composites - Wedge splitting method, Austrian Standards Institute 01-09-2011

Saha S., & Pal S.: The mechanical properties of bone cement: a review. J Biomed Mater Res(18), pp.435-462. 1984.

Sih GC, Berman AT, Fracture toughness concept applied to methymethacrylate. J Biomed Mater Res 14 (3), 311-324, 1980

Spierings P.: Properties of bone cement: Testing and performance of bone cements. In: S. Breusch, H. Malchau, The well-cemented total hip arthroplasty. Berlin, Heidelberg, New York: Springer Medizin Verlag, 67-78, 2005

参考文献

Struik LCE.: Physical Aging in Amorphous Polymers and Other Materials Amsterdam: Elsevier; 1978

Tschegg EK..: Pruefeinrichtung zur Ermittlung von bruchmechanischen Kennwerten sowie hier fuer geeignete Pruefkoerper, Patentschrift Nr. 390328, 31.1.1986, Österreich. 1986

Tschegg EK..: New Equipment for Fracture Tests on Concrete, Materials Testing (Materialpruefung), 33, S. 338-342. 1991

Tschegg EK., Herndler S., Weniger P., Jamek M., Stanzel-Tschegg S., Redl H.: Stiffness analysis of tibia-implant system under cyclic loading. Materials Science and Engineering: Volume 28, Issue 8, 1 Pages 1203-1208. 2008

Teuber EK.: Diploma Thesis "Analysis of the glass transition temperature of bone cements by dynamic mechanical analysis (DMA)" University of applied Sciences Munich 2010

Ungethuem M., Hinternberger I.: Die Normung von Implantatwerkstoffen am Beispiel Knochenzemente.Z. Orthop. 116,303-311, 1978

Wang JS, Taylor M, Flivik G., Lidren L. Factors affecting the static shear strength of the prosthetic stem-bone cement interface. J Mater Sci Mater Med 14, 55-61, 2003

13. 新的比较数据

我们比较经过验证的骨水泥，如：Palacos®R+G，Copal® G+C，以及 CMW®1G 与新研发的聚甲基丙烯酸甲酯（PMMA）骨水泥，如：SmartSet®GHV，Refobacin®Bone Cement R，Copal®G+V，含妥布霉素的 Simplex® P 以及 Tianjing（天津）Jiont Cement。■ 表 13.1 是这些骨水泥的成分，主要是粉末成分。之后我们介绍每种骨水泥基于 3 个不同批次和每一批次重复 3 次试验得到的操作特性。我们总结了一些化学、物理和力学的比较数据。

13.1　骨水泥成分

两种 DePuy/JJ 的高黏度聚甲基丙烯酸甲酯（PMMA）骨水泥描述如下。40gCMW® 1G 高分子聚合物粉末主要由白色 gamma- 照射的聚甲基丙烯酸甲酯（PMMA）颗粒（84.7%）组成。加入过氧化苯甲酰（BPO）（2%）作为引发剂和硫酸钡（9%）作为显影剂，以及庆大霉素（2.5%）。液体含甲基丙烯酸甲酯（MMA）DmpT 和 25ppmHQ。粉末和液体的比例是 2 ：1。在扫描电子显微镜下，粉末呈现出少量小圆形聚合物颗粒（■ 图 13.1a）。最多见的是颗粒大而不匀称的聚合物，它们明显是后期研磨加工产生的。硫酸钡颗粒大小差别大。有时可以见到非常大的颗粒。庆大霉素颗粒非常细，偶尔黏附在实心的聚合物表面。与 CMW®1G 不同，另一种 DePuy/JJ PMMA 骨水泥 -SmartSet®GHV，包含白色环氧乙烷（EO）消毒的聚合物粉末。粉末的主要成分是 MA/MMA 共聚合物而不是 CMW® 1G 的 PMMA。另外，BPO 含量明显低（0.9%），二氧化锆（14.4%）替代硫酸钡作为显影剂。两种骨水泥粉末中都包含 2.5% 的庆大霉素。液体成分由 MMA、DmpTC 和 HQ 组成。粉末与液体的比例是 2 ：1。SmartSet® GHV 粉末不同于 CMW® 1G 的特点是颗粒大而不均匀，均呈圆形，表面有些粗糙的聚合物。非常细小的庆大霉素颗粒位于聚合物之间。锆颗粒呈不规则的表面结构且总分布在聚合物之间。

以下介绍以 Palacos® 为基础的用于关节置换初次和翻修的 PMMA 骨水泥。Palacos®R+G 和 Copal® G+C 包含绿色色素环氧乙烷（EO）消毒的聚合物粉末，Copal® G+V 含有相同的绿色粉末，但由 gamma 射线消毒。粉末的主要成分是特有的 MA/MMA 共聚物，由叶绿素染色（E141）。另外，在 Palacos® R+G,Copal® G+C 和 Copal® G+V 中，加入作为引发剂 BPO（0.75%）。Palacos®R+G 和 Copal®G+V 含有约 14.8%，Copal® G+C 含有约 12% 的二氧化锆作为显影剂。Palacos® R+G 作为专门用于初次置换的 PMMA 骨水泥含有 1.25% 庆大霉素。另外两个作为专门用于翻修的 PMMA 骨水泥含有更高的抗生素。Copal® G+C 粉末中有 2.5% 庆大霉素和 2.5% 克林霉素。Copal® G+V 粉末中含有 1.25% 庆大霉素和 5% 万古霉素。Palacos® R+G、Copal® G+C 和 Copal® G+V 有相同的绿色液体包含 MMA、DmpTC、叶绿素（E141）和 HQ。3 种骨水泥的粉末：液体比率都是 2 ：1。Palacos® R+G、Copal®G+C 和 Copal® G+V 的主要成分是完全相同的聚合物粉末。包含不同的颗粒较大，都呈圆形的，表面有些粗糙的聚合物。在聚合物之间是不同形状、不同大小的庆大霉素颗粒。这些颗粒可达 250μm 大小。小颗粒黏附在聚合物上，比较大的总在聚合物之间。锆颗粒表面不规则结构，分布在聚合物之间。

Refobacin® Bone Cement R 是白色环氧乙烷（EO）消毒的聚合物粉末。粉末的主要成分是 MA/MMA 共聚物或是各种 MA/MMA 共聚物与 PMMA 的混合物。引发剂 BPO 含量小于 1%。粉末还包含作为显影剂的二氧化锆（15%）和抗生素庆大霉素（1.25%）。不同于 Refobacin® Bone Cement R 的白色粉末，液体的 MMA 是由叶绿素（E141）染成绿色。DmpT 作为催化剂和 HQ 也被添加到液体中。粉末与液体的比例是 2 ：1。在骨水泥粉末中可以看到

表13.1 各种PMMA骨水泥成分: √=有; G, 庆大霉素; C, 克林霉素; V, 妥布霉素; R, 放射; EO, 环氧乙烷; A, 无菌灌装

骨水泥	成分	CMW® I G	SmartSet® GHV	Palacos® R+G	Copal® G+C	Copal® G+V	Refobacin® B.C.R	Antibiotic Simplex® P with T	Tianjin Joint 骨水泥
粉末	PMMA	√							
	MA/MMA		√	√	√	√	√	√	
	苯乙烯多聚体						√		
	苯乙烯丁二烯							√	√
	抗生素	G	G	G	G+C	G+V	G	T	
	过氧化苯甲酰	√	√	√	√	√	√	√	
	二氧化锆		√	√	√	√	√		
	硫酸钡	√						√	√
	消毒	R	EO	EO	EO	R	EO	R	R
	加色剂		√	√	√	√	√		
液体	MMA	√	√	√	√	√	√	√	√
	二甲基对甲基苯胺	√	√	√	√	√	√	√	√
	消毒	A	A	A	A	A	A	A	A
	加色剂	√	√	√	√	√	√		
	对苯二酚	√	√	√	√	√	√	√	√

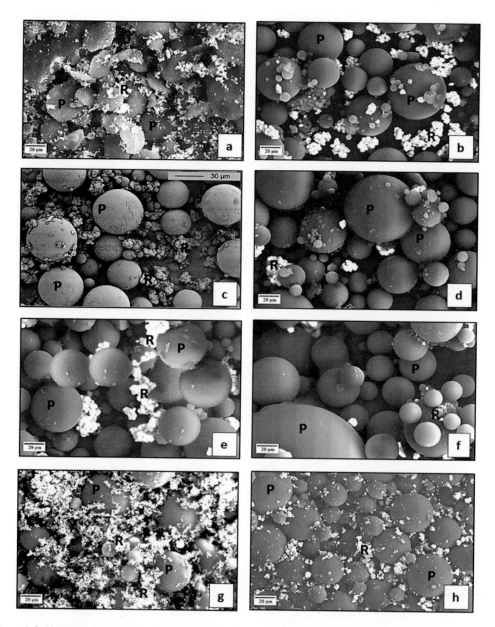

■图13.1　a-h各种PMMA骨水泥的扫描电子显微镜图像。a. CMW®1G; b. SmartSet®GHV; c. Palacos®R+G; d.Copal®G+C; e. Copal®G+V; f. Refobacin®骨水泥 R; g. 含妥布霉素Simplex®P; h. Tianjing Joint Cement（德国 Wiesbaden，Rheinmain扫描电子显微镜）。（P，聚合物珠；R，显影剂）

大小不等的圆滑的聚合物颗粒（■ 图 13.1）。庆大霉素形成不同大小的颗粒分布在聚合物颗粒之间。这些颗粒最大达 250μm。庆大霉素颗粒和锆颗粒一样，总是在聚合物颗粒之间。锆颗粒的表面为不规则结构。

　　含妥布霉素的 Simplex® P 抗生素骨水泥是中等黏度 PMMA。粉末主要为白色 gamma 照射的共聚合物颗粒，其中大约 15% PMMA 和 75% MMA- 苯乙烯。引发剂为 1.5% BPO，含在聚合物颗粒内。还含有作为显影剂的硫酸钡（9%）和抗生素妥布霉素（2.5%）。液体成分包括 MMA、DmpT 和 HQ。粉末与液体比例是 2 ：1。在扫描电子显微镜下，含妥布霉素的 Simplex® P 呈大小不等的略显粗糙的大聚合物颗粒（见 图 13.1）。通常，妥布霉素颗粒位于细密分布的硫酸钡颗粒之间。妥布霉素颗粒非常细，而硫酸钡颗粒大小不等。

我们无法得到 TianjingJoint Cement 的产品信息。粉末主要是白色 gamma 照射消毒的甲基丙烯酸甲酯 - 丁二烯 - 苯乙烯和可能纯的 PMMA 颗粒。BPO（1%）作为引发剂，硫酸钡（9.9%）作为显影剂。液体成分有 MMA、DmpT 和 HQ。粉末与液体比例为 2 ：1。在扫描电子显微镜下，呈现各种大小的圆形聚合物颗粒，主要是体积较大的聚合物颗粒（ 图 13.1）。硫酸钡颗粒大小差别大；有时看到非常大的颗粒。细小的硫酸钡颗粒常常附着在聚合物颗粒表面。

13.2　操作特性

高黏度 CMW® 1G 在 1 分 20 秒达到粥样期末。高黏度骨水泥工作期特别短，在 4 分 15 秒结束。CMW® 1G 在大约 5 分 50 秒固化。不同批次数据差别显著。高黏度的 SmartSet® GHV 面团时间为 65s 到 85s。工作期长且足够（>3min）。适用时间结束是 4 分 45 秒和 5 分之间。SmartSet® GHV 固化时间在 7 ~ 7.5min。不同批次结果不同。高黏度 Placos® R+G 特点是粥样期短，50 ~ 60s。工作时间长且足够（>3.5min），在 4 分 45 秒 ~ 5 分钟时结束。Palacos® R+G 固化时间 6 分 35 秒到 6 分 45 秒间。Copal® G+C 操作特性几乎与 Palacos® R+G 一样。相较而言，Copal® G+V 有更长一点的面团期，50 ~ 75s。工作时间（>3min）与 Palacos® R+G 相似。适用时间在 4 分 45 秒左右结束。Copal® G+V 在 6.35 ~ 7.00min 固化。Refobacin® Bone Cement R 面团时间为 65 ~ 80s。工作期结束在 4 分 40 秒和 5min 之间。Refobacin® Bone Cement R 在 7 ~ 7.5min 后固化。不同批次结果不同。类似于 Simplex® P，含妥布霉素的 Simplex® P 是典型的中黏度 PMMA 骨水泥。它粥样期结束晚，在 240s（真空条件有时是 85 ~ 180s）。工作期足够，约 2.5min。含妥布霉素的 Simplex® P 在 7min（真空条件）到 9min 时固化。低黏度 Tianjin Joint Cement 面团时间 240s（105 ~ 200s 真空下）。工作时间短（<2min）。Tianjin Joint Cement 固化时间在 5 分 45 秒和 6 分 15 秒（ 图 13.2）。

所有测试的 PMMA 骨水泥符合 ISO5833-2002 的标准，在 SEM 下硬化碎裂的 PMMA 骨水泥经过盘状骨折的方式进行处理（ 图 13.3）。

13.3　分子量

对于硬化的骨水泥样本，所有检测的 EO 消毒的 PMMA 骨水泥都是高分子量。Palacos®R+G 分子量大于 700 000；Refobacin® Bone Cement R、SmartSet® GHV 和 Copal®G+V 分子量略低为 650 000 ~ 690 000。gamma- 照射的骨水泥粉末分子量大幅降低，在 220 000 到 320 000 之间。Copal® G+V 是 gamma 照射消毒分子量相对高（ 图 13.4，来自 S.Kirbas 的检测数据）。

13.4　过氧化苯甲酰（BPO）：DmpT比率

所有的骨水泥都期望通过聚合反应，实现与植入假体的理想组合。但对于就 PMMA

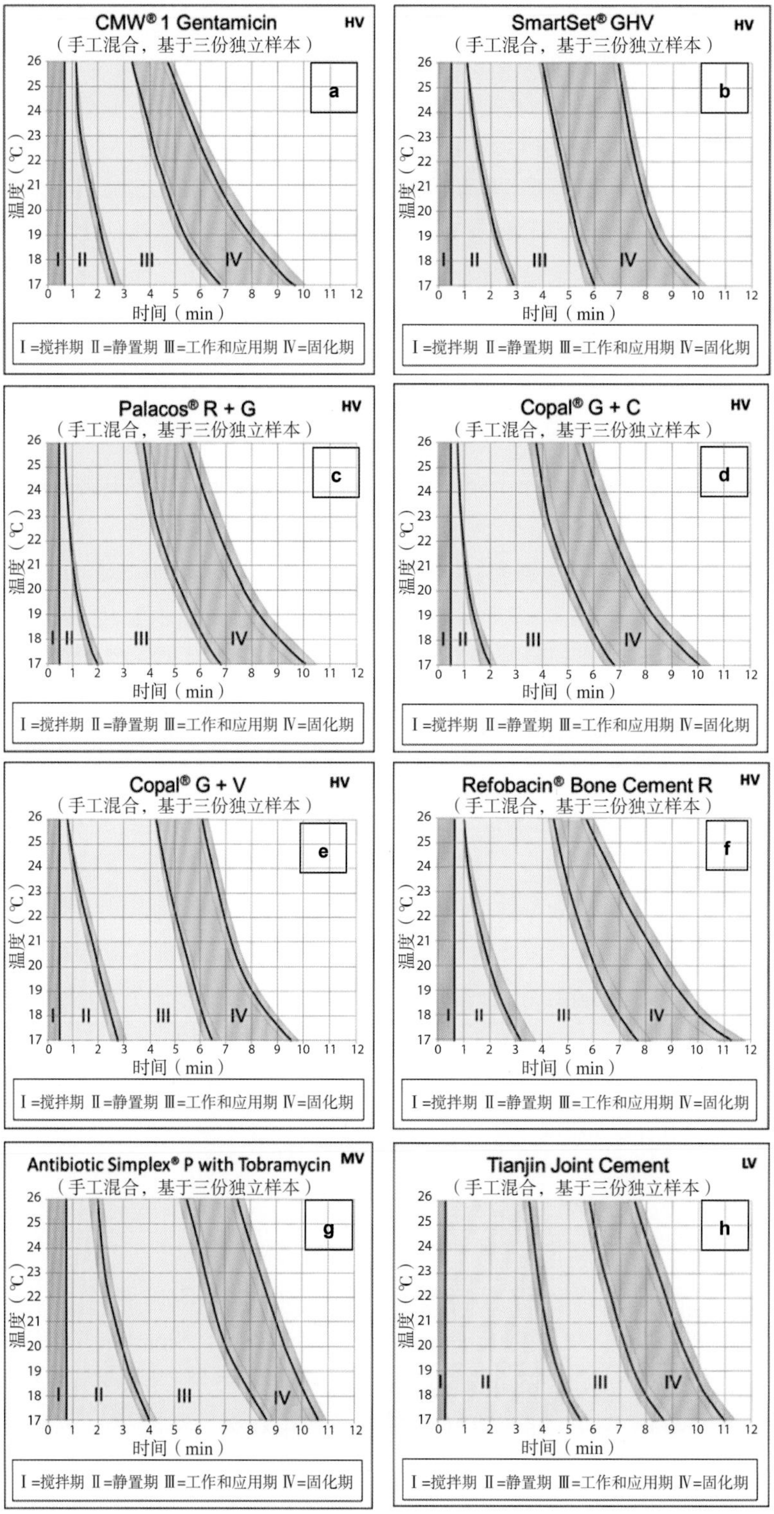

图13.2 a-h各种PMMA骨水泥工作特性。a. CMW® 1G；b. SmartSet®GHV；c. Palacos®R+G；d. Copal®G+C；e. Copal®G+V；f. Refobacin®骨水泥R；g. 含妥布霉素Simplex®P；h. Tianjing Joint Cement

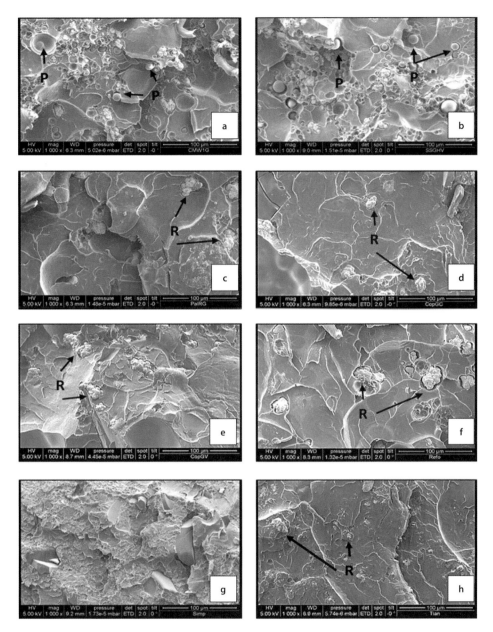

■图13.3　a-h. 硬化碎裂的PMMA骨水泥扫描电子显微镜图像。a. CMW®1G；b. SmartSet®GHV；c. Palacos®R+G；d. Copal®G+C；e. Copal®G+V；f. Refobacin®骨水泥 R；g. 含妥布霉素Simplex®P；h. Tianjing Joint Cement（Vienna University of Technology扫描电子显微镜）（P，聚合物珠；R，显影剂）

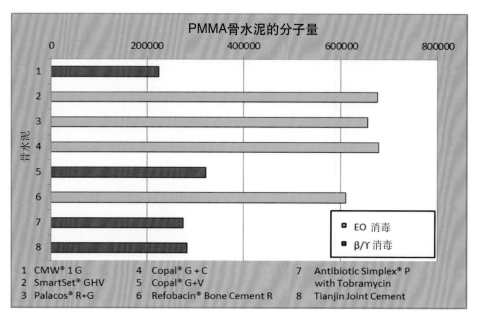

■图13.4　各种PMMA骨水泥的分子量

骨水泥这种动态的系统而言，这个目标在理化上均难以实现。罕见有对骨水泥成分的过敏反应。BPO 有时被怀疑是过敏原（第 11 章）。因此，我们测定了不同 PMMA 骨水泥的 BPO ：DmpT 的 mmol 比率。只有 CMW® 1G 表现出高的 BPO 残留；其他所有的骨水泥均出现 DmpT 残留（■ 图 13.5，来自 S.Kirbas 的检测数据）。SmartSet® GHV、Palacos® R+G 和 Copal® G+C 的比率相对合适。骨水泥中 DmpT 含量高，BPO 相对低，理论上导致 BPO 在聚合反应中几乎完全耗尽。

13.5　显影剂

检测的骨水泥中只有 3 个是用硫酸钡作为显影剂的：CMW® 1G，含妥布霉素的 Simplex® P 和 Tianjing Joint Cement。测定的含量都少于10%。而二氧化锆含量在 10% 到 15% 之间；Copal® G+C 是 10%，Refobacin® Bone Cement R 二氧化锆略高于15%（■ 图 13.6，来自 M. Mank 的测试）。

13.6　黏度

新检测的骨水泥之间黏度各不相同。Gelnorm-Med® 被用来测量黏度的范围（40g 骨水泥放入 Palamix®40g 骨水泥枪筒中，活塞面积 6cm²，速率 0.1mm/s）。试验是在慕尼黑应用科学大学的应用科学和机械电子系进行的。

在骨水泥适合使用的时候，也就是骨水泥已经结束粥样期和等待期后，以 0.3N 的压力来推进活塞观察初期黏度。

用 Gelnorm® 方法观察到第一组 PMMA 骨水泥达到上述时期相对早些，分别是 Palacos®

13.6 黏度

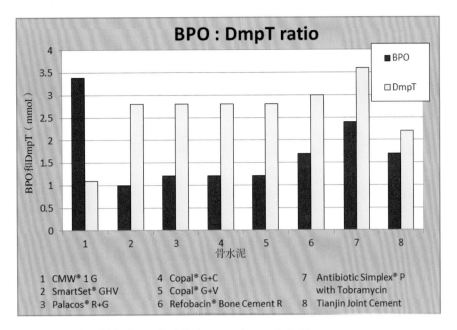

■图13.5 各种PMMA骨水泥粉末中BPO与液体中DmpT（mmol）比例

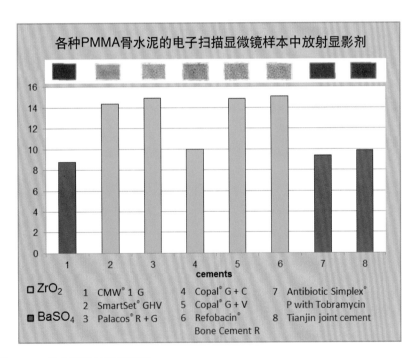

■图13.6 各种PMMA骨水泥的放射显影剂

R+G、Smartest GHV 和 Copal® G+C。第二组包括 Refobacin® Bone Cement R、Copal® G+V 和 CMW® 1G 达到适合使用的黏度约晚 30 ~ 60s。第三组骨水泥特点是相对长的等待期：包括低黏度 Tianjing Joint Cement 和中黏度的含妥布霉素的 Simplex® P。关于黏度的变化，要特别提及 2 个检测的 PMMA 骨水泥，因为它们的结果明显不同于其他 PMMA 骨水泥。Copal® G+V 的黏度在面团期后起初增加相对快，在大约 3min 的适当时间段保持相对恒定。低黏度 Tianjing Joint Cement 在面团期后增长非常快，只有很短的操作期。比较而言，中黏度含妥布霉素的 Simplex® P 达到工作期相对较晚；但是黏度呈中等速度增加，保证适当长的工作期（■图 13.7）。

13.7　面团形成、渗入和固化的国际标准（ISO）

使用 Palamix® 搅拌系统（Endolab®、慕尼黑、德国）进行真空搅拌，测定骨水泥的标准面团形成时间。同样，分 3 组不同的骨水泥。第一组包括 PMMA 骨水泥面团形成时间在 50 ~ 55s，有 Copal® G+C、Palacos® R+G 和 SmartSet® GHV。第二组 PMMA 骨水泥面团形成时间 60 ~ 65s，有 Copal® G+V 和 Refobacin® Bone Cement R。第三组包括含妥布霉素的 Simplex® P 面团形成时间 85s，Tianjing Joint Cement 面团形成时间 105s。所有的试验温度在 23℃，相对湿度 >40%。搅拌的骨水泥相对很快变得不黏。搅拌后，当骨水泥从 Palamix® 枪筒中压出并被放在手套上，Copal® G+V、Refobacin® BoneCement R、CMW® 1G、含妥布霉素的 Simplex® P 和 Tianjin Joint Cement 保持黏性的时间比较长（■图 13.7）。

根据 ISO5833 渗入实验的结果不同，相应的面团形成时间也不同。理论上，PMMA 骨水泥的黏度应该和达到面团形成的时间相当，因此渗透进腔隙能力也应该和达到面团形成的时间相当。然而，一些骨水泥比如 Copal®G+V 含妥布霉素的 Simplex® P、Tianjin Joint Cement 和 CMW® 1G 渗入能力好，接近 4 ~ 7mm。这些 PMMA 骨水泥均是经过 gamma 照射消毒

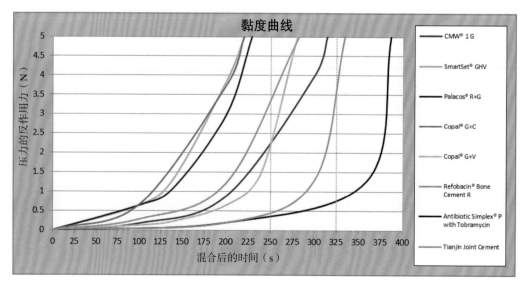

■图13.7　各种PMMA骨水泥黏度概要。在Palamix 40g骨水泥枪筒中搅拌40g骨水泥，枪栓面积6cm²，速度 0.1mm/s。试验由A. Koch 在Munich University of Applied science，Applied Sciences and Mechatronics完成

■ 表13.2　依据ISO5833手工搅拌和真空搅拌PMMA骨水泥面团形成时间、渗入和固化时间

骨水泥	ISO面团形成时间（s）		ISO渗入（min）		ISO固化时间（min）		
	真空搅拌	手工搅拌	平均值	标准差	真空搅拌	手工搅拌23℃	手工搅拌19℃
CMW®1G	60	65	3.69	0.31	5.25	5.45	8.00
SmartSet®GHV	55	60	2.09	0.22	7.00	7.10	8.35
Palacos®R+G	55	55	4.07	0.88	6.00	6.45	7.35
Copal®G+C	55	55	4.04	0.51	6.00	6.35	7.55
Copal®G+V	60	70	6.10	0.30	6.50	6.55	8.55
Refobacin®骨水泥 R	65	80	2.75	0.77	7.00	7.20	8.10
含妥布霉素Simplex®P	85	220	7.03	0.23	7.00	8.55	10.15
Tianjing Joint Cement	105	230	3.33	0.39	6.00	7.00	7.55

的。全部 EO 消毒的骨水泥渗入能力为 2 ~ 4mm，且很快变得不黏（如前所述）（■ 表 13.2）。SmartSet® GHV 和 Refobacin® Bone Cement R 的渗入能力最低。

　　体外的渗入试验不代表材料在体内环境中的表现。例如，在国际标准（ISO）的试验中，含妥布霉素的 Simplex® P 可出现较高的渗入，原因是它在 85s 后即较早地达到不黏状态。然而，没有人这么早在体内应用骨水泥。生产商显然推荐应用的时间要晚些，因为骨水泥在 85s 后黏度太低。在 ISO 试验 3min 后检查含妥布霉素的 Simplex® P 的渗入和其他高黏度骨水泥类似（2 ~ 4mm）。Tianjing Joint Cement 也有类似特性。因此，在我们看来，渗入试验的差别不能在体内环境下复制（■ 表 13.2）。

　　关于不同骨水泥的固化时间，相同的骨水泥真空搅拌比非真空搅拌固化得更快。不同的骨水泥真空搅拌固化时间差别比较小，在 5 分 25 到 7 分之间，而非真空搅拌的骨水泥固化时间在 5 分 45 秒到 8 分 55 秒之间。与其他骨水泥比较，CMW® 1G 固化最快。大多数真空搅拌的骨水泥固化时间在 6min 左右。含妥布霉素的 Simplex® P、SmartSet® GHV 和 Refobacin® Bone Cement R 7min 左右固化（■ 表 13.2）。

13.8　机械特性的国际标准（ISO）

　　所有检测的骨水泥均符合 ISO 5833 机械特性标准的最低要求（■ 表 13.3）。需要注意的是，真空搅拌的骨水泥样本弹性模量超过 3000MPa，相对较高，公开发表的数据平均是 500MPa 左右。

　　◆ 甲基丙烯酸甲酯骨水泥的 ISO 或 ASTM 标准不适合评价骨水泥质量。对使用者最重要的试验是操作。

■表13.1 不同PMMA骨水泥在ISO5833条件下的机械学性能（Endolab, 2012）

骨水泥	弯曲力量（MPa）		弯曲模量（MPa）		压缩力量（MPa）	
	平均值	标准差	平均值	标准差	平均值	标准差
CMW® 1 G	70.2	0.84	3097	27	83.9	537
SmartSet® GHV	57.9	0.81	2627	45	75.9	8.41
Palacos® R+G	66.3	0.90	3011	32	79.5	3.38
Copal® G+C	65.8	0.99	3093	45	82.6	4.73
Copal® G+V	64.6	2.21	2899	182	79.3	2.03
Refobacin® Bone Cement R	65.5	2.75	2972	115	78.4	4.72
Antibiotic Simplex® P with Tobramycin	61.9	4.62	2877	32	77.1	3.81
Tianjin Joint Cement	66.8	0.36	2880	14	81.7	3.52

（刘延青 译 蔡 宏 校）

14. PMMA骨水泥的疲劳性能

14.1　疲劳行为

PMMA 骨水泥机械性能的恶化通常易被断言为因疲劳所致。故此，进行疲劳测试意义重大。经过 $10^6 \sim 10^7$ 的负载周期，PMMA 水泥的强度通常会被降低到静负荷下其准静态值的 $20\% \sim 40\%$。此外，疲劳行为对材料变化更加敏感。大多数骨水泥的准静态测试经常得出相似的强度值。相反，疲劳测试经常能区分出不同成分的或不同制备流程的骨水泥之间的不同。

Callister（2000）指出：**"疲劳是重复的超负荷周期在单一施加载荷下损毁材料的结果。"**为了确保骨水泥在人体内存续，它必须能够承受变化的载荷。骨水泥的疲劳特性因此有特殊的意义，并且它可能会决定一个正确注入的骨水泥是否能够起效。因此研究其疲劳特性对髋关节置换的功能以及使用周期至关重要。

▷ 估算应用中疲劳强度时，假设人一年约迈 10^6 重步，即每年约 2×10^6 步。10^7 的负载周期对应假体约 $5 \sim 10$ 年的寿命。

Dunne（2008）介绍了通过不同方式测量疲劳属性的力学研究（Davies 等，1987；Krause 和 Mathis，1988；Soltesz 和 Ege，1993；Soltesz，1994；Lewis，1997，1999，2000；Harper 和 Bonfield，2000；Eveleigh 等，2002；Dunne 等，2003；Kühn 等，2005；Soltesz 等，2005；Köster 等，2013）。

14.2　测量过程

目前，三种标准测量过程被用于表征疲劳行为：

1. ISO 5833　4 点弯曲装置
2. ISO 527 平面锥形样本之纯单轴抗拉测试
3. ASTMF2118 圆锥样本之抗拉或抗压测试

根据 ISO 5833（■ 图 14.1），ISO16402 等同于弯曲测试。疲劳测试是一个动态测试，并且通常在力控制下的脉动正弦加载中进行。测试一直进行直到材料损毁，或者材料样本到达之前预设的负载周期最大值，即 500 万至 1000 万个周期，即被归类为"废品"。样品的体积为 $3.3\text{mm} \times 10\text{mm} \times 70\text{mm}$（Soltesz 等，2005）。

另一种方法，ISO 527 抗拉测试，也是一直在力控制下的正弦周期负载中进行直到材料损毁或者"报废"。纯（单轴）抗拉测试经常被用于以样本为表面的聚合材料实验中。样本被置于中位径为 50mm 的聚合材料中，横截面与弯曲的柱状材料一致。样本在非锥状部位被平面夹住，在轴向方向加载（Harper 和 Bonfield，2000）。

根据 ASTM F2118，圆柱体样本承受完全倒置的正弦压力和拉力负载。测试直至样品损毁或"报废"为止。样品也被制成直径为 5mm 长度为 10mm 的圆锥状。为了尽量减小弯曲时所受压力，他们的非锥形处以尽可能短的长度被固定在轴向的同轴柄（Davies 等，1987）。

▷ 不同的测试装置得出材料损毁不同的应力水平。这是由于不同的施加载荷

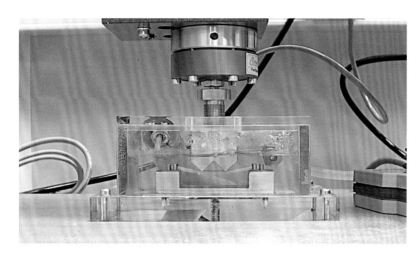

■图14.1　ISO 16402标准的疲劳测试

	4点折弯	单轴拉伸	拉伸／抗压
▬ =样品 加载条件↑↓ 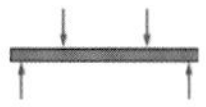 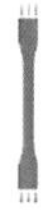 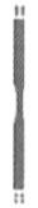			
参考	ISO16402（疲劳）	ISO527（方法）	ASTMF2118（疲劳）
样品准备	容易	很复杂（锥型）	困难（变形模具）
加载程序	简单 （滚轴）	较复杂 （平面钳持）	困难 （同心钳持，定位杆）
在疲劳区域应力分布	拉伸／抗压 （在接近表面部位最高）	纯拉伸 （持续／同质）	交替 （同质）
建立后的腐蚀问题	轻微	较强	严重
错位的风险	低	中	高
结果			
Palacos® R　准静态 MPa	57.7	36.4	34.4
Palacos® R　疲劳（10^7循环）	16.6	9.1	3.1
Simplex® P　准静态 MPa	60.1	35.7	35.5
Simplex® P　疲劳（10^7循环）	12.9	7.4	1.1

■图14.2　疲劳测试比较（Soltesz等，2005）

从而引起应力分布。

　　通过测量抗拉和抗压样本的裂缝扩展速率，疲劳裂缝扩展测试提供了对疲劳行为的进一步了解。实验会测定裂缝长度以及周期数量，并且测定裂缝扩展速率以及应力强度因子率（Dunne，2008）。

　　大多数疲劳测试以特定的频率进行，比如5Hz；并在37℃的缓冲盐水溶液中进行。实验通过一段压力范围内不同的应力水平来表征疲劳行为。

　　■ 图 14.2 显示样品形状，三种测量方式的加载条件，以及对两种商业丙烯酸水泥品牌 Palacos® R 以及 Simplex® P 使用三种不同测试方法的实验结果（Soltesz 等，2005）。不同的实验装置得出准静态及疲劳加载下样本损毁的不同应力水平。这一现象众所周知，可以用施加载荷的不同以及由此引致的横截面上的应力分布来解释。抗拉和抗压测试，初步的结果显示测量值迅速的减小很可能是由于样品更严重的损耗，该损耗由额外的压力负载或由于样品的不同制备方式造成的瑕疵分布的不同。在弯曲的单轴拉伸下，材料显示出相似的属性。最简单的测试设置为 ISO 5833 标准化 4 点弯曲测试。

此外，抗拉抗压测试的样品制备也比弯曲测试更加复杂。弯曲和拉伸加载装置的准静态值不同，但是不同材料的抗拉测试的结果却相似。弯曲测试的应力值约为压力测试的两倍。Soltesz 等（2005）先后用应力分布的不同，以及三个实验测试中样品形状的不同来解释这一实验结果。然而，考虑到样品的有效体积（根据 Weibull 统计），如果准静态应力值正确，实验结果的不同被减小（■ 图 14.2）。

14.3　疲劳行为的影响因素

在长期的加载条件下，所有的实验报告都显示应力有显著的减小。然而，三种测试步骤似乎如图表中不同的应力水平和曲线所示有明显的差异。

14.3.1　环境的影响

实验进行时的环境条件对疲劳寿命有相当大的影响。如果样品在干燥的环境或水溶液中进行（■ 图 14.3），骨水泥会有不同的疲劳行为。根据室温条件下在空气中进行的测试绘出 S-N 曲线（Freitag 和 Cannon，1977；Johnson 等，1989；Schäfer 等，2002；Kühn 等，2005）。

为了模拟体温，测试应在适合的液体中进行，例如模拟体液或 Ringer 溶液。在实验室温度下于空气中进行的实验结果，应该仔细地测量（Freitag 和 Cannon，1977；Johnson 等，1989）。

❯ 环境因素对疲劳寿命有重大的影响。

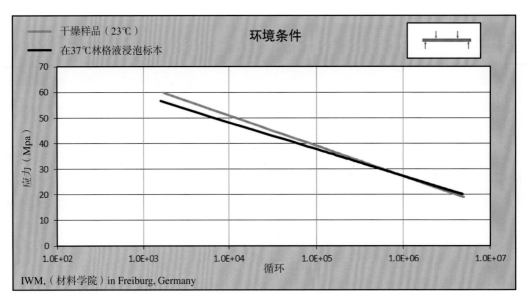

■图14.3　骨水泥样品在干燥和水溶液中疲劳测试比较 (Kühn等，2005)

14.3.2   消毒的影响

此外，聚合粉末的消毒过程对 PMMA 骨水泥的疲劳行为有影响。γ 辐射和 β 辐射消毒会显著地降低聚合粉末的分子量和由此固化的骨水泥，然而 EO 消毒却对聚合物的分子量并无影响。高分子量的 PMMA 骨水泥比低分子量的水泥的疲劳表现更好（Tepic 和 Soltesz，1996；Tepic 和 Soltesz，1998；Harper 等，1997；Lewis 和 Mladsi，1998；Lewis，2000）。

❯ EO 消毒的 PMMA 水泥的疲劳表现比 γ 射线消毒的 PMMA 好。

14.3.3   气孔的影响

气孔是降低 PMMA 水泥疲劳寿命的主要原因。气泡和其他内含物会使材料中的应力聚集而且经常会造成 PMMA 水泥中的疲劳裂痕。这些裂痕最终会导致材料报废。气泡的来源主要是粉末周围的空气，在混合和搅拌骨水泥的过程中以及将骨水泥从混合容器转到实验装置的过程中被带入到骨水泥中。如前文所指，在开放的容器中用手混合的骨水泥比在真空体系中混合的 PMMA 骨水泥中明显包含更多的气泡（参见第 16 章）。通过减低水泥中混入气泡的机会，正确地使用水泥混合系统能够减少气泡并且提高水泥强度（Wixon 等，1987；Lewis，1999a；Wang 等，1993；Wang 等，1996；Malchau，2000；Eveleig 等，2002；Dunne 等，2003；Breusch 和 Malchau，2005）。

总体而言，用手混合和真空混合的骨水泥的疲劳寿命都会被气泡减少。气泡的大小对减小疲劳强度有很大的影响（Hoey 和 Taylor，2009）。气泡越大在受压下扩展越快，也越危险（Evans，2006）。

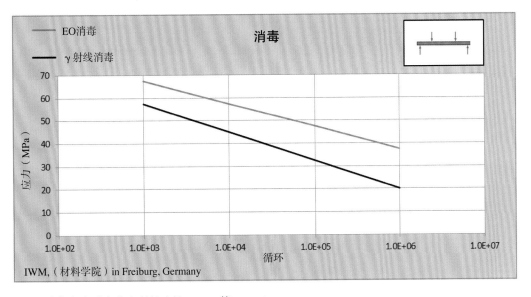

■图14.4   消毒方式对疲劳表现的比较 (Kühn 等，2005)

14.3.4　冷却水泥成分的影响

使用者通常可以根据 PMMA 水泥不同的黏度来选择：高，低或者是中等黏度。众所周知低黏度的骨水泥比高黏度的骨水泥在制作面团的过程中混入气泡的可能性更小。

Draenert（1983）指出在混合骨水泥前于真空中冷却水泥成分。这个简单的步骤能够显著地减少高黏的 PMMA 骨水泥在真空混合中的黏度。关于混合，必须要考虑减小黏度的骨水泥面团以及在真空中混合的协同效应。这两种措施都会显著地减小气泡并且增强骨水泥的机械性能以及疲劳强度。

Soltesz 和 Ege（1993）测试过在真空中混合 Palacos® R 对其疲劳强度的影响（○ 图 14.5）。材料在 23℃手工混合，为了对比，另外使用真空混合体系（VZS, vacuum-cementing system）在 200mbar 4℃下混合。实验结果显示尽管两种混合方式的准静态应力值相当，但是真空混合可以显著地增加疲劳强度。原因应该是水泥面团中的气泡数量减少。

◈ 混合前冷却水泥成分能够显著地减少气泡因而增强水泥的疲劳属性。

14.3.5　真空混合的影响

为了测试对骨水泥黏度的影响，由于其黏度相似，Lewis（1996b）比较了拉伸的手工混合以及真空混合的 Palacos® LV（Osteopal®）和 Simplex® P 的疲劳属性。他使用 2 个狗骨形状的样品测试其疲劳强度，疲劳周期最大值为 150 万。他手工混合 Simplex® P，发现其疲劳强度比 Osteopal®（Palacos®LV）低很多。真空混合样本的对比更加显著。手工混合的 Osteopal®（Palacos®LV）比真空混合的 Simplex® P 明显地具有更好的疲劳强度（○ 图 14.6）。Lewis（1998）的测试基于不同的试验方法（干燥的样品，Weibull plot, 1951；Lewis 和 Mladsi,

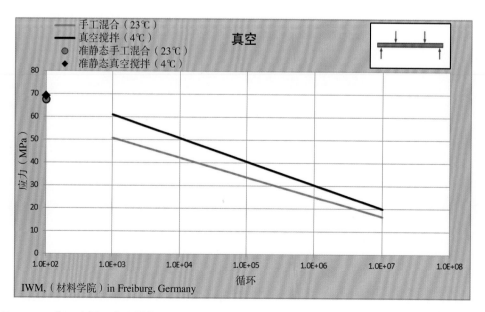

■图14.5　Palacos® R, 在低温真空搅拌（4℃）和在室温（23℃）的疲劳表现的比较 (Soltesz 和 Ege，1993)

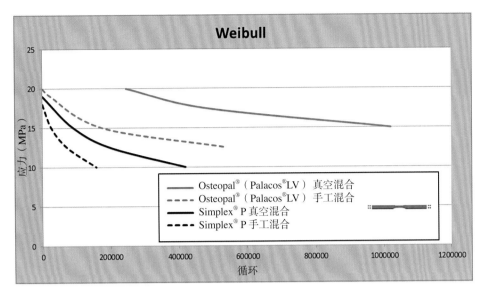

■**图14.6**　Osteopal® 和 Simplex® P 以不同方式混合的疲劳数据比较 (plot according to Weibull 1951)

1998)。Kühn（2000）对比了真空混合的 Palacos® LV 和手工混合的 Simplex® P 的疲劳强度，得出相似的结果。

◉ *真空混合的骨水泥比手工混合的骨水泥具有更优的疲劳强度。*

14.3.6　共聚物微差异对疲劳行为的影响

　　用于制造 PMMA 骨水泥的共聚物的细微差别对骨水泥的性能有显著影响。Simplex® P 骨水泥含有 PMMA 和约含 2.5% 苯乙烯的苯乙烯共聚物粉末（约占 75%）。这种苯乙烯成分能够增加骨水泥的 Tg，从而增强材料的脆性。Gen4®（Vacpac,® Biomet）产品在已填充的体系中包含类似于 Simplex® P 的 PMMA 水泥，该 PMMA 骨水泥的苯乙烯含量较高，但很明显不完全是苯乙烯的共聚物。这些细微差别导致另一个疲劳行为。手工混合的 Simplex® P 比真空混合的 Gen4® 明显具有更好的疲劳表现（◉ 图 14.7）。

　　从两种改良骨水泥 Refobacin® Revision 和 Copal® G+C 的对比中也可以得出相似的结论。很明显，两种水泥中的抗菌颗粒有相似的颗粒尺寸和相似的化学品质。这些骨水泥的聚合物结构可能有细微的不同，从而引发了不同的疲劳强度（◉ 图 14.8）。

◉ *组分的细微差异对疲劳强度有影响。*

14.3.7　不同骨水泥品牌的可比性疲劳数据

　　PMMA 骨水泥具有不同的黏度。黏度对骨水泥的机械属性和固化时间有显著的影响。比如说，Lewis（1996b）测试 Simplex® P 和 Osteopal®（Palacos® LV）（◉ 图 14.6），就是因为其

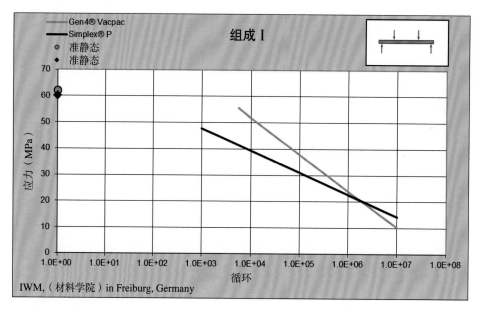

■**图14.7** Simplex® P徒手混合和 Gen4®真空搅拌的疲劳表现比较

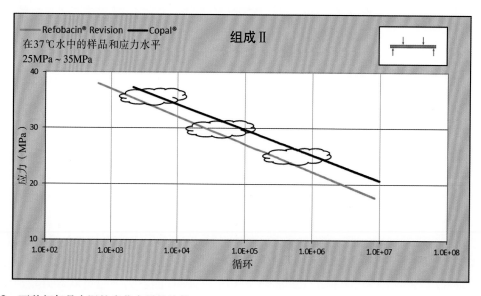

■**图14.8** 两种相似骨水泥的疲劳力量的比较

相似的黏度属性。为了研究疲劳属性（■ 图 14.9），我们比较了不同品牌的高、中、低不同黏度的骨水泥。

低黏度骨水泥的疲劳强度差别尤为显著。Tianjin Joint 水泥比 Palacos® LV 的疲劳强度差（■ 图 14.9c）。Tianjin Joint 水泥包含脆的具延展性的聚合物，Palacos® LV 含有更具延展性的 MA 共聚物。此外，在长时间持续的混合过程中，低黏度使测试的两种 PMMA 水泥面团混合物都几乎没有气泡。因此不同的疲劳结果主要取决于测试材料的不同组成。

实验测试中等黏度的骨水泥 Simplex® P 和 Palacos® MV（■ 图 14.9b）。但是对比准静态数

14.3 疲劳行为的影响因素

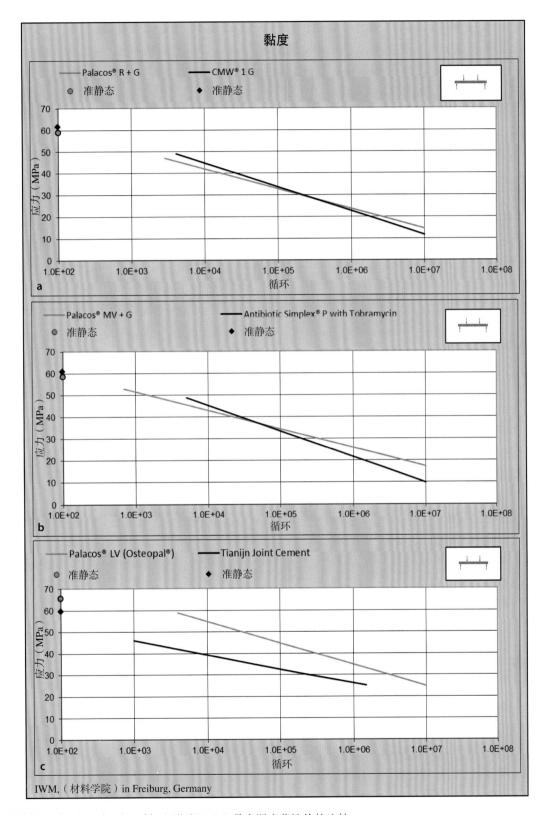

图14.9 高 a）、中 b）、低 c）黏度PMMA骨水泥疲劳性状的比较

据，含有苯乙烯的 Simples® 比含有 MA/MMA 的 Palacos® MV 的疲劳强度低。

最后对比高黏度的骨水泥品牌 CMW® 1G 和 Palacos® R+G，我们可以看出其准静态数据有些许不同。CMW® 1G 比 Palacos® R+G 的疲劳强度低（图 14.9a）。CMW® 1G 含有纯的 PMMA 和 Palacos® MA/MMA 共聚物。

▶ 更具延展性的骨水泥比脆性好的骨水泥强度更高。

14.3.8 添加剂的影响

不是所有的 PMMA 骨水泥真空调合时它的疲劳行为都会显著提高。某些影响骨水泥机械强度的成分能够减少其对疲劳行为的积极影响。PMMA 骨水泥含有添加剂，该添加剂在聚合物链中以非化学键的形式结合。尤其含有高抗菌成分的 PMMA 骨水泥（以人工形式添加到被感染修复部位）或者其他的颗粒——比如，高含量的显影剂（椎体成形术）或者 PMMA 颗粒（增强水泥的粗糙度）——真空混合后并未有显著的提高（Soltesz 等，1998a, 1998b）。

14.3.9 高抗菌成分的影响

从临床角度考虑，使用高抗菌成分的骨水泥是明智的。尤其是在翻修手术中。然而，骨水泥结构中加入抗生素会减小其机械性能。因此测量高抗生素浓度对骨水泥疲劳表现的影响非常必要（图 14.10）。

抗生素的添加会显著地降低骨水泥的疲劳性能。被测试的不同聚合物基的 PMMA 骨水泥的疲劳性能都受到抗生素的强烈影响。因此有必要比较含有或不含抗生素的不同品牌骨水泥，以及添加不同抗生素的不同品牌骨水泥。Simplex® P 比含有妥布霉素 Simplex® P 有更高的疲劳特性（图 14.10a），Palacos® R 比 Copal® G+V 有更高的疲劳特性（图 14.10b）。但是，Palacos® R 比 Simplex® P 更强，而且 Copal® G+V 比含有妥布霉素 Simplex® P 更强，尽管 Copal® G+V（约 3g 抗生素）所含的抗生素约为添加了妥布霉素 Simplex® P（1g）所含抗生素的三倍。再次证明了，仅考虑疲劳强度，具有延展性高的聚合物基的 Copal® G+V（MA/MMA 共聚物）比脆性高的添加了妥布霉素 的 Simplex® P（MA/ 苯乙烯共聚物）更好（图 14.10）。

▶ 含有高浓度抗生素的骨水泥结构能够显著地降低 PMMA 骨水泥的疲劳性能。

14.3.10 高洗提抗生素释放对骨水泥疲劳行为的影响

基于许多抗生素离子将被溶解在聚合物基体的考虑，这样其机械稳定性将会被大大降低，Soltesz 等（1999）曾经在弯曲测试中，测量在 37℃ 水中分别存储 4 周和 13 个月的 Copal®G+C 的疲劳强度。未发现显著的差异（图 14.11）。该测试的准静态和动态数据的结果亦如此。

▶ 长时间的抗生素高释放行为对 PMMA 骨水泥的机械性能没有负面影响。

14.3 疲劳行为的影响因素

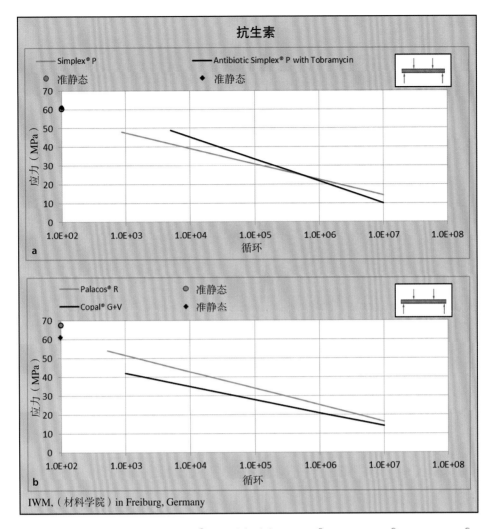

■图14.10　抗生素对疲劳的影响。a. Simplex® P *vs* 妥布霉素 Simplex® P；b. Palacos® R+G *vs* Copal® G+V

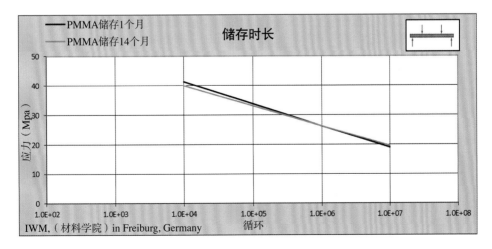

■图14.11　Copal® G+C 储存不同时长（1个月，14个月）在37℃水中疲劳数据的比较

14.4　疲劳裂纹扩展

ASTM E647 疲劳裂纹扩展测试是表征骨水泥疲劳行为的另一种方式（Nguyen 等，1997）。该测试方法较少使用。该实验测量拉伸和压缩 PMMA 骨水泥样本的疲劳裂纹扩展速率。测试中，记录裂纹长度以及对应的周期数，并计算疲劳裂纹扩展速率和对应的压力强度因素范围。

⧁ 疲劳特性造成强度减小的程度是决定丙烯酸骨水泥能够长期使用的主要机械性能特征。

（翟欣昀　李朝阳　译　吕维加　校）

参考文献

ASTM. Specification E 647-95. Standard Test Method for Measurement of Fatigue Crack Growth Rates. Annual Book of ASTM, ASTM（"ASTM"）. 100 Barr Harbor Drive. West Conshohocken. PA 19428-2959 USA

ASTM. Specification F2118 - 01a: Test Method for Constant Amplitude of Force Controlled Fatigue Testing of Acrylic Bone Cement Materials, Annual Book of ASTM, ASTM（"ASTM"）. 100 Barr Harbor Drive. West Conshohocken. PA 19428-2959 USA

Breusch SJ and Malchau H. The Well-Cemented Total Hip Arthroplasty: Theory and Practice. Springer Verlag, Heidelberg 2005

Callister, W. Materials Science and Engineering. John Wiley & Sons, 2000

Davies, J., O'Connor, D., Greer, J., & Harris, W. Comparison of mechanical properties of Simplex P Zimmer Regular and LVC bone cements (21 (6) ed.). J Biomed Mater Res, 1987

DIN EN ISO 527-1: Plastics - Determination of tensile properties - Part 1: General principles (ISO 527-1:2012); German version EN ISO 527-1:2012, Beuth Verlag

Draenert K. Zur Technik der zementverankerung. Forschung und Fortbildung in der Chirurgie des Bewegungsapparates. 1. Art and Science, München, 1983

Dunne, N., Orr, J., Mushipe, M., & Eveleigh, R. The relationship between porosity and fatigue characteristics of bone cements (22 ed.). Biomaterials, 2003

Dunne N. Mechanical properties of bone cements. In: Deb (Ed) Orthopaedic bone cements. Woodhead Publishing ISBN 978-184569-376-3 CRC Press LLC, 233-265, 2008

Evans SL. Effects of porosity on the fatigue performance of polymethylmethacrylate bone cement: an analytical investigation. Proc Inst Mech Eng H: J Eng Med 220:1, 2006

Evenleigh, R., Dunne, N., Orr, J., Mushipe, M., & Beverland, D. The fatigue life of bone cement: How it is affected by mixer design, vacuum level and user technique (1 (1) ed.). J Adv Perioper Care, 2002

Freitag, T., & Cannon, S. Fracture characteristics of acrylic bone cements. II. Fatigue (11 ed.). Biomed Mater Eng., 1977

Harper EJ, Braden M, Bonfield W, Dingeldein E, Wahlig H.: Influence of sterilization upon a range of properties of experimental bone cements. J Mater Sci Mater Med. ec;8(12):849-53, 1997

Harper EJ, Bonfield W.: Tensile characteristics of ten commercial acrylic bone cements. J Biomed Mater Res. Sep;53(5):605-16, 2000

Hoey, D., Taylor, D.: Quantitative analysis of the effect of porosity on the fatigue strength of bone cement. Acta Biomaterialia 5, 719-726, 2009

ISO. 5833:2002: Implants for Surgery-Acrylic Resin Cements. Orthopaedic Application 2002, Beuth Verlag

ISO. 16402:2008 Implants for surgery - Acrylic resin cement - Flexural fatigue testing of acrylic resin cements used in orthopaedics 2008, Beuth Verlag

Johnson JA, Provan JW, Krygier JJ, Chan KH, Miller J.: Fatigue of acrylic bone cement--effect of frequency and environment. J Biomed Mater Res. Aug;23(8):819-31, 1989

Koester U, Jaeger R, Bardts M, Wahnes C, Büchner H, Kühn KD, Vogt S.: Creep and fatigue behavior of a novel 2-component paste-like formulation of acrylic bone cements. J Mater Sci Mater Med. 2013 Jun;24(6):1395-406. doi: 10.1007/s10856-013-4909-2. Epub 2013

参考文献

Krause W, Mathis RS. Fatigue properties of acrylic bone cements: review of the literature. J Biomed Mater Res. Apr;22(A1 Suppl):37-53, 1988

Kuehn, KD. Bone Cements: Up-to-date Comparison of Physical and Chemical Properties of Commercial Materials. Berlin, Heidelber, New York: Springer-Verlag, 2000

Kuehn KD, Ege W, Gopp U. Acrylic bone cements: mechanical and physical properties. Orthop Clin Am;36(1): 29-39, 2005

Lewis, G. Properties of acrylic bone cement: state of the art review. J Biomed Mater Res(38), pp. 155-182, 1997

Lewis, G. Effect of mixing method and storage temperature of cement constituents on fatigue and porosity of acrylic bone cement (9 ed.). J Biomed Mater Res. 1999a

Lewis G.: Relative roles of cement molecular weight and mixing method on the fatigue performance of acrylic bone cement: Simplex P versus Osteopal. J Biomed Mater Res.;53(1):119-30, 2000

Lewis, G., & Mladsi, S.: Effect of sterilization method on properties of Palacos R acrylic bone cement (19 ed.). Biomaterials. 1998

Lewis G. Effect of two variables on the fatigue performance of acrylic bone cement: mixing method and viscosity. Biomed Mater Eng. 9(4):197-207, 1999b

Malchau H, Herberts P, Söderman P, Oden A. Prognosis of total hip replacement – Update and validation of results from the Swedish National Hip Arthroplasty Register 1979-1998; Scientific Exhibition presented at the 67th Annual Meeting of the American Academy of Orthopaedic Surgeons, March 15-19, 2000, Orlando, USA

Nguyen, N., Maloney, W., & Dauskardt, R. Reliability of PMMA bone cement fixation: fracture and fatigue crackgrowth behaviour (8 ed.). J Mater Sci Mater Med., 1997

Schäfer, R., Soltész, U., Kühn KD., "Influence of environmental conditions on the fatigue strength of bone cements," 17th Europ Conf Biomaterials, Barcelona, 2002

Soltesz, u. und Ege, W.: Influence of mixing conditions on the fatigue behaviour of an acrylic bone cements. 10. Europ. Conf. of Biomaterials., Davos, 138, 1993

Soltesz, U.: The influence of loading conditions on the lifetimes in fatigue testing of bone cements. J.Mater. Sci.: Mater. Med. 5,654-656,1994

Soltész, U., Schäfer, R., Jaeger, R., Goop, U., & Kühn, KD. Fatigue Testing of Bone Cements - Comparison of Testing Arrangements. Journal of ASTM International(Vol. 2 No. 7), 2005

Soltesz, U., Schafer, R., Kühn, KD.: Effekt of vacuum mixing on the fatigue behaviour of particle containing bone cements. Abstracts: North Sea Biomaterials, The Hague, NL, 69, 1998a

Soltesz, U., Schafer, R., Kühn, KD.: Einfluß von Anmischbedingungen und Beimengungen auf das Ermüdungsverhalten von Knochenzementen. 1. Tagung des DVM-Arbeitskreises "Biowerkstoffe", 89-94,1998b

Soltész, U., Schäfer, R., Kühn, KD., Ege, W., "Fatigue behaviour after ageing of a bone cement with high content of antibiotics," Proc ESB'99 (15th Europ Conf Biomaterials), Bordeaux 1999

Tepic, S., & Soltesz, U. Influence of gamma sterilization on the fatigue strength of bone cement. In Proceeding of the 42nd Annual Meeting of the Orthopaedic Research Society, 1996

Tepic, S., Soltész, U., "Fatigue strength of bone cement with simulated stem interface porosity," J Mat Sc, Mater Med; 9: p. 707-709, 1998

Wang, J., Frantén, H., Jonsson, E., & Lidgren, L. Porosity of bone cement reduced by mixing and collecting under vacuum (64 ed.). Acta Orthop Scand, 1993

Wang, J., Toksvig-Larsen, S., Müller-Wille, P., Franzén, H. Is there any difference between vacuum mixing systems in reducing bone cement porosity? (33 ed.). J Biomed Mater Res (Appl Biomater), 1996

Weibull W A statistical distribution function of wide applicability.J. Appl. Mech. 18:293-7. [Royal Institute of Technology, Stockholm, Sweden], 1951

Wixson RL, Lautenschlager EP, Novak MA. Vacuum mixing of acrylic bone cement. J Arthroplasty.;2(2):141-9, 1987

15. PMMA骨水泥的玻璃转化温度

玻璃转化温度很少被视为由聚甲基丙烯酸甲酯或者甲基丙烯酸甲酯共聚物组成的 PMMA 骨水泥表征的一个重要指标。每一种无定型热塑性树脂都有一个软化范围。玻璃转化温度是定义材料软化范围的一个物理指标。玻璃转化温度的定义是热塑材料改变其材料属性并由玻璃状态转变到柔软的熵弹性状态的温度或温度范围（DIN 53765，ISO 11358）。

> 玻璃转化温度（T_g）定义树脂的软化范围。

T_g 取决于无定形塑性材料的分子结构和分子运动。当加热脆的塑料样本时，其大分子链开始运动。当达到玻璃转化温度时，长链的分子逐渐加强运动（Vieweg 和 Esser，1975；Bischoff，1992；Riesen 和 Widmann，1984；Bargel 和 Schulze，1994）。

15.1 PMMA骨水泥的玻璃转化

如果用于固定内假体的 PMMA 基骨水泥是弹性状态，植入物就会有很高的下沉风险，并且不可能稳定地固定住植入物。PMMA 骨水泥因此只能用于在玻璃状态、温度低于玻璃转化温度时固定内假体。

玻璃转化温度因此被视为 PMMA 骨水泥的一项重要的量化的基本材料属性。玻璃转化温度可以作为区分不同骨水泥特性的一个特征。由于其在工业的应用领域，塑性材料的玻璃转化通常在干燥的状态下测量。这就是为什么工业生产和使用的塑性材料都由常规的 DSC 测量方式来表征其特性（Knappe 和 Mayo，1995；Knappe，2007）。

目前研究 PMMA 骨水泥玻璃转化的研究少之又少（Ege 等，1998；Kuehn，2000；Breusch 和 Kuehn，2003；Kuehn，2005；Tidehem 和 Hassander，2005；Postawa 等，2007；Oetting，2010）。然而我们对 PMMA 骨水泥玻璃转化的知识能够帮助我们确定材料在人体中会软化到什么程度以及它可能会对固定在骨骼中的假体会有什么影响。

尤其是在 20 世纪 80 年代中期，玻璃转化温度用于表征骨水泥的其他特性（Thanner 等，1995）。有的研究者提出，老式的 PMMA 骨水泥，譬如 Simplex® P、CMW® 1 或者 Palacos® R，其玻璃转化温度过于高；材料比较脆，这往往是组分松散的原因。诸如 Boneloc® (Biomet) 的产品被开发出来，其玻璃转化温度可以在饱和的情况下（在零下 20℃，干燥的测试环境中）通过使用含较长烷基侧链的甲基丙烯酸酯调节到约 50℃（□ 表 15.1）。

但是，该类设想仅针对骨水泥成分的理论计算，或者几乎未有测量过干燥的样品。研究

□ **表 15.1** Boneloc®骨水泥与Palacos®R在性能上的比较（Thanner 等，1995）

性能	Palacos®R	Boneloc®	单位
拉伸强度	33.4±2.2	15.2±3.0	Mpa
弹性模量	579±51	426±96	Mpa
剪切强度	5.8±0.2	6.0±2	Mpa
固化温度	73±5	50±4	℃
玻璃转化温度（T_g）	119	74	℃

者忽视了这样的事实：PMMA 骨水泥被植入后总是在人体 37℃ 的潮湿环境中，而且植入后的几周内水分就会饱和。然后由于发生塑化效果，其玻璃转化温度不可避免地会降低（Ege 等，1998）。

> 在人体环境中塑化效果会降低 PMMA 骨水泥的玻璃转化温度。

几种分析方法可以用于测定塑化材料的特征，比如塑化剂、生橡胶和其他如 PMMA 的材料的定量测定。丙烯酸树脂的一个最重要的测试方法是差示扫描量热法（DSC）。DSC 是一种用于测量塑化样本在加热冷却或恒温处理过程中释放和吸收热量的热分析方法。DSC 用于分析和热效应相关的物理和化学过程（Bischoff 和 Hennemann，1992；Ehrenstein 和 Bittmann，1997；Mohler 和 Knappe，1998；Haines，2002；Hohne 等，2003）。其他的测量玻璃转化温度的方法是热重分析、热机械分析、动态机械分析和介电分析（Clarke，1989；Hellerich 等，1996）。

15.2 膨胀

Ege 等 (1998) 对干燥和饱和的 PMMA 样品进行了膨胀测量。

首先准确地测量了样品的长度，接着将样品固定在水平的膨胀测量仪中（■ 图 15.1）。缓慢地加热样品，温度使样品的长度增加。本实验当中的膨胀测量装置，在样品软化后，样品的长度不会增加；在样品软化后其长度甚至会减小或增加到不同的程度（参见长度 - 温度表）（■ 图 15.1）。样品在玻璃转化温度的最大值时开始软化；因此尽管温度继续增加，样品亦不会继续膨胀。由于使用大量的实验材料，用上文所描述的试验方法重复进行试验亦会得到相同的结果。

商业用 PMMA 水泥含有不同的聚合物混合体，从 PMMA、MMA/MA- 共聚物、MMA/

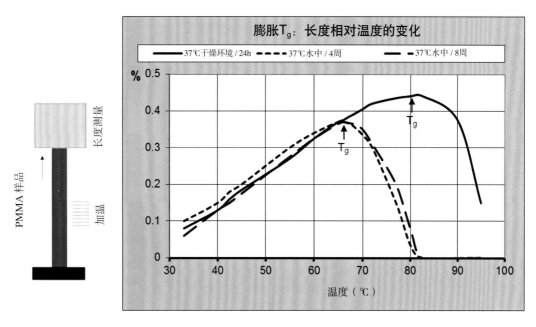

■图15.1　膨胀T_g：长度相对温度的变化

苯乙烯 - 共聚物、MMA/EA- 共聚物，转化为 MMA/ 乙基己基酯 -MA- 共聚物，并且在测试玻璃转化温度时总是仅显示进行一次转化（2005）。与技术塑化材料相比，此类水泥用于人体内因而永久地在 37℃ 与人体体液相接触。对干燥储存的 PMMA 样品和液态饱和的样品（水 / Intralipid 10%）这两种商业用骨水泥进行膨胀测量对比试验，其玻璃转化温度结果显示出明显的差别（Ege 等，1998；Kuehn 等，2001）。实验表明骨水泥在吸水后，其玻璃转化温度明显下降约 20℃（■ 表 15.2）。但是，在干燥环境中储存的样品，其玻璃转化温度没有改变；当该样品在储存在水中 37℃ 时，其玻璃转化温度持续下降。然而，当样品吸水完全饱和后（大约4 周后），其玻璃转化温度不会有进一步的变化（■ 表 15.2）。

■ 表 15.2 Palacos® 在干燥环境、水溶液和脂溶液中的玻璃转化温度（T_g）			
储存方式 / 储存介质	1周（℃）	2周（℃）	4周（℃）
干燥环境	—	86	86
水中	78	66	67
Intralipid®	76	73	64

该测试中所有干燥储存和饱和储存的骨水泥样品的玻璃转化温度都远远高于人体温度。饱和样品的玻璃转化温度远远低于干燥储存的样品，这就是为什么我们建议 PMMA 骨水泥的玻璃转化温度测量需要使用液态饱和的样品，即确保样品所处的环境与人体相似（Ege 等，1998；Kuehn 等，2005）。

骨水泥的玻璃转化温度直接与其吸水性能成比例。由于苯乙烯共聚物相对较高的疏水性，此等 PMMA 骨水泥的样品（Cemex®, Osteobond®, Simplex® P）在水中存放 24 小时后，其起初的玻璃转化温度较其他材料相比相对较高，而且在水中储存 4 周后其玻璃转化温度仍然相对较高。明显地，含有苯乙烯共聚物的骨水泥的吸水速度非常慢，其玻璃转化温度较其他的 PMMA 骨水泥相接近的速率亦相对较慢。

然而在水中储存 4 周的骨水泥与在水中储存 8 周的骨水泥的玻璃转化温度几乎一致（■ 图 15.2）。对于含有苯乙烯的骨水泥，不能得出该结果（CMW® 2000 G, Endurance®）。原因可能是它含有相对较少的苯乙烯成分。

根据这一实验结果，在水中储存 4 周之后，其玻璃转化温度便不会有明显的改变。这一观察结果对测量其机械属性也具有重要的作用（Nottrott 等，2008；Nottrott 等，2010），尤其根据 Soltesz（1994）提出的疲劳行为，原因是由于这些实验假设样品是在 37℃ 在水中储存 4 周后的水饱和状态。

在极端情况下，储存后骨水泥的玻璃转化温度会下降约 20℃。所有其他的测试用 PMMA 骨水泥都是在 70℃ 的水饱和状态。该玻璃转化温度仍旧远远高于玻璃转化温度。所以由于蠕变造成的假体下沉风险是非常低的。

根据我们的观察，开发玻璃转化温度为 40～50℃ 的骨水泥（干燥样品）会在临床上造成灾难性结果，因为其玻璃转化温度在吸水后会低于人体体温。它会引起很大程度的骨水泥蠕变以及更严重的下沉。

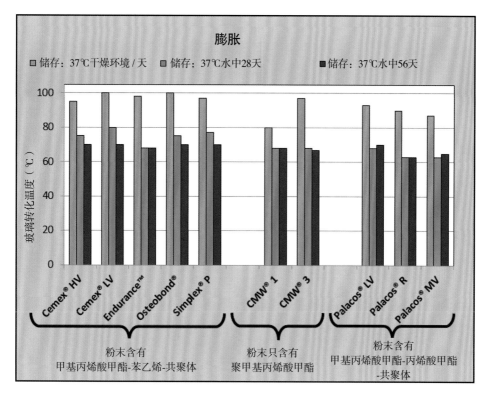

图15.2 采用膨胀测试不同PMMA骨水泥的玻璃转化温度（T_g）(Kühn，2005，修改)

> PMMA 骨水泥的玻璃转化温度在人体中会降低约 20℃。

15.3 动态机械分析

  动态机械分析是测量合成材料的玻璃转化温度的标准步骤（Montes de Oca，2003；Ehrenstein 和 Bittmann，1997）。PMMA 骨水泥的机械属性尤其受到温度和压力的影响。聚合物在人体内（尽可能的）是具有黏弹性的。动态机械分析显示出材料在压力和温度变化下的基本机械属性改变，这一测试的基础是 PMMA 骨水泥的弹性模量。PMMA 骨水泥具有基本材料的塑化性和弹性。因此弹性模量有储能模量的弹性和黏性的部分表征。被测试的丙烯酸树脂保留了弹性形变吸收的能量，并且在松弛后释放出该能量。被分析的材料将基础材料塑化分解的热量转化为摩擦热。可以使用由力调节和由长度调节的装置进行测量。

  测试中，在一个铝框架中制作宽 3mm、长 50mm 的 PMMA 样品，干燥的 PMMA 样品被储藏在室温中，饱和的样品被储藏在氯化钠溶液中，并在 37℃ 中培养 4 个星期。采用动态机械分析 242C（Netzsch）测量玻璃转化温度。在 29℃ 到 100℃ 先使用 3 点弯曲模量，加热速率为 2k/min。频率和振幅为 1Hz/20μm；标示出储能模量和损耗模量以及导致损耗的因素（图 15.3a、b）。

  Teuber 2011 采用动态机械分析法测量了非储存（干燥的）以及储存的（饱和的）PMMA 骨水泥样品并且发现他们之间细微的差别。非储存的 Palacos® R(64.9 ℃、Palacos® R+G (65.7 ℃)、CMW® 1G (77.1 ℃)、Simplex® Antibiotic (75.1 ℃)、Cobalt® HV(66.6 ℃) 和 Bone Cement

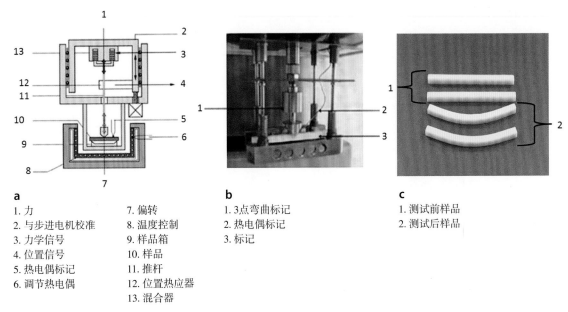

a
1. 力
2. 与步进电机校准
3. 力学信号
4. 位置信号
5. 热电偶标记
6. 调节热电偶
7. 偏转
8. 温度控制
9. 样品箱
10. 样品
11. 推杆
12. 位置热应器
13. 混合器

b
1. 3点弯曲标记
2. 热电偶标记
3. 标记

c
1. 测试前样品
2. 测试后样品

■图15.3　DMA T_g 的原理。a. 系统描述；b. 组装原理；c. 测试样本（Teuber，2010）

R(67.1 ℃) PMMA 骨水泥样品的玻璃转化温度之间相差超过 10℃。较非储存的骨水泥的玻璃转化温度之间的差别相比，储存的 PMMA 骨水泥的玻璃转化温度之间的差别较小（■ 图 15.4）（Teuber，2000）。

含亲水共聚物如 Palacos® R+G 和 Bone Cement 的 PMMA 样品的玻璃转化温度比含疏水共聚物譬如 CMW® 1G (纯的 PMMA) 或者含有红霉素和多黏菌素的 Simplex® Antibiotic （PMMA 和 MA- 苯乙烯 - 共聚物） 的 PMMA 骨水泥的玻璃转化温度低约 5 ~ 6℃。含有红霉素和多黏菌素的 Simplex® 是被测试的 PMMA 骨水泥中唯一一个储存样品和非储存样品的玻璃转化温

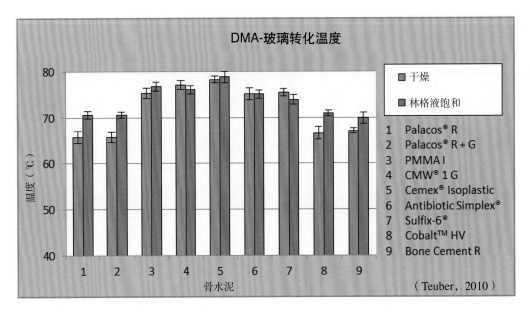

■图15.4　不同PMMA骨水泥的DMA T_g 结果（Teuber，2010）

度一致的骨水泥。

15.4 差示扫描量热法

采用 Netzsch-DSC 方法，塑化材料样品的首次加热可以使样品实现可重复测量。一方面它确保了水泥面团挨靠在试验容器的内表面。另一方面，诸如后聚合作用以及固化等骨水泥的化学和物理属性被调节适应。只有第二次加热才是常规用于测量其玻璃转化温度。Oettinger (2010) 用首次加热测试了不同的 PMMA 骨水泥的玻璃转化温度。他将这一发现归功于差示扫描量热法的采用以及材料的不同组分。

测试中，采用 6500Pa 的低压以及差示扫描量热法，制作一份质量为 12.20mg (SD 1.87) 的 PMMA 磨具 (3mm×1mm)（◯ 图 15.5a）。干燥的样品在室温下储存。饱和的样品被储存在恒温 37℃的林格溶液中（费森尤斯卡比公司产品）至少 4 周。每一份差示扫描量热样品被放置在一个铝杯中，用 DSC unite Netzsch 200(图 15.5b) 进行检测。在 28 ~ 140℃之间，进行系统支持的测量，温度增加速率为 10k/min。在两个测试之间，测量空间使用压缩空气进行降温（◯ 图 15.5）。

对所有的 PMMA 骨水泥样品，△Cp-value ≥ 0.05J/g K 用来测量玻璃转化。方差分析法 (ANOVA) 用于数据分析。

从测量图表中可以看出，所有采用差示扫描量热法测试的 PMMA 样品的测量数据稳定，可重复。以 Palacos® 为例，所有的骨水泥在干燥状态下低于 107℃时均明显地显示出可见的玻璃转化。干燥储存的所有 Palacos® 样品的起始温度为 102 ~ 108℃（参数 "Ton"）。测量出参数 "Tmit" 为 109 ~ 114℃之间，转折点为 108 ~ 112℃之间。玻璃转化的结束温度为 112 ~ 116℃间。干燥储存的 Palacos® 样品的 △Cp 值介于 0.07 ~ 0.20J/gK。

饱和的 Palacos® 样品有两个转化阶段（◯ 图 15.6）。第一次转化的起始温度介于 60 ~ 63℃之间。所有饱和的 Palacos 样品的第二次转化初始温度介于 82 ~ 87℃之间。

上文涉及的不同数据结果总结如下：

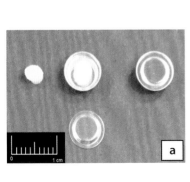
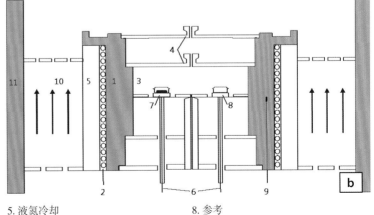

1. 金属塞（镀金）
2. 加热装置
3. 样品箱
4. 盖子（镀金）

5. 液氮冷却
6. 热电偶样本
7. 样本

8. 参考
9. 控制热电偶
10. 空气冷却

◼图15.5 不同PMMA骨水泥测试Dsc T_g 的原理。a. 测试样本；b. 测试原理

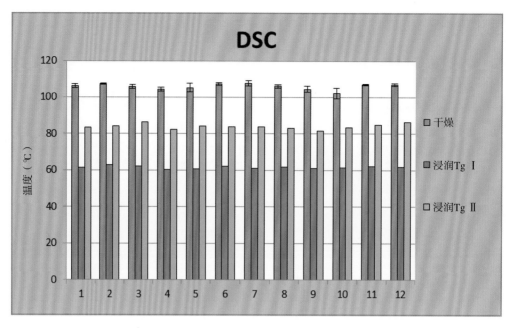

■图15.6　带和不带庆大霉素的干燥和浸润的Palacos®样品的T_g。Palacos®批次（加工年份：1:09/1999,
2:01/2000, 3: 04/2000, 4: 04/2000, 5: 08/2003, 6: 01/2004, 7: 04/2004, 8: 05/2004, 9: 09/2004, 10: 09/2004, 11:
10/2009, 12: 09/2009），没有庆大霉素（1、2、5、7、10、12列），有庆大霉素（3、4、6、8、9、11列）。
干燥样品的T_g（灰色条柱），浸润样的T_g I（蓝色条柱），浸润样品的T_g II（绿色条柱）

　　在干燥的条件下，Palacos® 骨水泥只进行一次玻璃转化。接下来的在 37℃ 林格溶液中储
存 4 周的实验，所有被测试的 Palacos® 骨水泥有两个转化阶段。第一次转化温度为 62℃，第
二次为 84℃。饱和的 Palacos® 骨水泥两次转化是重复的：低温度下的转化比高温度下的转化
更加显著。无论哪一批进行测试的样品，所有被测试的样品都重复地显示出上文所描述的现
象（Palacos® R, Refobacin® Palacos, 载庆大霉素 Palacos® R, Palacos® R+G）（图 15.6）。
　　塑化产品在差示扫描量热测量过程中的几次转化在大分子旋转或角度变化的共聚作用文
献中都有所描述（Knappe，2007；Frick 和 Stern，2006）。逐个发现的玻璃转化代表每个化
合物中所发现的聚合物基的玻璃转化温度（T_g）。Knappe（2007）以丙烯腈 - 丁二烯 - 苯乙烯
（ABS）共聚物为例，测试出该共聚物混合物的不同玻璃转化温度。在加热曲线中可以看出，
聚丁乙烯（ - 77 ℃）、聚苯乙烯(101 ℃)和丙烯腈(117 ℃)三种成分的三次玻璃转化（■图
15.7）。
　　由于骨水泥的种类差别显著，尤其是其聚合物和聚合物混合体，是 PMMA 骨水泥当中的
聚合物的属性导致了这些显著的差异（Kindt-Larson，1995；Nazhat 等，2008）。因此，令人
惊讶的是两次或更多的玻璃转化的发生或者不同的特点在研究 PMMA 骨水泥时并未有描述。
也令人觉得非常有趣的是目前可供选择的商用骨水泥包含不同的具有玻璃转化起始温度的聚
合物和共聚物。根据目前的知识，两次玻璃转化可以被认为是 PMMA 骨水泥额外的显著特
征，尤其是对于那些含有几种不同共聚物和聚合物的 PMMA 骨水泥。似乎，含有不同共聚物
的 PMMA 骨水泥也是由于其特殊的混合物比例，在聚合作用中呈现出独立的柔软阶段。这些
阶段可以用经过差示扫描量热法测定的饱和的 PMMA 样品核证为两个转化阶段。因此这些检

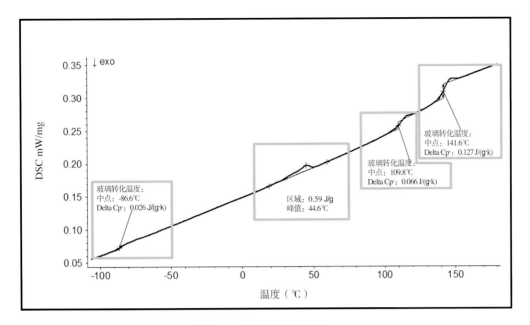

图15.7　根据Knappe 的DSC-Netzsch 法判定ABC共聚物的各阶段T_g

测可能被用作分析鉴别测试，该测试可以额外地记录 PMMA 骨水泥中的变化。

　　然而不是目前所有可供选择的含有不同聚合物和共聚物的 PMMA 骨水泥都呈现出这一现象，并且显示出在其固化／饱和的结构中生成的共聚物的玻璃转化温度。图 15.8 对比了在粉末中由不同聚合物组成的 PMMA 骨水泥的玻璃转化温度。只有两种含有 MA/MMA 共聚物的 PMMA 骨水泥（SmartSet® GHV 和 Palacos® R+G）在饱和状态下发生两次玻璃转化；然而转化温度的范围差异显著。其他含有 MA/MMA 聚合物的 PMMA 骨水泥——Cobalt® HV 和 Refobacin® Bone Cement® R——也被测试。

　　❯❯ Palacos 产品及 SmartSet GHV 显示了两种温度范围差异性很显著的 T_g。

　　对于所有饱和状态的 PMMA 骨水泥样品所进行的玻璃转化测试，并未发现有第二次玻璃转化。这一点又再次暗示了骨水泥中多含有的共聚物和聚合物有不同的表现行为（Oettinger，2010）。掺有纯 PMMA 的 CMW® 1G 和抗菌型含有妥布霉素及 PMMA 和苯乙烯共聚物的 Simplex® P 也得出相同的结论。这两种 PMMA 骨水泥的饱和样品在差示扫描量热法中都未显示出第二次玻璃转化（■ 图 15.8）。

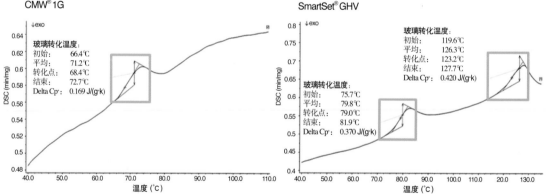

图15.8   粉末中含不同聚合物的浸润PMMA样品的DSC T$_g$

（翟欣昀 李朝阳 译 吕维加 校）

参考文献

Bargel HJ, Schulze G. Werkstoffkunde. 6. überarbeitete Auflage. VDI-Verlag-GmbH, Düsseldorf, 1994

Bischoff J. Contributions to the Dynamic-mechanical Thermoanalysis of Adhesives. EURADTH Tagungsband,Karlsruhe. 298-303, 1992

Bischoff J, Hennemann OD. Thermoanalyse zur Bewertung von Klebstoffen. Kleben&Dichten, Adhaesion. Aus Forschung und Wissenschaft, 33-36, 1992

Breusch SJ, Kuehn KD. Bone cements based on polymethylmethacrylate. Orthopaede 32(1), 41-50, 2003

Clarke RL. Dynamic mechanical thermal analysis of dental polymers, I. Heat-cured poly(methyl-methacrylate)-based materials. Biomaterials 10(7): 494-498, 1989

Ege W, Kuehn KD, Maurer H, Tuchscherer C. Physical and chemical properties of bone cements. In Walenkamp GHIM (Ed). Biomaterials In Surgery, Thieme-Verlag, Stuttgart, 39-42, 1998

Ehrenstein GW, Bittmann E. Duroplaste-Aushärtung, Prüfung, Eigenschaften. Carl Hanser Verlag, München, Wien, 1997

Ehrenstein GW, Riedel G., Trawiel P. Praxis der Termischen Analyse von Kunststoffen. Carl Hanser Verlag München Wien, 1998

DIN 53765: Testing of plastics and elastomeres; thermal analysis; DSC-method 1994-03, Beuth Verlag

Frick A, Stern C. DSC-Prüfung in der Anwendung. Carl Hanser Verlag, München Wien, 2006

Haines PJ: Principles of Thermal Analysis and Calorimetry. The Royal Society of Chemistry, ISBN 0-85404-610-0, 2002

Hellerich W, Harsch G, Haenle S. Werkstoff-Führer Kunststoffe – Eigenschaften, Prüfungen, Kennwerte. Carl Hanser Verlag München Wien, 7. Auflage, 1996

Höhne GWH, Hemminger WF, Flammersheim HJ. Differential Scanning Calorimetry. Springer Verlag, 2. Auflage; ISBN 3-540-00467-x, 213, 2003

ISO 11358: Plastics - Thermogravimetry (TG) of polymers - General principles 1997-04, Beuth Verlag

Kindt-Larsen T, Smith DB, Jensen JS. Innovations in acrylic bone cement and application equipment. J Applied Biomat 1995; 6(1): 75-83

Knappe S, Mayo C. Thermal Analysis – Integrated into QA Systems of Automotive Suppliers. Kunststoffe plast Europe 85(12): 16-18, 1995

Knappe S. Qualitätssicherung und Schadensanalyse. Kunststoffe. Carl Hanser Verlag, München 9: 224-226, 2007

Kuehn KD. Bone Cements. Up-to-date comparison of physical and chemical properties of commercial materials. Springer-Verlag, Berlin Heidelberg, 2000

Kuehn KD. What is bone cement? In Breusch SJ and Malchau H. The Well-Cemented Total Hip Arthroplasty: Theory and Practice. Springer Verlag, Heidelberg 52-59, 2005

Kuehn KD, Ege W, Maurer H, Tuchscherer C, Gopp U. Die Glasübergangstemperatur – Kenngröße zur Charakterisierung von Knochenzement? Biomaterialien 2: 87-92, 2001

Kuehn KD, Ege W, Gopp U. Acrylic bone cements: mechanical and physical properties. Orthop Clin Am 36(1): 29-39, 2005

Moehler H, Knappe S. Applikationsband. Im Visier: Thermische Analyse für Polymerwerkstoffe. NETZSCH-Gerätebau GmbH, Selb, 1998

Montes de Oca P. Vergleichende Charakterisierung verschiedener Polymer emit Hilfe von dynamisch mechanischer Analyse (DMA) und dynamischer Differenzkaloriemetrie (DCS). 1. Auflage. Gri-Verlag für akademische Texte. Norderstedt, 13-22. 2003

Nazhat SN, Cauich Rodriguez JV. Dynamic mechanical properties of bone cement. In Deb S (Ed). Orthopaedic bone cements. Woodhead Publishing Limited 2008; 296-310

Nottrott M, Molster AO, Moldestad IO, Walsh WR, Gjerdet NR. Performance of bone cements: Are current preclinical specifications adequate? Acta Orthopaedica 79(6): 826-831, 2008

Nottrott M. Acrylic bone cements: Influence of time and environment on physical properties. Acta Orthopaedica 81(341): 1-27, 2010

Oettinger WP. Vergleichende Analyse von Knochenzementen auf PMMA-Basis. Master Thesis, Hochschule München, 2010

Postawa P, Szarek A, Koszkul J. DMTA method in determining strength parameters of acrylic cements. Archives of Material Science and Engineering 28(5): 309-312, 2007

Riesen R., Widmann G.Thermoanalyse-Anwendung, Begriffe, Methoden, Dr. Alfred Hüthig Verlag GmbH Heidelberg,1984

Soltesz, U.: The influence of loading conditions on the lifetimes in fatigue testing of bone cements. J.Mater.

Sci.:Mater. Med. 5,654-656,1994

Teuber EK. Untersuchungen von verschiedenen Knochenzementen in Hinblick auf deren Glasübergangstemperatur mit Hilfe der dynamisch-mechanischen Analyse. Diplomarbeit Hochschule München, Fakultät 06, Bio ingeieurwesen, 2010

Thanner J, Freij-Larsson C, Kärrholm J, Malchau H, Wesslén B., Evaluation of Boneloc. Chemical and mechanical properties, and a randomized clinical study of 30 total hip arthroplasties. Acta Orthop Scand. 66(3):207-14, 1995

Tidehem J, Hassander H. Comparison of Refobacin-Palacos R and Refobacin Bone Cement R, Lund Institute of Technology Polymer Science & Engineering, Report of Lund University Sweden, 2005

Vieweg, R. Esser, F.: Polymethylmethacrylate. C. Hauser Verlag, Miinchen, 1975

16. 现代骨水泥技术

现代骨水泥技术的实施，是达到全髋、膝关节置换术理想手术效果的基础。该技术的目的是骨水泥在松质骨内的充填，从而提高假体的初始稳定性。另外，相较于"传统"骨水泥技术，现代骨水泥技术还能更有效地提高载荷向骨界面的传导与分布，能有效改善骨 - 水泥界面的不均质性。现代骨水泥技术所包含的一些要素也是降低翻修率和感染率的关键因素，同时可以延长假体的存活时间（Breusch 和 Malchau，2005）。

人工关节外科所使用的骨水泥，经历了巨大的变革（ 表 16.1）。早期的关节置换手术中，并未确立骨水泥技术的标准。早期聚甲基丙烯酸甲酯（PMMA）骨水泥是在没有任何骨床准备的情况下简单徒手混合，然后将骨水泥直接从髓腔的近端向远端灌注。刷洗髓腔和远端塞植入技术始于 20 世纪 80 年代。今天，"现代骨水泥技术"的每一步操作对于取得良好手术效果的意义已经毋庸置疑。但遗憾的是，现代骨水泥技术目前仍未能成为每一个国家（医生）手术操作的金标准。

影响骨水泥假体置换手术效果的现代骨水泥技术，主要强调两点内容：一是提高骨水泥本身的质量和它的灌注效果（真空搅拌、由远端向近端逆行灌注），另一个是改善骨与水泥界面接触（使用股骨远端塞、冲洗设备、加压装置）。现代骨水泥技术的理念和技术已经在全髋关节置换术中得到了广泛推广，但是对于全膝关节置换术，何为最好的骨水泥技术仍有待探讨（ 表 16.1）（Lutz 和 Halliday，2002；Vainbroukx 等，2009）。

16.1　混合技术

现代骨水泥技术可以提高骨水泥自身质量，这直接影响到骨水泥的机械性能，而在抗生素骨水泥中，会决定水泥的抗菌效果（Smeds 等，1997；Bourne，2004；Kühn 等，2005）。值得注意的是，选择合适的骨水泥黏度会影响骨水泥在松质骨的渗透，这将决定假体的稳定性。一般来说，中等或高黏度的 PMMA 骨水泥在工作相早期灌注可以获得更深的皮质骨内渗透，前提是用有效冲洗装置清理髓腔内的骨 - 脂肪 - 骨髓残渣（Halawa 等，1978；Bean 等，1988；Kopec 等，2009）。另一方面，高黏度骨水泥拥有最长的灌注时间窗，从而允许术者能够对假体位置进行调整，这一点在分别进行胫骨侧和股骨侧假体固定的全膝关节置换术中尤为重要。

在现代骨水泥技术中，混合 PMMA 的方法非常重要。手工混合会由于空气的进入而增加骨水泥的孔隙率，并降低骨水泥的机械质量，弱化骨水泥，导致水泥微骨折的发生，这样会出现愈发严重的骨水泥界面分离（Linden 和 Gillquist，1989；Kühn 等，2005）。真空混合由于避免了空气的进入，可以产生理想的骨水泥均质性以及较低的孔隙率（ 图 16.1）（Wang 等，1993；Dunne 和 Orr，2001）。由真空混合制备的骨水泥拥有良好的机械性能，比如，同在空气中手工混合相比，（真空搅拌）提高了（骨水泥的）抗疲劳强度，降低了水泥骨折的风险，所有翻修手术的风险也因此降低（Wixson 等，1987；Lidgren 等，1987；Gerger 等，2001）。

真空搅拌最大的好处在于操作标准统一，将不同（术者）手工操作引起的骨水泥质量变化风险降到了最低，并且可以减少 MMA 挥发污染。由于降低了挥发性甲基丙烯酸甲酯（MMA）的浓度，减少了对手术室内人员的伤害（Bettencout 等，2001；Schlegel 等，2004）。同手工混合骨水泥的 3% 收缩率相比，真空搅拌的骨水泥可能会导致收缩率（6% ~ 7%）轻微上升，聚合温度会略微升高，离体试验中，能观察到抗生素洗脱率会因为真空混合而有轻

■表16.1　现代全髋/膝关节置换术骨水泥技术的发展（✓=具有，×=不具有）

全髋关节置换部分	原始（第一代技术）	早期（第二代技术）	现代（第三代技术）	第四代技术	第五代技术
准备					
手工搅拌（碗装）	✓	✓	×	×	×
真空搅拌（真空筒）	×	×	✓	✓	×
刷洗操作	×	✓	✓	✓	✓
脉冲冲洗装置	×	×	✓	✓	✓
骨水泥使用					
前进式充填	✓	✓	×	×	×
倒退式充填	×	×	✓	✓	✓
远端塞	×	✓	✓	✓	✓
近端封	×	×	✓	✓	✓
加压	×	×	✓	✓	✓
预充填系统	×	×	×	✓	✓
简单化	×	×	×	×	✓
	1950－1980	1980－1990	1990－2011	现在	未来

全膝关节置换部分	原始（第一代技术）	早期（第二代技术）	现代（第三代技术）	第四代技术	第五代技术
准备					
手工搅拌（碗装）	✓	×	×	×	×
真空搅拌（真空筒）	×	✓	✓	✓	×
刷洗操作	×		✓	✓	✓
脉冲冲洗装置	×	✓	✓	✓	✓
骨水泥使用					
加压	×	×	✓	✓	✓
预充填系统	×	×	×	✓	✓
简单化	×	×	×	×	✓
	1950－1980	1980－1990	1990－2011	现在	未来

度下降。真空混合骨水泥洗脱率的降低主要是由于更低的孔隙率和吸水性（Kühn，2007）。显然，不同的骨水泥在这一方面表现也不尽相同。（研究显示）不论是手工混合还是真空搅拌，Smartset®GHV（含 2.5% 的庆大霉素）的洗脱情况都没有差别（■ 图 16.2）。（但是）在

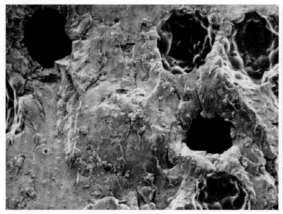
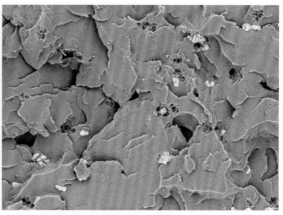

手工制备的PMMA
（孔隙率在5%～16%）

骨水泥真空搅拌的PMMA骨水泥
（孔隙率在0.1%～3.4%）

▣**图16.1**　显微镜图片显示（左侧）手工混合同（右侧）真空搅拌水泥相比，有更高的孔隙率

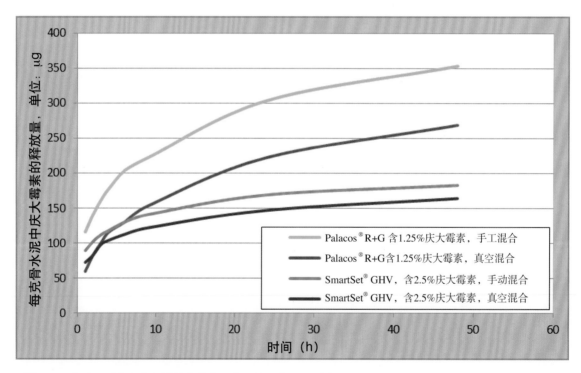

▣**图16.2**　在手工混合和真空搅拌的骨水泥中，抗生素的洗脱率

Palacos®R+G（含 1.25% 的庆大霉素）中，手工制备和真空混合的水泥则有明显不同的形状。

　　Neut 等（2003 年）、Ensing 等（2008 年）和 Meyer 等（2011 年）学者指出，对于像含庆大霉素的 Palacos®R 这样亲水性的骨水泥，真空搅拌下能够很好地洗脱抗生素。

　　有时不论是否真空搅拌，都会发现骨水泥在搅拌器中产生较大的孔隙（▣ 图 16.3）。这些小孔有时由于使用乳白色塑料搅拌器而难以发现。这些孔隙的产生机制还不明确，但在灌注骨水泥时这些孔隙将消失。

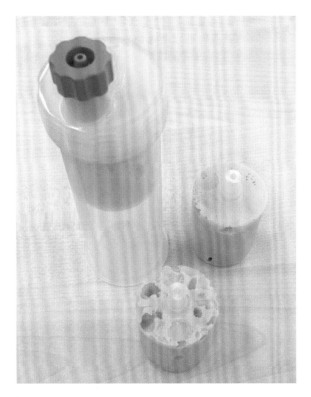

■图16.3　真空搅拌Optipac®骨水泥过程中出现的孔隙

失败最初来自于骨水泥中较大的孔隙，或者是许多较小的相近孔隙。单一的孔隙会使应力集中，引起裂缝，并最终导致骨水泥失败（Evans，2006）。相距较近的孔隙会导致应力集中，并在孔隙之间产生裂痕，出现形态更复杂的新孔隙（丛集效应）。因此，Hoey 和 Taylor（2009）建议可以考虑允许骨水泥中存在一些相对较小的孔隙，（但是）要消除大的或密集的孔隙造成的不利影响。

以上由于骨水泥技术设备转换产生的情况均是在体内环境下讨论的。目前，我们可以大致区分为开放真空混合系统（比如 Palamix®、Optivac®、Easymix®）以及预充填真空混合系统（Optipac®, Palacos®R+G pro, SmartMix®）。

16.2　开放真空混合系统

以下介绍两个不同生产商提供的开放真空混合系统：Optivac®（Biomet）以及 Palamix®（Heraeus Medical）（■ 表 16.2）。

16.2.1　Optivac®

Optivac® 装置（■ 图 16.4）是一种骨水泥真空搅拌和灌注系统。包括一个真空泵以及水泥灌注枪。该系统提供真空条件下混合和收集 PMMA 骨水泥。可应用于制备各种黏度的骨水泥。根据使用情况，该系统提供不同种类的水泥混合筒，以及较细的、翻修的和带有右侧偏

■**表16.2**   Palamix®和Optivac®的主要特性总结

Palamix®	Optivac®
真空下收集：否	真空下收集：是
真空压力：大约90m bar	真空压力：大约120m bar
借助搅拌杆和注射枪管二合一的装置很容易混合	搅拌杆更细，单独提供注射枪管
骨水泥枪有平行传动的装置可以更精确地灌注骨水泥	注射装置较长，骨水泥灌注较快
漏斗装置包含两个部件	漏斗装置仅有一个部件

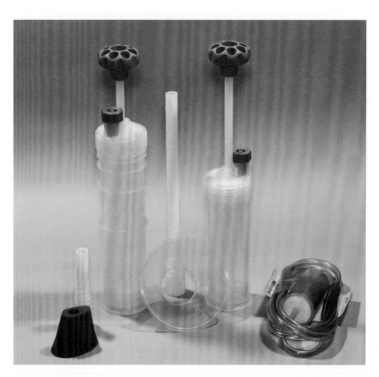

■**图16.4**   Optivav®真空混合系统（E. Fischer拍摄）

向角度的注射枪管。根据制造商提供的操作手册，该系统的工作步骤可被分为四个部分：

a.   准备：第一步先打开 Optivac® 混合工作站，将真空管分别连接到脚泵和混合筒上。然后，将混合筒固定安放在包装托盘特定的固定部位。

b.   灌装：首先在骨水泥筒中加入液态 MMA，然后将漏斗连接于顶部。将 MMA 粉末经由漏斗装填入骨水泥筒中。此时，将漏斗取下，拧紧水泥筒的盖子。

c.   混合：当脚踏触发真空泵工作时，即进入水泥混合阶段。混合时应当将水泥筒置于一个斜立的角度，并上下旋转 30 到 45 秒。在完全混合好后，使用骨水泥棒在其中搅拌。在这个时候，将水泥筒固定在托盘的释放把手上，旋转 1/4 圆周，在真空条件下收集骨水泥。一旦当水泥筒的底部不再活动，快速、确切地在气缸顶部折断搅拌棒。在开始下一步前，应当停止真空泵，并拧开水泥筒顶部的蓝色栓头。

d.   充填准备：将合适的水泥枪管安装在拧开蓝色栓头的水泥筒顶部，把水泥筒锁入骨水泥
      枪中。此时，将骨水泥枪向上逐渐挤出骨水泥，以判断它是否达到合适黏度。

16.2.2   Palamix®

Palamix®（■ 图 16.5）是一种真空混合和充填骨水泥的系统。它包括一个 Palamix® 装置
（■ 图 16.4）、一把 Palamix® 水泥枪，以及一个 Palamix® 真空泵。该系统适用于高、中及低黏
度的骨水泥。它提供多种类型的水泥筒，包括不同长度、直径和弯曲度的水泥枪管。我们将
根据制造商提供的资料对该系统进行分步介绍：

a.   准备：这一步骤主要是准备骨水泥枪。将搅拌杆扳手设于闭合状态，将水泥筒直立于工
      作托盘中。将含有玻璃滤器的两部分结构的漏斗连接于水泥筒的顶端，并将水泥筒通过
      带有真空压力指示表的软管连接于真空泵。

b.   装填以及抽真空：首先将液态 MMA 灌入水泥筒中。在装填漏斗处专门设计的装置很
      容易打开（装有液态 MMA）的安瓿，且很安全。为了防止玻璃碎片混入水泥中，液态
      MMA 将经过先前提到的、位于漏斗顶端的玻璃滤器灌入水泥筒中。PMMA 粉则使用第
      二个干洁的漏斗装填。在两种 PMMA 成分在水泥筒中混合后，必须尽快移除装填漏斗，
      并拧紧搅拌杆盖子上的螺栓拧紧水泥筒。最终，在无菌区域以外的真空泵启动，维持 10
      秒钟的真空状态。

c.   混合过程开始后，在整个水泥筒中会有持续 25～30s 的、稳定的上下运动（大约每秒 1

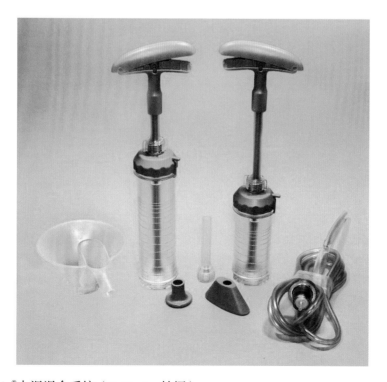

■图16.5   Palamix®水泥混合系统（E. Fischer拍摄）

次）。

d.   充填准备：在从盖子处移除真空软管后，需将搅拌杆拉到顶端，并快速地左/右转动。此时，解锁搅拌杆的扳手，移除搅拌杆，将水泥筒准备好并锁入水泥枪中。需反复操作水泥枪扳机从而挤压出水泥。

16.3   预充填真空混合系统

根据实验需求，我们测试了三套来自不同生产商的预充填真空混合系统。相较于开放混合系统，这些系统最普遍的优点是废除了手工混合粉剂和液态单体的过程。PMMA 粉剂与 MMA 液态单体存在于一个系统中。在压力作用下，液态单体将与粉剂混合。

16.3.1   Palacos®R+G pro

商品化 Palacos®R+G pro（Heraeus Medical， ■ 图 16.6）于 2012 年六月上市。这套待混合 PMMA 骨水泥包括一个完全密闭的混合装置，一个由脚踏操作的真空泵，并提供一个水泥枪——后两个部件均由 Palami® 生产提供。该系统目前提供两种规格的骨水泥，均为预充填，分别是 45g 和 60g 的 Palacos®R+G 骨水泥粉剂。当术者在手术室内使用时，有效骨水泥质量将达到 55g 或 75g。这些水泥足以满足多数标准的初次膝或髋关节置换手术的需求。R 的缩写涵义是不透射线，G 则代表庆大霉素。Palacos®R+G 是高黏度骨水泥，主要有两个优点：
—— 由于是完全密闭的系统，骨水泥污染的风险得以消除。

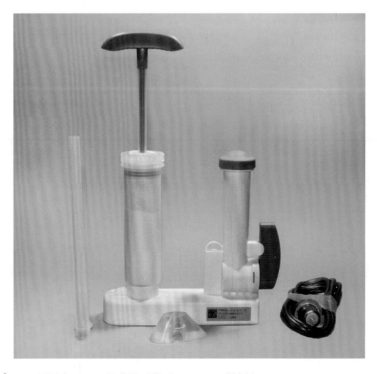

■图16.6   Palacos® R+G 预混合PMMA骨水泥系统（E. Fischer 拍摄）

— 绿色的真空指示显示具备了真空条件，操作时的确定性得到增强。

操作过程可分为三部分：

a. **准备阶段**

根据制造商的要求，建议首先装配骨水泥枪，这样在混合阶段后，能够最容易和迅速地将骨水泥混合筒和水泥枪连接在一起。

首先，推进混合筒的密封环，将混合筒良好密闭；由于消毒过程中，环氧乙烷必须在整个系统中取出，因此必须在开放条件下运装。接下来，通过真空软管将系统同真空泵连接。为了减少单体挥发，该系统采用了一个整体式活性碳滤过装置。

b. **混合阶段**

在所有设备连接完成工作正常后（可以开始混合水泥）。包括以下三个步骤：首先，单手操作真空指示器以获得压力。然后，用另一只手快速、完全地转动触发扳手。最后，真空泵启动将液态 MMA 混入 PMMA 粉末中。真空泵大约持续工作 10s 直到真空指示器完全回缩，并且没有更多肉眼看见的 MMA 流过控制窗口。真空泵继续工作，水泥会继续混合约 20s——Palamix® 制造商建议每秒搅拌一次。同样的，每次搅拌都是上-下旋转运动，直到获得均质的 PMMA 骨水泥团块。作为混合的最后一步，将搅拌杆拉到最顶端，并且快速地左右转动，将在杆黏附的骨水泥刮下。

c. **充填准备**

将真空软管自混合筒上拔下，混合枪嘴必须在预置的折断线处折断。通过一个下压动作，可以释放混合筒的安全锁定装置，从而去除混合筒的固定。将混合筒的底部作为顶端，在该处拧紧充填枪管。现在，可以连接水泥枪了，操作过程类似 Palamix® 系统。

16.3.2 Optipac®

Optipac® 混合系统（Biomet，▣ 图 16.7）包括一个混合装置，一个脚踏操作的真空泵，以及一个充填用水泥枪。提供的产品包括不同重量规格（从 40g 到 80g）以及不同种类的水泥（Refobacin®BONE Cement R，Refobacin®Plus Bone Cement, Refobacin®Revision）。

这一特点使得 Optipac® 系统涵盖的范围最广。据我们所知，它也是关节置换手术中最早的预充填真空混合系统。它同样是在真空条件下混合水泥。这一方法有两个主要的好处：

— 由于需要更少的搅拌，它节省了将水泥从混合筒中取出的时间。

— 据说可以在水泥准备阶段减少空气的渗入。

操作步骤可以分为三部分：

a. **准备阶段**

值得注意的是，当使用 Optipac® 产品时，不要挤压袋装的 MMA。将包装中的充气袋拿走后，便可以将产品安置在基座托盘上。拧下运输封装盖，并替换上搅拌杆。运输封装盖的设计是出于消毒要求考虑，这同 Palacos®R+G 的设计一样。注意在打开和替换操作中，一定不要带走 PMMA 粉末。同大多数混合系统一样，搅拌杆需要通过真空软管同真空泵连接在一起。之后，开启真空泵工作约 15s，并将单体固定器中的安全间隔器移除。

b. **混合阶段**

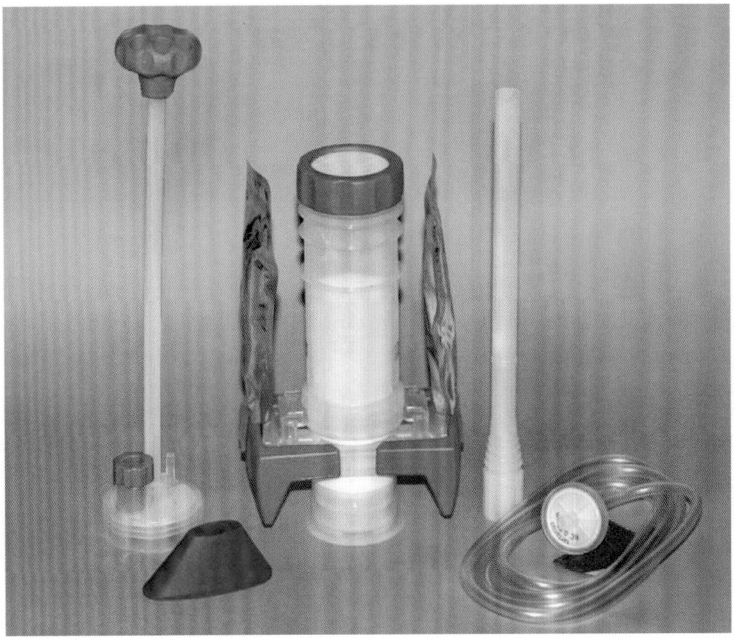

■**图16.7**　Optipac®预灌装真空混合系统（E. Fischer拍摄）

在水泥筒中央位置用双手推挤蓝色的单体固定装置，这时承装液态成分的袋子就穿破了。同时，开启计时表。此时，搅拌杆上下大范围旋转30s。在混合结束后，将搅拌杆拉至最顶端。此时，在真空条件下收集水泥。这需要将水泥筒固定在释放把手上，并顺时针扭转1/4周。在真空下，活塞向上运动，从而可以在水泥筒的上半部分收集水泥。最后，将在整个混合期内工作的真空泵关掉。

c.　**准备和去吸附阶段**

从基座上拧下混合筒。将先前拉出的搅拌杆于预折断处掰断。从混合筒上移除真空软管。在移除水泥筒顶端的蓝色栓塞后，将合适的水泥枪管拧紧。之前提到过，水泥枪管可以在不同的部分截短。这时，可以准备将水泥筒连接到提供的水泥枪上，将水泥枪的活塞推动到最前。现在可以开始灌注骨水泥了。

16.3.3　SmartMix®Cemvac®

　　SmartMix®Cemvac®（DePuy，■ 图 16.8）同样是一套预充填真空混合系统，包括混合装置本身、一个水泥枪以及一个真空泵。这是唯一一套将液态单体置于安瓿瓶的系统，因此需要手动添加到水泥混合筒中。

　　SmartMix® Cemvac® 提供 60g 和 80g 两种规格（的水泥）。此外，该系统可使用以下两种水泥中的一种：含庆大霉素的 SmartSet®GHV Gentamincin 骨水泥，或者普通的 SmartSet®HV 骨水泥。不同的水泥枪管可以满足髋关节手术、特别是翻修手术的需求。这些枪管直径不同，还可以转接 90°的转换装置使用。

　　同样的，我们将操作步骤分为三部分：

a.　**准备阶段**

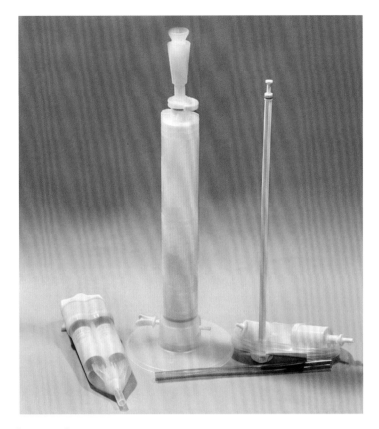

■**图16.8** SmartMix® Cemvac®预充填真空混合系统（E. Fischer 拍摄）

首先，将真空泵上的阀门朝 SmartMix®Cemvac（注射器）打开。装有 PMMA 粉末的水泥筒必须直立放置并确保牢固。同其他真空混合系统一样，真空软管需要连接于真空泵和水泥筒之间。一定要特别注意混合器的方向：对于 60g 的规格，需要放置在位置 1 中；对于 80g 的规格，则要提升到位置 2。这时，去除密封活塞，并且将位于一个单独筒中的 MMA 安瓿连接到水泥混合筒上。（只需）踩下一次真空泵的足部踏板，整个准备过程就完成了。

b. **混合阶段**

顺时针方向旋转 MMA 筒（有指示箭头）上的运行把手，两瓶玻璃安瓿被打开，里面的 MMA 液体将被灌入 PMMA 筒中。所有液体灌入后，移除 MMA 筒。在中央的棒，也就是搅拌杆，从枪管中插入，这样在混合装置固定在水泥筒底部的位置。真空建立大约需要 10s。当真空出现后，泵的指示灯变绿。枪管 / 混合器做全程的上下抽动 8 ~ 11 次以完成混合，在每一次循环中都需要转动半圈。在枪管 / 混合器到达水泥筒顶端时将其旋转拔出。不要忘记维持 15s 的真空。此时，可以肉眼观察混合的状况。

c. **准备充填**

从水泥筒上去除真空软管，打开在混合筒基座上的锁定栓（此时可以关闭真空泵）。现在，从枪管中移除中央棒，推动锁定盘直到"Stop"标识，以锁定注射枪管。将整个混合筒从混合基座中取下，并将注射枪管折断到合适的长度。最后，将水泥筒安置于水泥枪中。扣动扳机开始灌注骨水泥。

■表16.3　Palacos® R+G, Optipac®和 SmartMix® Cemvac®的主要特点

	Palacos® R+G (Heraeus Medical)	Optipac® (Biomet)	SmartMix® Cemvac® (DePuy)
整合活性炭滤器	✓	×	✓
操作者友好型充填枪	✓	✓	✓
完全密闭装置	✓	×	✓
抗生素续装	×	×	×
真空收集装置	×	✓	×
明确的操作手册	✓	✓	✓
真空指示器	✓	×	×
可短缩的枪嘴	✓	✓	✓
股骨水泥加压装置	✓	✓	×
	✓ =具有，× =不具有		

以上介绍的三种混合系统，他们的操作特点均位于 ■ 表 16.3 中以便比较。

16.4　真空混合与预充填骨水泥的数据比较

已有大量关于手工混合与真空混合骨水泥的比较数据（Wixon 等，1987；Lidgren 等，1987；Wang 等，1993；Dreanert 等，1999；Dunne 和 Orr，2001；Scuderi 和 Clarke，2005；Breusch 和 Malchau，2005）。有了新型预灌装系统，制造商们开发出了创新性的制备骨水泥的方法。在制备相同成分的骨水泥时，比较开放真空搅拌和预灌装真空搅拌系统的差别十分有必要。在接下来，我们将使用 Palamix® 系统制备 Palacos®R+G 同 Palacos®R+G pro 比较，在 Palamix® 下混合 Refobacin®Bone Cement R 同 Optipac®Refobacin®Bone Cement R 比较，以及将 SmartSet® GHV 在 Palamix® 系统中混合同其在 SmartMix®Cemvac® 预灌装系统中制备进行比较。

16.4.1　工作性能

首先（我们引入）美国实验材料协会（ASTM）和国际标准化组织（ISO）工作性能（标准）和 ASTM/ISO 渗入性检测方法。同样的骨水泥均在真空条件下分别经两个不同的系统制备。实验的结果出乎意料。很明显，在预灌装系统中制备的两个骨水泥同 Palamix® 系统制备的水泥相比，拥有更长的面团期时间。而在真空条件下，不论是在 Palamix® 系统中还是在 Palacos® R+G pro 系统中，制备的 Palacos® R+G 骨水泥的面团期时间均没有差别（■ 图 16.9）。

一个可能的解释是，由于预灌装系统采用了不同设计的混合浆，因此骨水泥在混合上有一定的困难。更重要的是，在真空条件下，MMA 聚合物颗粒更为集中地溶解，没有 MMA 可

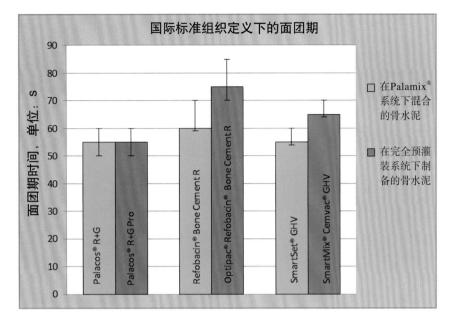

■图16.9 ISO 5833标准下的面团期时间。比较的水泥分别在Palamix®（绿色）和预灌装系统（蓝色）下制备

以蒸发到聚合物珠的表面。因此骨水泥面团期会存在粘手的情况更长时间。对于使用者而言，这些变化具有重要影响。因此，指导手册必须确切解释如何使用预灌装系统制备的骨水泥。否则，应用这样的骨水泥有些为时过早。

> 相较于开放真空混合系统，PMMA 骨水泥在各自的预灌装系统中制备，会存在更长的面团期时间。

一旦水泥面团期不再粘手，最好快速灌注，这样可以获得松质骨理想的充填。AMTS/ISO 5833 渗入检测发现在预灌装系统中制备的水泥中，除了 Palacos® 水泥以外，其他渗入均有轻度增加（ca. 1mm）（■ 图 16.10）。

这个结果仍旧出乎意料，因为渗入是在粘手期（面团期）的后期进行测试的，并且假设水泥面团有可比较的黏度。显然，检测的水泥包含不同的缓慢膨胀聚合物；否则，渗入应当相似。同开放真空系统相比较，在预灌装系统中制备的骨水泥仍旧显示在聚合体中有更多的 MMA。因此，即使从表面判断已经不再粘手，面团状水泥仍显得黏度略低。因此，这个现象促使生产商建议在混合后再等待一些时间，以减少这一物理效应产生的影响。

后续，我们发现根据 ASTM/ISO 标准，操作时间也有些许不同。在预灌装系统中制备的水泥其工作时间相较于在开放真空混合系统中会有些许延后（■ 图 16.11）。在试验中，Refobacin® Bone Cement R 表现出明显不同的工作时间（ca. 1min 以后）。根据 ASTM/ISO 标准测得的工作温度，在预灌装系统中的水泥要比开放真空混合系统中低一些。

16.4.2 机械性能

实验结果没有发现在 ASTM/ISO 标准下任何机械性能的差别。在弹性模量的试验中，结

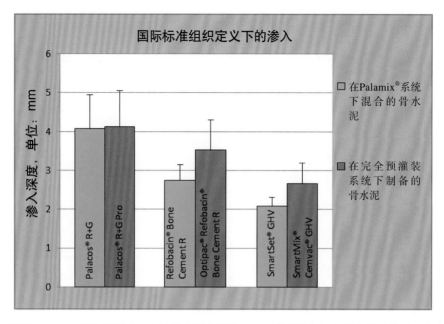

■图16.10   根据ISO 5833 的渗入测试。比较的水泥分别在Palamix®（绿色）和预灌装系统（蓝色）下制备

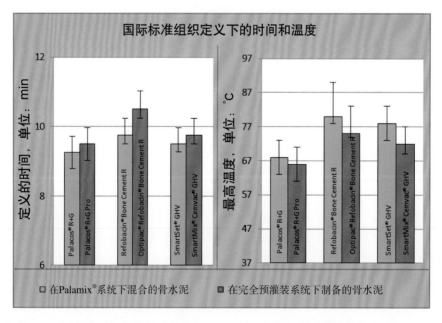

■图16.11   根据ISO 5833设定时间和温度。比较在Palamix®（绿色）和预灌装系统（蓝色）条件下混合水泥的情况

果在 200MPa 左右变化。所有接受测试的骨水泥，在预灌装系统中制备的都要比在 Palamix® 系统中混合的具有更低的弹性模量（■ 图 16.12）。而且，结果显示出很大的变化。

在 ASTM/ISO 弯应力试验中，可以发现结果趋于一致（■ 图 16.13）。

在所有测试的骨水泥中，不论是在预灌装系统中还是在开放真空混合系统中制备，均显示相近似的 ASTM/ISO 抗压结果（■ 图 16.14）。

16.4 真空混合和预充填骨水泥的数据比较

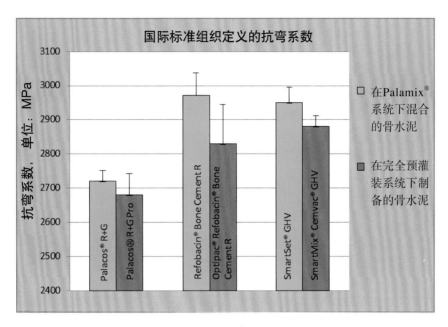

■图16.12　ISO 5833标准下的抗弯系数。比较在Palamix®（绿色）和预灌装系统（蓝色）条件下混合水泥的情况

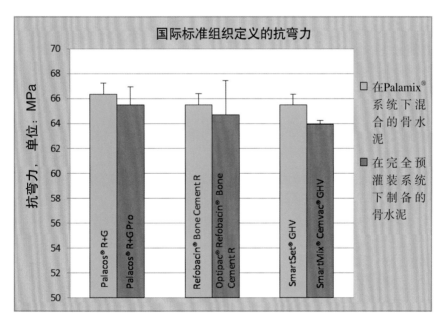

■图16.13　ISO 5833标准下的抗弯力。比较在Palamix®（绿色）和预灌装系统（蓝色）条件下混合水泥的情况

> PMMA 骨水泥在 Palamix® 真空条件下混合和在预灌装系统中混合的实验差别：

—— 在预灌装系统中的骨水泥不完全相同

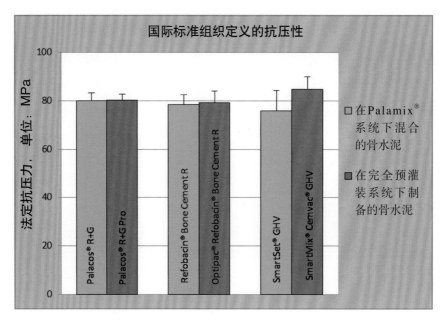

■图16.14   ISO 5833标准下抗压性试验测试。比较在Palamix®（绿色）和预灌装系统（蓝色）条件下混合水泥的情况

— 粉剂与水剂的比例在预灌装系统中是不同的
— 预灌装系统中的混合条件不同
— 混合桨的设计不相同
— 真空状况的建立不同
— 测试的骨水泥批次不同

16.5   MMA挥发

为了对在工作中接触化学物质的工作人员进行保护，欧洲委员会对指导性职业暴露极值（IOELVs）进行了列举，MMA 位列其中。根据科学数据，IOELVs 定义"总体而言，设定极限值的目的是低于短期或每天暴露于该物质下而不产生任何有害影响"（委员会意见 2009/161/EU）。

根据 IOELV 对 MMA 的定义，时间 - 重量平均值必须低于每 8 小时 50ppm，并且短期暴露极值（STEL）小于每 15min 100ppm。

为了对 MMA（的挥发）进行测试，使用了电离探测器（PID）MiniRAE-3000® 设备（探测范围 0 ~ 15000 ppm，反应时间：3 秒，气流抽测频率：每分钟 0.1 Hz，探测光照能量为：10.6 eV）。

16.6   开放式真空搅拌系统

与手动搅拌相比，真空搅拌系统可以显著地降低 MMA 的挥发（Bettencourt 等，2001；Schlegel 等，2004；Ungers 等，2007）。在实验室以及手术室中，标准化的混合搅拌过程均准

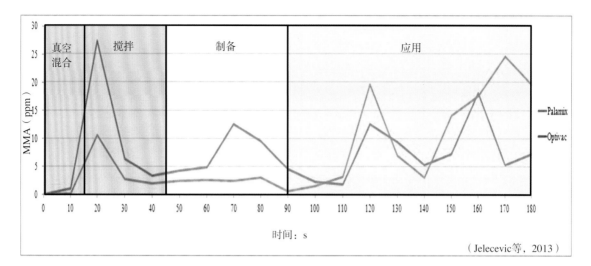

图16.15　Palamix®系统和Optivac®系统在3min内的MMA浓度均值图——实验室条件下

确无误地持续 3 分 30 秒（150 秒）。骨水泥的整个测试过程分为四期（真空混合、搅拌、制备和应用）。

Jelecevic 等学者（2013）首先在拥有标准流式通风系统（9 次换气，23℃）的实验室条件下，对 Palamix® 系统和 Optivac® 系统中 PMMA 水泥混合时所产生的 MMA 挥发气体进行了测试。在 3min 时，MMA 挥发气体的浓度介于 7.61 ppm（Palamix®）和 7.98 ppm（Optivac®）之间。而在填充和真空混合阶段，Optivac® 系统中的 MMA 挥发气体浓度为 27.4 ppm，Palamix® 系统中则为 10.7 ppm（图 16.15）。

Palamix® 系统因其具备特殊的锥形槽可以放置安瓿瓶而更具优势，尤其是在填充阶段；由此，MMA 液体可以顺利地进入注射装置中而不会出现不受控制的流动。在骨水泥的真空搅拌以及收集阶段，Optivac® 系统的 MMA 挥发气体达到了 12.6 ppm 的峰值，而 Palamix® 系统的峰值则是 3.1ppm。其原因似乎是 Optivac® 系统的收集是在真空下进行，该阶段的混合系统内水泥面团黏性较低，混合搅拌棒的快速吸取导致 MMA 挥发产生了一个更大峰值。

在嵌入骨水泥面团时，混合 PMMA 骨水泥在 Palamix® 系统中所释放的 MMA 浓度要稍高于 Optivac® 系统。这可能是由于 Palamix® 中混合棒的直径比 Optivac® 中的稍大，以此产生了更大的接触表面。因此，在注入时有更多的水泥被驱出，从而产生了更多的 MMA。

根据数据统计，在这两个被测试的开放式真空搅拌系统中，MMA 挥发气体的总浓度并无显著差异，但在填充和混合搅拌阶段，MMA 挥发气体的浓度差异显著（$P=<0.05$）。

在手术室的体内条件下（层流、进入空气 3000m³/h、排出空气 2700m³/h、交换率 22/h、23℃），MMA 的浓度在任何条件下都显著降低，均不高于 1.4ppm（图 16.16）。

16.6.1　预充式真空搅拌系统

相较于开放式的真空搅拌系统，预充式系统的使用被发现可以进一步显著地降低 MMA 挥发气体的排放（Schlegel 等，2010；Löwe，2013）。Optipac® 和 Palacos® R+G Pro 即是两个预填充系统，同样也在实验室和手术室条件下对它们进行了测试。

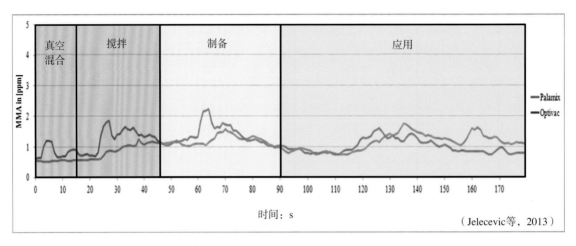

■**图**16.16 Palamix®系统和Optivac®系统在3min内的MMA浓度均值图——手术室条件下

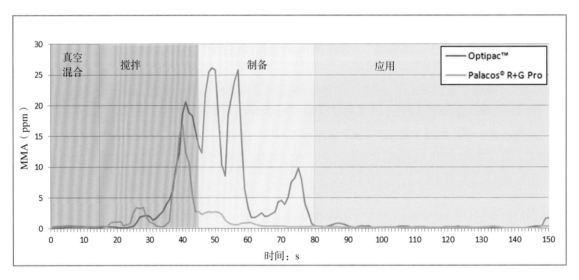

■**图**16.17 Optipac®系统和Palacos® R+G Pro系统在3min内的MMA浓度均值图——实验室条件下

Palacos® R+G Pro 系统在实验室混合搅拌实验（❏ 图 16.17）的第一期（真空混合）中，平均 MMA 挥发气体浓度为 0.37ppm。第二期（搅拌）的平均浓度是 3.51ppm，第三期（制备）是 1.01ppm，最后一期（应用）是 0.21ppm。在整个 150s 的实验过程里，平均 MMA 挥发气体浓度是 1.07 ppm。进展曲线显示，Palacos® R+G Pro 系统在搅拌期的结束阶段有一次单独的浓度峰值，在第 42s 时，这个值是 16.89 ppm。在室内空气环境的测试下，应用期过后仅几分钟其浓度即开始增加。然而这些值并不是系统所特定的，因此并不能算进结果里。

Optipac® 系统在手术室体内混合实验（❏ 图 16.18）的第一期（真空混合）中，平均 MMA 排放浓度是 0.23 ppm。第二期（搅拌）时的平均浓度是 4.99 ppm，第三期（制备）是 10.90 ppm，最后一期（应用）是 0.33 ppm。在整个 150s 的实验过程中，MMA 的平均排放浓度是 3.53ppm。其中在第 41s、49s 和 57s 时分别有三个浓度峰值，从而形成了一个浓度稳定期。此外，在真空堆积所发生的制备阶段，MMA 单体的浓度略有增加（第 75s 时达到 9.83 ppm）。

相比于在实验室条件下的结果，手术室内测量出的 MMA 浓度有了进一步的下降，有时

16.6   开放式真空搅拌系统

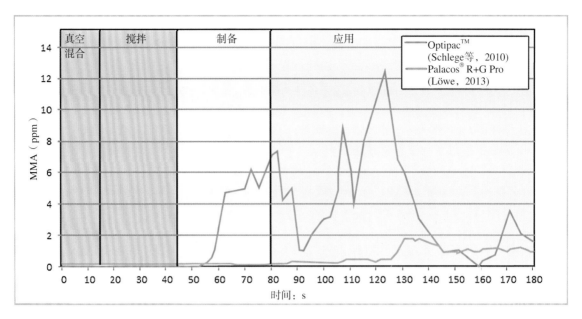

■图16.18   Optipac®系统和Palacos® R+G Pro系统在3min内的MMA浓度均值图——手术室条件下（Schlegel 等，2010；Löwe，2013）

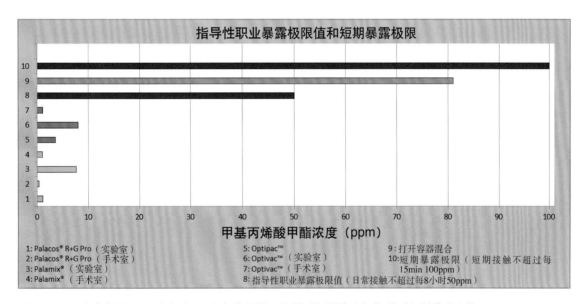

■图16.19   试验中的MMA浓度（ppm）与指导性职业暴露极限值和短期暴露极限值的比较

甚至下降达到了 10 倍。Schlegel 等学者（2010）对 Optipac® 系统进行试验所得出的浓度，要显著高于 Löwe（2013）对 Palacos® R+G 系统的试验结果。

在整个试验过程中，可以说浓度值都不那么引人注目，仅在搅拌期的结束阶段（第 40s），出现了一次 1.86ppm 的浓度峰值。随后，在制备期的初始阶段（48s 时 1.26 ppm）和应用期的结束阶段（138s 时 0.77ppm），各出现了一次轻微的浓度升高。

无论是 Palacos® R+G Pro 还是 Optipac®，在 MMA 浓度的表现上均有令人信服的表现。在短期内的所有均值，都明显低于法规所定的最大值。■ 图 16.19 显示了这些值低于指导性职业暴露极限值（IOELVs）的具体情况。

应当指出的是，指导性职业暴露极限值（IOELVs）是根据 8h 的平均值进行计算的，而手术人员在每台手术中仅在骨水泥混合搅拌过程所产生的污染气体中暴露几分钟，这无疑肯定达到了短期暴露极限值（STEL）的要求（每 15min100ppm）。

PMMA 骨水泥在医学领域的使用，特别是配合骨科手术中的真空搅拌技术，并不会产生浓度大于 IOELVs 的 MMA 挥发气体，同时也不会超过 STEL 的规定值。但尽管如此，MMA 在每一个实验中还都是会被察觉到的。

除此之外，Homlar 等学者（2013）还在模拟手术室的环境下测定了 20 名志愿者（10 名男性 10 名女性）在常规 PMMA 混合搅拌过程时的血清水平。结果是，在所有志愿者的血清中均未发现 MMA（检测水平 0.5 ppm）的存在。

> 在 PMMA 骨水泥的常规混合过程中，血清中没有检测到 MMA 的存在（Homlar 等，2013）。

16.6.2　手术室要求

Jelecevic 等学者（2013）观察到，在一个层流环境的手术室中，对骨水泥进行混合搅拌时会因操作者所在位置的不同而产生不同浓度的 MMA 气体挥发。手术室的排气装置，通常被安装在手术室墙壁的底部，是层流通风系统的一部分，以此便形成了一定的气流通道。在这样的气流通道内处理 PMMA 骨水泥时，可能会导致 MMA 气体挥发达到较高的感知浓度（■ 图 16.20）。因此我们认为，在手术室里，负责进行骨水泥搅拌操作的医护人员应站位在气流通道以外，这样 MMA 气体挥发就可以在被使用者感知之前即被排尽（■ 图 16.21）。另外，不同的手术室，排气装置的位置并不一样，气体交换率也各不相同，这也会引起 MMA 浓度的变化。因此，使用者去熟悉他 / 她与气流层的位置关系，并采用如■ 图 16.21 的站立位置是非常重要的。

当操作人员在气流通道内进行骨水泥的混合时，MMA 的气味是很容易被闻到的；而若在气流通道之外操作，MMA 的气味就几乎感觉不到了。因此，Jelecevic 等学者（2013）推荐，在使用者对 PMMA 骨水泥进行混合搅拌时，应站在气流通道之外。

> 在气流通道之外进行骨水泥的混合将不会感觉到 MMA 的气味。

16.7　温度

如前文所述，骨水泥发生聚合反应时会释放热能（见第 6 章）。若温度超过 60～70℃ 时，可能会对骨组织造成损伤，并增加骨 - 骨水泥界面发生松动和假体存活率降低的风险（Toksvig-Larson 等，1991）。不过，对于类似 Palacos®R+G 这样的已经过时间证明的 PMMA 骨水泥而言，临床经验显示，骨水泥聚合产热的温度并不会导致严重的骨的热坏死（Eitenmüller 等，1981）。从物理学角度看，由于骨水泥覆盖较薄，骨水泥聚合反应中产生的热能达不到引起骨坏死的温度；同时，热量经过假体、血液循环和周围组织的传导后也能得到较好的控制（Eitenmüller 等，1981；Toksvig-Larson 等，1991）。

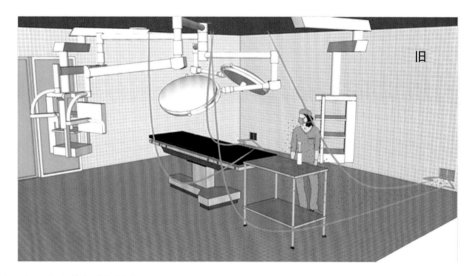

■图16.20 在气流通道内进行混合

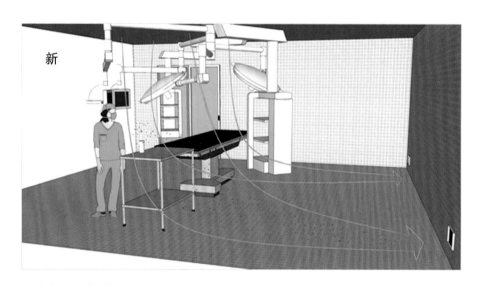

■图16.21 远离气流通道进行混合

建议使用冷却液冲洗手术部位和骨水泥，以进一步降低骨水泥聚合反应时的温度。然而，需要注意的是，这种方法可能会导致抗生素自骨水泥的外层过早溶解，从而抵消其杀菌效果。在插入股骨柄前将其加热至37℃，此方法被证明可降低骨水泥 - 骨界面上骨水泥的孔隙率，同时不会引起严重的骨热坏死（Li 等，2003；Iesaka 等，2003）。假体预热和预冷的科学原理在第 6 章中有详细的解释（ ■ 图 8.4 和 ■ 图 8.5）。

16.8 骨床的准备

为了使假体在骨水泥固化后达到最佳的固定状态，对骨床进行准备和清洗是必不可少的步骤（Majkowaski 等，1993），这有助于提高骨水泥在松质骨（ ■ 图 16.22）中的渗透性并使

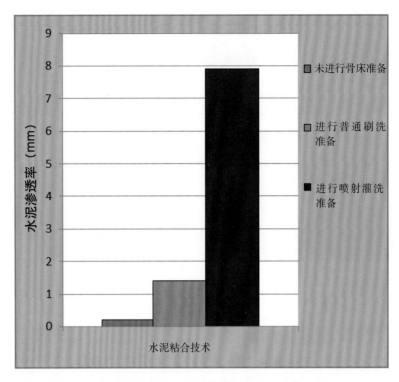

骨水泥 - 骨界面和骨水泥 - 假体界面得到稳定，从而延长假体的使用寿命。在全髋关节置换术中，骨水泥层的厚度至少应达到 2～3mm。尸体研究表明，当全髋关节置换术中骨水泥的厚度小于 2mm 时，骨水泥发生断裂的概率最大（Maloney 等，2002）。

　　清洗骨床是保证骨 - 骨水泥界面稳定的主要措施之一。脉冲冲洗，或称为"脉动射流冲洗"，已经发展为现代骨水泥应用技术最重要的部分之一。它能够去除血块、骨碎片以及任何其他的污染物，是骨水泥更好地渗透进松质骨的基础，有助于骨水泥 - 骨界面的稳定（Breusch 等，2000a；Breusch 等，2001；Breusch 和 Malchau，2005）。

　　在全膝关节置换术，骨水泥的渗透性和透亮线的程度呈反比关系。理想的水泥渗透度为 2～5mm，在这个安全范围内可以避免微动和骨热坏死的发生（Walker 等，1984；Dorr 等，1984；Li 等，2004）。临床经验显示，利用脉冲冲洗可将骨水泥的渗透度从 0.9mm 提升至 1.9mm，而如果仅用冲洗球进行冲洗，骨水泥的渗透度只能达到 0.5～1.7mm (Schlegel 等，2010）。

　　❯ 脉冲冲洗可以显著降低与骨水泥加压相关的栓塞或心肺系统并发症（所谓的骨水泥植入综合征）的风险。

　　因此，脉冲冲洗有助于让经过骨水泥固化后的组件在术后保持更好的强度。进一步研究表明，使用脉冲冲洗还能够显著降低与 PMMA 骨水泥加压相关的栓塞、心肺系统并发症的风险（Breusch 等，2000b），这些并发症也被称为"骨水泥植入综合征"（Donaldson 等，2009）。此外，影像学研究也证实了使用脉冲冲洗的好处。研究人员对 100 名共 112 例接受骨水泥 TKA 的患者进行了调查，术中使用注射器对胫骨骨床进行冲洗，在这组病例中，有

22% 的患者都在术后观察到了透亮线。而这个比例在使用脉冲冲洗的患者中仅为 4%（Clarius 等，2009）。影像观察渗透深度在接受脉冲冲洗的患者中为 2.6mm，而对于未接受脉冲冲洗的患者，这一数据仅为 1.5mm。但特别需要注意的是，在脉冲冲洗后，必须要对骨床进行干燥处理，因为在骨床干燥的情况下，骨水泥的渗透性会更好，抗剪切强度也会增加（Norton 和 Eyres，2000）。在使用骨水泥之前，骨床应立即进行清洗和拍干。

16.9　骨水泥的填充

瑞典的临床研究显示，将骨水泥从股骨髓腔的远端向近端逆向注入的方法，相较于以前从近端向远端注入的"旧"技术，可以使翻修率最多降低 40%（Malchau 等，2000）。这种逆向应用能够让股骨髓腔中的骨水泥填充得更加均匀，不会出现空隙或气泡等填充瑕疵。水泥覆盖得均一且完整，让假体锚固得更加牢固。通常会使用骨水泥枪来完成骨水泥的逆向注入（Simpson 和 Breusch，2005）。

在 TKA 手术中，可能并非总需要对胫骨柄进行骨水泥固定，有一项研究显示，这样做甚至会影响到假体的初期稳定性（Skwara 等，2009）。不过其他的研究者则认为，对包括胫骨柄在内的胫骨完全骨水泥固定还是具有优势（Scuderi 和 Clarke，2005）。这些差异的出现，可能是由于本身骨质量等因素或者胫骨假体的设计（如有些假体柄很光滑，有些则采用了波纹柄和十字状龙骨的设计）影响了干骺端的嵌压固定而造成的。当然如果选择用骨水泥固定胫骨柄，那么还是应当采用骨水泥枪来进行水泥的逆向注入。

16.10　加压操作

16.10.1　全髋关节置换术（THA）

在加压时，股骨髓腔内要填满骨水泥，以形成一个充满骨水泥的密闭腔。之后使用近端密封装置，以便将更多的 PMMA 骨水泥注入髓腔，让骨水泥在压力的作用下被挤入髓腔内的骨小梁中（❂ 图 16.23）。此时在压力下骨水泥只能进入松质骨，从而使水泥在骨中达到了更深的渗透。另外，作为加压的结果，脂肪会从骨组织中被挤出来，看起来就会像是股骨暴露的表面在"出汗"（Lee，2005；McCaskie，2005）。骨水泥的渗透深度与水泥 - 骨界面的强度直接相关。高强度的加压技术是有效的，但必须结合脉冲冲洗一起使用以降低血栓发生的风险（Breusch 和 Malchau，2005）。

为得到加压的效果，在注入骨水泥前，需在假体远端约 1.5～2cm 处插入一个骨水泥限制器（Heisel 等，2005）。这种"股骨远端塞"会创造出一个干净的近端密封空间以便施压。如果对于远端塞的稳定性没有把握，比如遇到 Dorr C 型股骨、股骨峡部高或翻修中的长股骨柄等情况时，所选用的远端塞就应该具备延展性。如果想让产生的压力充足且持久，就必须保证远端塞不发生移位，同时髓腔远端也应该几乎没有旁路，骨水泥发生的渗漏极少（Dozier 等，2000）。根据瑞典髋关节置换登记系统的数据显示，使用股骨远端塞可将翻修率降低约 12%（Malchau 等，2000）。

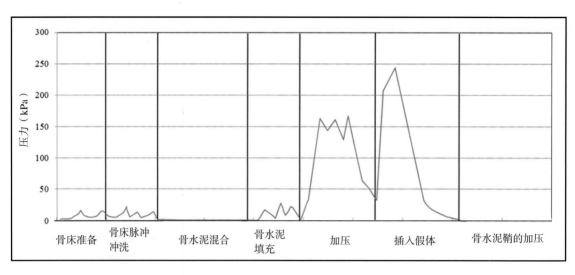

图16.23　按时间顺序显示的股骨骨水泥柄安放过程中的压力示意图（来自Lee，2005）

16.10.2　全膝关节置换术（TKA）

就像在 THA 中一样，骨水泥的加压对于 TKA 的成败也是一个关键因素（Dozier 等，2000；Perez 等，2012）。建议在假体和干燥清洁的胫骨松质骨上都覆盖骨水泥，之后再使用注射装置或手动将假体送入骨内。

最新的研究表明，从骨水泥的渗透程度和分布情况看，即使仅在松质骨表面涂抹骨水泥，并进行手动加压，也要比仅在假体上涂抹骨水泥的效果要好（图 16.24）（Lutz 等，2009）。这一点对于股骨假体的安放来说尤为重要。这两种不同的技术引起假体在前方和后方的切线受力差别很大，沿着这些剪切力的方向，股骨假体会出现撞击和嵌压。而对于垂直于嵌压方向的远端切线和斜面来讲，两者间产生的区别可能相对较小。因此，仅在假体上涂抹骨水泥，或许是三种安装股骨假体方法中最差的骨水泥技术（Lutz 和 Halliday，2002）。

对于胫骨的骨水泥安装来说，两种技术间的差异可能不是很大。但有明确的证据显示，利用骨水泥枪或注射器对骨水泥进行加压会有额外的益处。它能显著增加骨水泥在胫骨平台的渗透深度，并增加骨水泥覆盖的厚度，与手动安放水泥相比，这样能减少透亮线出现的可能（Matthews 等，2009）。另外，从骨水泥混合到对其应用并插入假体这一过程所经历的时间，也同样是决定骨水泥渗透深度的一个重要因素，因为这一时间会关系到骨水泥是否能够达到理想的黏稠度（图 16.25）。

因此，在 TKA 手术中，最佳的骨水泥技术应是联用上述的这些方法，即骨床准备时进行高流量的脉冲冲洗，对 PMMA 骨水泥进行真空搅拌以及使用骨水泥枪对水泥进行加压。这样做能够减少骨 - 骨水泥接触面透亮线产生的可能，也就意味着能够改善假体的生存情况，从而改善手术的预后。

16.11　TKA术中假体部件的骨水泥操作

在 TKA 术中，假体可以通过骨水泥操作的两个步骤一次性完成安装，或是分两个阶段完

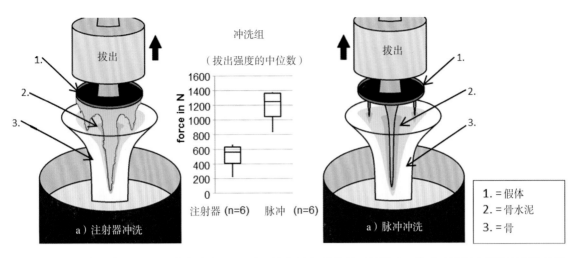

■图16.24 注射器冲洗（a）和脉冲冲洗（b）对于骨水泥-假体接触面的影响。脉冲冲洗提高了胫骨假体的骨水泥固定强度（Schlegel等，2010）

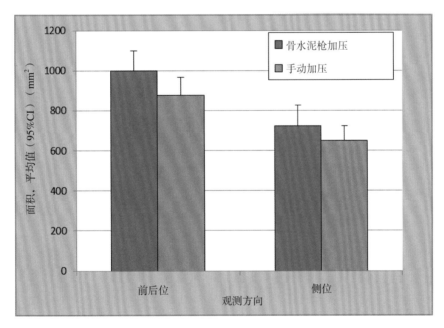

■图16.25 在术后6周时，与手动加压相比，使用骨水泥枪进行加压能显著地增加骨水泥的渗透深度（每组病例数n=41。Skwara等，2009）

成（Guha 等，2008）。但无论哪种，由于胫骨和股骨假体所承受的轴向压力在骨水泥凝固前一直存在，所以在骨水泥的整个凝固过程中都要用手动来保证压力的存在。而与之相比，单步骤的骨水泥操作能够减少出现因水泥渗透不足而引起的早期非进展性水平透亮线，其也与术后的无菌性松动有关（Guha 等，2008）。尸体研究显示，骨水泥安装的胫骨假体的稳定性取决于骨水泥在胫骨截面的渗透程度（Peters 等，2003）。与部分学者喜欢采用的表面水泥填充相比，全部骨水泥填充并不是总能够提高假体的生物力学稳定性（Skwara 等，2009；Peters 等，2003），但在骨水泥渗透不足（小于 4mm）或使用的是光滑胫骨柄的情况下，水泥的全部填充就可能会起到改善手术效果的作用（Scuderi 等，2005）。但无论对于哪种情况，安装完假体后都应该细致认真地将所有多余的骨水泥清除掉。一项在术后 2 年进行随访的随机研究显示，对胫骨平台底座的下方和胫骨柄同时采用表面骨水泥填充的方法，并不优于对底座下方的单纯骨水泥填充（Saari 等，2009）。后者在术后长期的表现也很优异，仅在一项针对 51 例 TKA 的跟踪研究中，发生过一例在术后 13.1 年时胫骨出现进展性透亮线的患者（Kolisek 等，2009）。另外有研究显示，对胫骨柄进行骨水泥填充能够提高 TKA 中胫骨基底的固定性（Hydahl 等，2005a,b）。

　　总体来讲，在 TKA 中，不良的骨水泥技术更容易影响到股骨的后髁。因为对这一区域来讲，进行暴露和操作的要求相对较高，使用脉冲冲洗骨表面的难度也较大。此外，骨水泥可能出现移位，且不可能或很难将移位的骨水泥清除掉。因此，一部分外科医生选择不在这个表面涂抹骨水泥。不过，若能将骨水泥直接注射到后髁表面并进行加压，则能够使其形成一个更为坚固的水泥覆盖，从而改善股骨假体的固定效果（Labutti 等，2003）。

（赵旻暐 译 蔡宏 校）

参考文献

ASTM. Specification F 451-08. Standard specification for acrylic bone cement. Annual Book of ASTM, ASTM ("ASTM"). 100 Barr Harbor Drive. West Conshohocken. PA 19428-2959 USA

Bean DJ., Hollis JM., Woo SL., Convery R.: Sustained pressurisation of polymethylmethacrylate: a comparison of low- and moderate-viscosity bone cements. J Orthop Res. 6(4):580-4. 1988

Bettencourt A., Calado A., Amaral J., Vale FM., Rico JM., Monteiro J.: The influence of vacuum mixing on methylmethacrylate liberation from acrylic cement powder. Int J Pharm. 21;219(1-2):89-93. 2001

Bourne RB.: Prophylactic use of antibiotic bone cement: an emerging standard--in the affirmative. J Arthroplasty. 19(4 Suppl 1):69-72. 2004

Breusch SJ., Norman T L., Schneider U., Reitzel T., Blaha JD., Lukoschek M.: Lavage technique in total hip arthroplasty: jet lavage produces better cement penetration than syringe lavage in the proximal femur. J Arthroplasty. 15(7):921-7. 2000a

Breusch SJ., Reitzel T., Schneider U., Volkmann M., Ewerbeck V., Lukoschek M.: Cemented hip prosthesis implantation--decreasing the rate of fat embolism with pulsed pressure lavage. Orthopaede. 29(6): 578-86. 2000b

Breusch SJ., Schneider U., Reitzel T., Kreutzer J., Ewerbeck V., Lukoschek M.: Significance of jet lavage for In vitro and in vivo cement penetration]. Z Orthop Ihre Grenzgeb. 139(1):52-63. 2001

Breusch SJ., Malchau H.: Optimal cementing technique - the evidence: what ist modern cementing technique? The well-cemented total hip arthroplasty. Berlin: Springer. 146-9. 2005a

Breusch S. J., Malchau H.: Bone preparation: femur. The well-cemented total hip arthroplasty. Berlin: Springer. 125-40. 2005b

Clarius M., Hauck C., Seeger JB., James A., Murray DW., Aldinger PR.: Pulsed lavage reduces the incidence of radiolucent lines under the tibial tray of Oxford unicompartmental knee arthroplasty: pulsed lavage versus syringe lavage. Int Orthop. 33(6):1585-90. 2009

Donaldson AJ., Thomson HE., Harper NJ., Kenny NW.: Bone cement implantation syndrome. Br J Anaesth. 102(1):12-22. 2009

Dorr LD., Lindberg JP., Claude-Faugere M., Malluche HH.: Factors influencing the intrusion of methylmethacrylate into human tibiae. Clin Orthop Relat Res. (183):147-52. 1984

Dozier JK., Harrigan T., Kurtz WH., Hawkins C., Hill R.: Does increased cement pressure produce superior femoral component fixation? J Arthroplasty. 15(4):488-95. 2000

Draenert K., Draenert Y., Garde U., Ulrich, Ch.: Manual of cementing technique. Springer Verlag, Heidelberg, 1999.

Dunne NJ., Orr JF.: Influence of mixing techniques on the physical properties of acrylic bone cement. Biomaterials. 22(13):1819-26. 2001

Eitenmuller J., Wolbert R., Eisen E.: The effect of circulation on the polymerizing temperature of Palacos. An experi-

参考文献

mental study (author's transl). Arch Orthop Trauma Surg. 98(1):61-7. 1981

Evans SL.: Effects of porosity on the fatigue performance of polymethylmethacrylate bone cement: an analytical investigation. Proc Inst Mech Eng H: J Eng Med 220:1, 2006

Geiger MH., Keating EM., Ritter MA., Ginther JA., Faris PM., Meding JB.: The clinical significance of vacuum mixing bone cement. Clin Orthop Relat Res. (382):258-66. 2001

Guha AR., Debnath UK., Graham NM.: Radiolucent lines below the tibial component of a total knee replacement (TKR)--a comparison between single-and two-stage cementation techniques. Int Orthop. 32(4):453-7. 2008

Halawa M., Lee AJ., Ling RS., Vangala SS.: The shear strength of trabecular bone from the femur, and some factors affecting the shear strength of the cement-bone interface. Arch Orthop Trauma Surg. 11;92(1):19-30. 1978

Heisel C., Breusch SJ.: Optimal cementing technique - the evidence: the important role and choice of cement restric-tor. The well-cemented total hip arthroplasty. Berlin: Springer. 150-4. 2005

Hoey, D., Taylor, D.: Quantitative analysis of the effect of porosity on the fatigue strength of bone cement. Acta Biomaterialia 5, 719-726, 2009

Homlar KC, Selers MH, Halpern JL, Seeley EH, Holt GE. Serum levels of methyl methacrylate following inhalational exposure to polymethylmethacrylate bone cement. J Arthroplasty 28, 406-409, 2013

Hyldahl H., Regner L., Carlsson L., Karrholm J., Weidenhielm L.: All-polyethylene vs. metal-backed tibial component in total knee arthroplasty-a randomized RSA study comparing early fixation of horizontally and completely cemented tibial components: part 2. Completely cemented components: MB not superior to AP components. Acta Orthop. 76(6):778-784. 2005

Iesaka K., Jaffe WL., Kummer F. J.: Effects of preheating of hip prostheses on the stem-cement interface. J Bone Joint Surg Am. 85-A(3):421-7. 2003

ISO. 5833:2002: Implants for Surgery-Acrylic Resin Cements. Orthopaedic Application 2002, Beuth Verlag. 2002

Jelecevic J.: Diploma thesis "Comparison of physical and pratical properties of vacuum mixing systems for acrylic bone cement" Medical University of Graz 2013

Jelecevic J., Maidanjuk S., Leithner A., Loewe K., Kuehn KD.: Methyl methacrylate exposure in orthopedic surgery – comparison of two conventional vacuum mixing systems. Annals of Occupational Hygiene, 2013 (in Press)

Kolisek FR, Mont MA, Seyler TM, Marker DR, Jessup NM, Siddiqui JA, et al. Total knee arthroplasty using cementless keels and cemented tibial trays: 10-year results. Int Orthop. 33(1):117-21. 2009

Kopec M, Milbrandt JC, Kohut N, Kern B, Allan DG. Effect of bone cement viscosity and set time on mantle area in total knee arthroplasty. Am J Orthop (Belle Mead NJ). 38(10):519-22. 2009

Kuehn KD., Ege W., Gopp U.: Acrylic bone cements: mechanical and physical properties. Orthop Clin North Am. 36(1):29-39, 2005

Kuehn KD.: Antibiotic-loaded bone cements – antibiotic release and influence on mechancical properties. In: Walenkamp GHIM (Ed.). Local Antibiotics in Arthroplasty: State of the Art from an Interdisciplinary Point of View. Thieme-Verlag, 47 – 57, 2007

Kuehn KD., Vogt S.: Antimicrobial Implant Coating in Arthroplasty. In: Walenkamp GHIM (Ed). Local Antibiotics in Arthroplasty: State of the Art from an Interdisciplinary Point of View. Thieme-Verlag, 23-30, 2007

Labutti RS., Bayers-Thering M., Krackow KA.: Enhancing femoral cement fixation in total knee arthroplasty. J Arthro-plasty. 18(8):979-83. 2003

Lee C.: Bone preparation: the importance of establishing the best bone-cement interface. In Breusch S., Malchau H.: the well-cemented total hip arthroplasty. Berlin: Springer. p. 119-24. 2005

Li C., Schmid S., Mason J.: Effects of pre-cooling and pre-heating procedures on cement polymerization and thermal osteonecrosis in cemented hip replacements. Med Eng Phys. 25(7):559-64. 2003

Li C., Mason J., Yakimicki D.: Thermal characterization of PMMA-based bone cement curing. J Mater Sci Mater Med. 15(1):85-9. 2004

Lidgren L., Bodelind B., Moller J.: Bone cement improved by vacuum mixing and chilling. Acta Orthop Scand. 58(1):27-32. 1987

Linden U., Gillquist J.: Air inclusion in bone cement. Importance of the mixing technique. Clin Orthop Relat Res. (247):148-51. 1989

Loewe K.: Diploma thesis "Zur MMA-Abgabe von geschlossenen PMMA-Anmischsystemen unter in-vivo Bedingun-gen im OP." Medical University of Graz 2012

Lutz MJ, Halliday BR. Survey of current cementing techniques in total knee replacement. ANZ J Surg. 72(6):437-9. 2002

Lutz MJ., Pincus PF., Whitehouse SL., Halliday BR.: The effect of cement gun and cement syringe use on the tibial cement mantle in total knee arthroplasty. J Arthroplasty. 24(3):461-7, 2009

Majkowski RS., Miles AW., Bannister GC., Perkins J., Taylor GJ.: Bone surface preparation in cemented joint replacement. J Bone Joint Surg Br. 75(3):459-63. 1993

Malchau H., Herberts P., Soedermann P., Oden A.: Prognosis of total hip replacement. Update and validation of results from the Swedish National Hip Arthroplasty Registry 1979-1998.Department of Orthopaedics, Goeteborg University, Sweden. 2000

Maloney WJ., Schmalzried T., Harris WH.: Analysis of long-term cemented total hip arthroplasty retrievals. Clin Orthop Relat Res. (405):70-8. 2002

Matthews JJ., Ball L., Blake SM., Cox PJ.: Combined syringe cement pressurisation and intra-osseous suction: an effective technique in total knee arthroplasty. Acta Orthop Belg. 75(5):637-41. 2009

McCaskie A.: Optimal cementing technique - the evidence: femoral pressurisation. In: Breusch SJ, Malchau H, editors. The well-cemented total hip arthroplasty. Berlin: Springer. p. 160-3. 2005

Meyer J., Piller G., Spiegel CA., Hetzel S., Squire M.: Vacuum-mixing significantly changes antibiotic elution characteristics of commercially available antibiotic-impregnated bone cements. J Bone Joint Surg Am. 16;93(22):2049-56. 2011

Norton MR., Eyres KS.: Irrigation and suction technique to ensure reliable cement penetration for total knee arthroplasty. J Arthroplasty. 15(4):468-74. 2000

Neut D., van Horn J R., van Kooten TG., van der Mei HC., Busscher HJ.: Detection of biomaterial-associated infections in orthopaedic joint implants. Clin Orthop (413): 261-8. 2003

Pérez Mañanes R., Vaquero Martín J., Villanueva Martínez M.: An experimental study of bone cement penetration in total knee arthroplasty depending on cementing technique used. Trauma Fund MAPFRE. 23:48-58. 2012

Peters CL., Craig MA., Mohr RA., Bachus KN.: Tibial component fixation with cement: full- versus surface-cementation techniques. Clin Orthop Relat Res. (409):158-68. 2003

Saari T., Li MG., Wood D., Nivbrant B.: Comparison of cementing techniques of the tibial component in total knee replacement. Int Orthop. 33(5):1239-42. 2009

Schlegel UJ., Sturm M., Ewerbeck V., Breusch SJ.: Efficacy of vacuum bone cement mixing systems in reducing meth-ylmethacrylate fume exposure: comparison of 7 different mixing devices and handmixing. Acta Orthop Scand. 2004 75(5):559-66. 2004

Schlegel UJ., Siewe J, Delank KS., Eysel P, Puschel K, Morlock MM.: Pulsed lavage improves fixation strength of cemented tibial components. Int Orthop. 16. 2010

Scuderi GR., Clarke H.: Optimizing Cementing Technique. En. Total Knee Arthroplasty. A Guide to Get Better Performance. Bellemans, Ries and Victor Ed. Springer. 223-227. 2005

Simpson P., Breusch SJ.: Optimal cementing technique - the evidence: cement gun performance matters. The well-cemented total hip arthroplasty. Berlin: Springer. 156-9. 2005

Skwara A., Figiel J., Knott T., Paletta JR., Fuchs-Winkelmann S., Tibesku CO.: Primary stability of tibial components in TKA: in vitro comparison of two cementing techniques. Knee Surg Sports Traumatol Arthrosc. 17(10):1199-205. 2009

Smeds S., Goertzen D., Ivarsson I.: Influence of temperature and vacuum mixing on bone cement properties. Clin Orthop Relat Res. (334):326-34. 1997

Toksvig-Larsen S., Franzen H., Ryd L.: Cement interface temperature in hip arthroplasty. Acta Orthop Scand. 62(2):102-5. 1991

Ungers LJ., Vendrely TG., Barnes CL.: Control of methyl methacrylate during the preparation of orthopedic bone cements. J Occup Environ Hyg; 4: 272-80. 2007

Vaninbroukx M., Labey L., Innocenti B., Bellemans J.: Cementing the femoral component in total knee arthroplasty: which technique is the best? Knee. 16(4):265-8. 2009

Walker PS., Soudry M., Ewald FC., McVickar H.: Control of cement penetration in total knee arthroplasty. Clin Orthop Relat Res. (185):155-64. 1984

Wang JS., Franzen H., Jonsson E., Lidgren L.: Porosity of bone cement reduced by mixing and collecting under vacuum. Acta Orthop Scand. 64(2):143-6. 1993

Wixson RL., Lautenschlager EP., Novak MA.: Vacuum mixing of acrylic bone cement. J Arthroplasty. 2(2):141-9. 1987

17. 特殊类型的PMMA骨水泥

PMMA 骨水泥有时也适用于一些特殊的临床应用。在这其中，对其黏度的调节往往是医生们的兴趣所在。从总体上讲，骨水泥的黏度会受下列几个因素影响：

— 珠状聚合物的溶胀行为

— 粉末：液体比值

— BPO 含量

— BPO：DmpT 比值

— 灭菌方法

— 混合方式

— 环境温度

极低黏度的 PMMA 骨水泥主要应用在脊柱手术中，而高黏度、快速凝固型的水泥则应用于如手外科的小关节手术、髋关节手术中髋臼的固定以及 TKA 手术之中。这些 PMMA 骨水泥在应用上的变化，都源于其为大家熟知的粉剂 - 水剂系统。

作为简化的最新版本，本章节将介绍第五代 PMMA 骨水泥技术。水泥浆已不再由固定的液态单体和聚合物粉末组成，而是按照普遍的原则来调整粉末和液体的比值，以达到期望的黏度。

17.1   脊柱手术中的低黏PMMA骨水泥

在脊柱手术中，目前使用极低黏度的 PMMA 骨水泥对缺损的椎体进行填充。因为在术中需要使用注射器经皮注射，这种水泥具有长时间的液态期，这一点非常重要。同时在围术期，为了控制填充过程，还需要混入大量的显影剂，这样便可在放射下监测骨水泥的填充情况。目前有两种术式：

椎体成形术是一种微创术式。将 PMMA 骨水泥用一根细小的针头注射进骨折的椎体中。PMMA 骨水泥将会硬化，并在椎体中形成支撑结构，为椎体提供稳定性和强度（Berardoni等，2008）。

后凸成形术是椎体成形术的一种演变版，其首先要恢复骨折椎体的形态，然后再注射PMMA 骨水泥对椎体进行稳定。这种术式通常要在水泥注入前先将一个小气囊置入椎体内进行膨胀，在松质骨内制造出一个空间。一旦这个空间制造完毕，就将骨水泥注入其中，其操作过程类似椎体成形术，但不一样的是这次骨水泥将会径直地进入到这个新形成的空间内（Thaiyananthan 等，2011）。

目前，临床上仅有一种含庆大霉素的 PMMA 骨水泥被批准可以用于上述应用。Osteopal®G，是基于 Palacos®R+G 所研制出的，它包含了低溶胀率的聚合物，高浓度的二氧化锆以及少量的 BPO。在使用中，除了理想的水泥黏度以外，合适的操作系统也是十分重要的！

17.2   快速凝固型PMMA骨水泥

极高黏度的快速凝固型骨水泥在临床上应用于诸如手指的小关节手术、髋臼固定，以及TKA 术中安装假体。手术医生们使用这种骨水泥，源于其在混合后即可以快速使用，且在植入后也会快速凝固。因此，为了避免失败，这种快速凝固的骨水泥应仅由经验丰富的专业人士来操作。与高黏PMMA骨水泥相比，快速凝固型骨水泥有如下操作特点：混合期很短（不超过20s），在30～60s时即可达到面团期。骨水泥面团可以迅速使用，在搅拌后直接进行操作是最理想的。紧接着，在2～2.5min时骨水泥进入到工作期或称操作期。而骨水泥的最终凝固则大概发生在搅拌后的3～4min。这其中将近2min的工作时间对于在体内完成一系列的操作步骤非常必要（◌图17.1）。

目前有两种快速凝固型骨水泥应用于临床，CMW®2G 和 Palacos®fast R+G。这两种水泥都拥有如上所述的典型的快速凝固骨水泥的操作属性。CMW®2G 的特点是拥有极高的弹性系数，因此其坚硬但易碎。另外 CMW®2G 还拥有很高的凝固温度。而 Palacos®fast R+G 的特点则是其抗生素的释放量很高，凝固时间短，凝固温度也相对较低（◌表17.1）。

由于并不具备上述的特性，所以 Simplex®P SpeedSet 并不是快速凝固型骨水泥，事实上，它应该被视为是 Simplex P 的快速凝固版。它的快速凝固过程是靠着使用更小的聚合物颗粒以

γ消毒的CMW®2 Gentamicin成分	
粉末	液体
33.11g　聚甲基丙烯酸甲酯 1.69g　硫酸庆大霉素	18.09g　甲基丙烯酸甲酯（=19.24ml）
0.80g　过氧化苯甲酰 4.40g　硫酸钡	0.28g　n,n-二甲基-p-甲苯胺（=0.3ml）
———	———
40.00g	18.37g　（19.54ml）

EO消毒的Palacos®fast R+G成分	
粉末	液体
41.55g　聚丙烯酸甲酯 　　　　甲基丙烯酸甲酯	18.40g　甲基丙烯酸甲酯（=19.57ml）
0.63g　硫酸庆大霉素	0.38g　n,n-二甲基-p-甲苯胺（=0.43ml）
7.65g　二氧化锆	
1.17g　过氧化苯甲酰	0.4mg　叶绿酸
1mg　叶绿酸	
———	———
51.00g	18.78g　（20.00ml）

◌图17.1　两种快速凝固型PMMA骨水泥的组成：CMW®2 Gentamicin，Palacos®fast R+G。其中γ为γ射线辐照粉末，EO为环氧乙烷灭菌粉末

◘ 表 17.1　两种快速凝固型PMMA骨水泥的机械和操作特性

	CMW®2 Gentamicin	Palacos®fast R+G
ISO压缩强度（MPa）	104.5	113.0
ISO弯曲强度（MPa）	82.9	81.3
ISO弯曲模量（MPa）	3868	3075
抗生素的释放	缓慢	快速
ISO面团时间（s）	50	35
等待时间（23℃）（s）	20	—
开始工作/操作的时间（23℃）（s）	60	35
结束工作/操作的时间（23℃）（min：s）	3：00	3：00
凝固时间（23℃）（min：s）	3：50	3：55
ISO凝固温度（℃）	79	75

增加水泥粉末的表面面积来实现的。除此之外，这种水泥还拥有更高的 BPO 含量，这样便能加速聚合反应，从而使凝固时间变快（Popham 等，1991）。另外 Simplex®P SpeedSet 的操作特性也完全不同于像 Palacos®R+G 那样的极高黏骨水泥。根据 FDA510（k）K053198（2006）的标准，Simplex®P SpeedSet 的面团时间是 2.53min，工作时间大约是 4.8min，凝固时间是 8.2min。

17.3　简化：水泥浆

　　PMMA 骨水泥是一个双成分的工作系统。首先，需要把聚合物粉末部分和液态单体部分混合，形成一个均一的水泥面团。然后在混合后的面团期时（可采用 ISO5833 中的医生手指试验检测），即可将骨水泥注射进事先准备好的骨质之中。在骨水泥的准备和操作时，手术医生和骨水泥的研发者应该一起工作，以减少水泥失败的可能。同时，也得益于骨水泥操作者们和生产厂家的这种持续性交流，使得骨水泥技术不断地在向前发展。

　　一般而言，骨水泥的准备、混合和操作都应该仅交由训练有素且经验丰富的手术医生来进行。尽管如此，在进行传统的手动混合搅拌时还是会出现各种各样的失误。比如，可能会有一些粉末被遗留在包装袋里，或者装有液体的安瓿没有被完全倒空。这就会使规定的混合比例出现一些微小的改变，从而导致骨水泥的特性发生变化。此外，开放性混合搅拌骨水泥，也可能会导致操作者对无菌水泥的污染。同时，已有报道发现每个操作者在处理水泥时都有其特殊之处，尤其是在开放混合搅拌时，这些特殊性会对水泥以及之后的假体长期结果产生巨大的影响（Malchau 等，2000）。

17.3.1　第一代

　　第一代骨水泥是手动混合搅拌的，在混合后即对其进行徒手操作，或是转移到注射器或注射笔中注射到准备好的骨床上。

17.3.2 第二代

在 20 世纪 80 年代，为了减少手动骨水泥技术所带来的负面影响，第一代骨水泥系统得到了发展。同时为了尽量避免骨水泥混合搅拌时发生失败，研发者们还对手术医生们的骨水泥操作进行了简化。在新的一代骨水泥系统中，盛有液体的安瓿和装有粉末的小包在放入开放性的注射装置之前还是需要手动开封（与一代中的手动混合过程一样）。但是，二者的混合过程却不再在一个开放性的容器中进行了。学者们开始使用一种混合注射装置，将液体和粉末注入其中，填满并密封，然后在这个注射装置中进行混合搅拌。这种混合注射装置有两个主要用途：它既是一个密闭的混合搅拌容器又是一个骨水泥操作系统。在搅拌完成后，可以轻松地将骨水泥注入并且可以逆行填塞；因此，骨水泥填满整个骨床变得更加容易。

17.3.3 第三代

为了持续提高骨水泥的质量，混合注射系统又有了进一步的发展。所谓的真空骨水泥系统应运而生，它可以让骨水泥的各个成分在真空的环境下均匀混合搅拌，从而明显减少了骨水泥面团在空气影响下的多孔性。此外，这种混合注射系统也让操作变得更加简单。许多原本要由手术医师来进行操作的步骤都被这种真空骨水泥系统所替代了。因此，这也让许多之前在骨水泥准备和操作过程中出现的失误得到了避免。

17.3.4 第四代

技术继续发展，骨水泥的准备过程得到了进一步的简化。新的技术将待混合的骨水泥粉末也整合进了混合装置之中，形成了新一代的真空搅拌系统。只有液态的单体部分还需要由术者手动开封并注入混合装置里。对于这种完整的预填充混合系统，术者仅需要几个动作即可完成对其的操作，因此，相较于之前的系统，使用变得更加友好。这些简化使操作过程中的潜在失败风险进一步降低，对骨水泥的结果有了正面的影响。然而，这一代系统还并未将注意力放在减少手术环境的 MMA 排放上，因此，如何减少 MMA 蒸气是下一步需要关注的问题。目前在市场上所销售的这一代混合系统，包含了骨水泥的各个成分，并使用了独立的灭菌包装。使用时，在混合搅拌系统中，骨水泥的两部分在真空环境下快速聚集，然后在密闭的注射装置中混合搅拌，最后在骨水泥枪的帮助下便可以对骨水泥面团进行顺利的操作。对比之前的骨水泥技术，这种完整的预填充混合系统在操作上变得明显简化。术中仅需要非常有限的几个步骤便可完成对其准备和操作。因此，与之前的混合系统相比，发生失败的可能性明显减少了。

完整的预填充混合系统是目前骨水泥技术所发展出的最高等级。然而原始的骨水泥聚合物粉末 - 液态单体系统的使用，却在各代骨水泥技术中从始至终未发生过改变。

17.3.5 第五代

一种有趣的且很有前途的替代产品，可能会成为第五代骨水泥技术。与之前的技术相比，这种替代产品并不基于传统的粉末 - 液体混合系统。新的系统包含了两个或更多个独立填充包装的骨水泥浆，在应用时直接将这些骨水泥浆混合到一起。

有很多专利项目已在说明书中对这种新的系统进行了描述：

DE102010055759

US8383734

DE102010024653

EP2550979

DE102007052116

这些骨水泥浆的基本物质是单体 MMA 和 PMMA 或溶解于其中的 PMMA 聚合物，以及一些已知的添加剂，比如乳浊剂、活化剂和引发剂等。通常由一个水泥浆包含引发剂，第二个水泥浆即包含活化剂。每个水泥浆都分别存放，这样就避免了它们之间发生过早的聚合。只有在两种水泥浆混合时，引发剂才和活化剂发生反应，形成自由基，从而开始骨水泥面团中自由基的聚合，引发骨水泥的固化。

合适的水泥浆配比，将有可能使混合后所产生的骨水泥面团并不黏稠，这样它就可以被直接使用，而没有任何的等待时间。此外，它的黏度以及应用的范围也可以根据术者的需要进行特定的调节（与现有的粉末 - 液体系统类似）。水泥浆在使用前的混合非常容易，它可以通过静态混合器混合，或是毫不费力地通过手动混合器混合。◻ 表 17.2 显示了这种双组分的丙烯酸骨水泥浆和 Palacos®R+G Pro 对比的一些特征性数据。

在最初的一些报道中，学者们认为这种双组分的骨水泥浆与那些传统的粉末 - 液体 PMMA 骨水泥一样，具有疲劳和蠕变的特性（Kuzmychov 等，2009；Köster 等，2013）。

◻ 表 17.2　丙烯酸骨水泥浆和Palacos®R+G Pro的特性对比		
	水泥浆	Palacos®R+G Pro
压缩强度（MPa）	89.17（±2.93）	92.86（±1.46）
弯曲强度（MPa）	63.5（±6.9）	65.3（±1.3）
弯曲模量（MPa）	2473（±106）	2580（±49）
疲劳强度（n=5×10^6MPa）	22.7[*1]	19.9[*1]
蠕变载荷σ=10Mpa至移动载荷 μ	0.71（±0.06）[*1]	0.75（±0.05）[*2]
蠕变载荷σ=25Mpa至移动载荷 μ	0.44（±0.03）[*1]	0.56（±0.05）[*2]
抑菌区和抗生素释放区（mm） （金黄色葡萄球菌，Müller Hinton琼脂平板，24h，37℃）	36[*3]	35[*3]
抗生素有效性 （对表皮葡萄球菌的Certika®数据）	杀菌[*4]	杀菌[*4]
面团时间（s）	立刻	~ 55
凝固时间（min：s）	~ 6：30	~ 6：40

*1.Köster等，2013；*2.Kuzmychov等，2009；*3.Kittinger等，2011；*4.Kühn+Brünke，2010

当加入硫酸庆大霉素或是其他适用的抗生素时，骨水泥浆中有效成分的释放时间和 Palacos®R+G 也是类似的（当它们接触水或是其他水样流体时）（Kittinger 等，2011；Kühn 和 Brünke，2010）。

骨水泥浆系统的一个主要优势是，其不需要一个复杂的混合过程，比如使用真空泵。另外它所形成的骨水泥面团也可以直接操作，不需要等待的时间。在使用时，术者仅需要进行几项非常简单的动作即可完成操作。出现失败的风险也随之进一步降低了。

因此，可以说由于新式骨水泥浆的应用简便性而使第五代骨水泥技术在使用便捷程度上有了大大的提高。同时，它还通过降低骨水泥相关的手术失败风险而为患者提供了更好的安全性。

至于这一新技术是否能够经得起市场的考验，这种骨水泥的发展方向是否能够被公认为是假体置换的现代化要素，未来都将会给出答案。

（李 杨 译 蔡 宏 校）

参考文献

Berardoni N., Lynch P. and Tory McJunkin T.: Vertebroplasty and Kyphoplasty 2008. Accessed 7. http://www.arizonapain.com/Vertebroplasty-W.html 2009

Buechner H., Vogt S.: patent: DE 102 010 055 759: Knochenzementpaste und deren Verwendung DE 102010055759 B4 ; Heraeus Medical GmbH. 2010

Buechner H., Vogt S.: patent: DE 102 010 024 653: Pastenfoermiger Knochenzement DE 102010024653 A1; Heraeus Medical GmbH 2010

Buechner H., Vogt S.: patent: EP 2550979: Kit und Verfahren zur Herstellung von Knochenzement EP 2550979 A2; Heraeus Medical GmbH. 2011

Buechner H., Vogt S.: patent DE 102 007 052 116: Einkomponenten-Knochenzementpasten und Verfahren zu deren Aushaertung DE 102007052116 A1; Heraeus Medical GmbH 2007

FDA510(k) K 053198 : 510(k) Summary of Safety and Effectiveness. SimplexTM P SpeedSet Bone Cement with Tobramycin. Stryker Orthopaedics 325 Corporate Drive Mahwah, New Jersey. 2006

Hasenwinkel JM., Gilbert JL., Rodrigues DC., Bader R.: patent US 838 373 4: Multi-solution bone cements and methods of making the same US 8383734 B2; Syracuse University 2006

ISO. 5833:2002: Implants for Surgery-Acrylic Resin Cements. Orthopaedic Application 2002, Beuth Verlag.2002

Kuzmychov O., Koplin C., Jaeger R., Buechner H., Gopp U.: Physical ageing and the creep behavior of acrylic bone J Biomed Mater Res B Appl Biomater. 91(2):910-7. 2009

Koester U., Jaeger R., Bardts M., Wahnes C., Buechner H., Kuehn KD., Vogt S.: Creep and fatigue behavior of a novel 2-component paste-like formulation of acrylic bone cements. J Mater Sci Mater Med. 24(6):1395-406. 2013

Kittinger C., Marth E., Windhager R.: Antimicrobial activity of gentamicinpalmitate against high concentrations of Staphylococcus aureus. J Mater Sci Mater Med 22(6): 1447-1453, 2011

Kuehn KD., Bruenke J.: Effectiveness of a novel gentamicinpalmitate coating on biofilm formation of Staphylococcus aureus and Staphylococcus epidermidis. International Journal of Nano and Biomaterials 3: 107-117, 2010

Malchau, Herberts, Garellick, Soedermann, Eisler: Prognosis of Total Hip Replacement, Department of Orthopedics niversity Sweden, 2000

Popham GJ., Mangino P., Seligson D., Henry SL.: Antibiotic-impregnated beads. Part II: Factors in antibiotic selection.

Orthop Rev. 20(4):331-7. 1991

Thaiyananthan G., Oh B.: Kyphoplasty/Vertebroplasty Procedure Illustrations http://www.basicspine.com/conditions-procedures/spine-treatments/kyphoplasty.htm 2011

附　录

问卷调查

1   绪论

— 在 X 线光片上，患有骨性关节炎的膝关节和髋关节与正常关节相比有何不同？

— PMMA 骨水泥在临床上有什么应用？

— 为什么说 PMMA 在假体与骨组织间形成的弹性界面很重要？

— 为什么骨水泥不是黏合剂？

— 固定假体的原则是什么？

— J. Charnley 是如何定义 PMMA 骨水泥的？

— PMMA 骨水泥与有机玻璃之间有什么区别？

— PMMA 骨水泥的测试标准有哪些？

— PMMA 骨水泥在临床应用中有什么不同？哪些是化学成分不同的结果？

2   PMMA 骨水泥的购买决策

— 谁是在骨水泥型人工关节置换中选择 PMMA 的主要决策人？

— 目前在使用哪些采购标准？其中哪些标准确定了在手术中应使用哪种 PMMA 骨水泥？

— 如果在骨水泥的选择中更看重经济问题而非临床证据会有怎么样的结果？

3   PMMA 骨水泥的历史

— PMMA 的冷固化、热固化是什么意思？有什么不同？

— 骨水泥在临床中运用已经多少年了？

— 什么是 Nu-Life、Pentacryl 以及 Paladur？

— 包含抗生素的骨水泥是什么时候开始运用的？

— Buchholz 教授引进抗生素骨水泥的目的是什么？

— PMMA 骨水泥是如何被发现的？它最初的用途是什么？

— 自从 PMMA 骨水泥被引入到常规的骨水泥型关节置换术之后，有关它特性和功效的临床证据都有哪些？

— 在骨水泥方面临床证据的数据有不同吗？是否有可供比较的临床研究结果数据？

4   关节置换登记数据

— 在骨水泥方面临床证据的数据有不同吗？是否有可供比较的临床研究结果数据？

— 什么是人工关节置换术登记？

— 人工关节置换术登记有什么优势？

— 这样的人工关节置换登记数据与结果和临床研究的结果有什么不同？

— 在这些已登记的手术中有哪些关于骨水泥髋关节和膝关节置换的临床依据？
— "骨水泥悖论"这个术语是什么意思？
— 人工关节置换术登记数据告诉我们抗生素骨水泥的表现如何？
— 人工关节置换术登记数据是否为不同品牌的 PMMA 骨水泥的临床差异提供依据？
— 现代的骨水泥技术是否会影响人工关节置换中骨水泥假体的预后结果？

5　PMMA 骨水泥的审批要求

— 从注册的角度来看，常规 PMMA 骨水泥在欧盟的分类是什么？
— 从注册的角度来看，抗生素 PMMA 骨水泥在欧盟的分类是什么？
— 从注册的角度来看，常规 PMMA 骨水泥在美国的分类是什么？
— 从注册的角度来看，抗生素 PMMA 骨水泥在美国的分类是什么？
— 骨水泥的注册在欧盟与在美国有什么不同？
— 什么是"实质性等同器械"？
— 临床研究是否需要注册 PMMA 骨水泥？
— "临床检验"这个术语是什么意思？
— ISO 5833 是否是骨水泥注册中唯一需要满足的标准？

6　PMMA 骨水泥的构成与化学

— "聚合"与"黏度"是什么意思？
— 甲基丙烯酸甲酯（MMA）是什么化学成分？
— PMMA 骨水泥的液体成分中主要是哪些物质？
— 作为在液态单体的组分，DmpT 主要起到什么作用？
— 什么是多聚体？什么是共聚体？多聚体之间有什么区别吗？
— PMMA 骨水泥的粉状成分中主要是哪些物质？
— 骨水泥粉末中的 BPO 主要起什么作用？
— 哪两种放射显影剂被用于 PMMA 的粉末组分中？两者有什么不同？
— 目前商品化的抗生素 PMMA 骨水泥可以搭载哪些抗生素？
— 哪些方法通常用于 PMMA 骨水泥粉末的灭菌？
— 为何骨水泥的组分可以是彩色的？绿色和蓝色着色剂是什么？它们为什么会包括在 PMMA 的组分中？
— 粉末与液体的比例是如何影响 PMMA 骨水泥的操作性能的？
— C=C 双键在 MMA 分子多聚化的过程中起到什么样的化学作用？
— PMMA 骨水泥的粉末与液体成分相混合后，化学基团是如何形成的？
— 聚合反应是如何停止的？
— 骨水泥粉末的分子量是如何影响 PMMA 骨水泥的特性的？
— 灭菌过程是如何影响 PMMA 骨水泥的分子量的？

7 面团期PMMA 骨水泥的特性

— 骨水泥在黏度上如何区别？

— 请阐述 PMMA 骨水泥的不同黏度特性？

— 为什么不同的骨水泥有不同的操作时间？

— 骨水泥的混合期是什么？

— 什么是医生的手指测试？为什么这个很重要？

— 为什么骨水泥需要等待的时间？

— 什么是 PMMA 骨水泥的"渗透"？

— 什么是"操作期"？在人体内这段时间发生了什么变化？

— 在凝固期发生了什么变化？

— 哪些因素会影响骨水泥的操作特性？

— 温度对 PMMA 骨水泥的操作特性有什么影响？

— PMMA 骨水泥的最佳预冷却温度是多少？

— 对骨水泥成分进行预冷却的结果是什么？

— 如果骨水泥过早地被使用，我们有什么能做的？

— 穿戴不同的手套会影响 PMMA 骨水泥的操作么？

— 在 PMMA 骨水泥的混合、面团、操作以及凝固各期的速度参数之间有什么联系吗？

— 用手混合与在真空中混合骨水泥对于骨水泥的操作特性有什么影响吗？

8 固化PMMA 骨水泥的性质

— "骨水泥收缩"是什么意思？

— 为什么骨水泥会发热？

— 哪些因素可以降低聚合热？

— 骨水泥的热反应会对患者有危险么？

— 骨水泥需要多久才能完成聚合过程？

— 是否能提前预热或预冷假体？这样会有什么后果？

9 作为药物载体的PMMA 骨水泥

— 手术区域的感染是如何发生的？抗生素骨水泥如何保护植入物？

— 在目前的临床研究和关节置换登记系统中，是否有报道过使用抗生素骨水泥的优势？

— 抗生素是如何从骨水泥中释放出来的？

— 请描述超声震荡法探测细菌的原则？

— 为什么初次关节置换会选择庆大霉素作为抗生素？

— 在关节腔内直接释放抗生素有什么优势？

— 目前是否有药代动力学研究表明抗生素局部浓聚是可以实现的？

— 抗生素是否可以人工混入？它们如何混入？

— PMMA 骨水泥是否可以释放抗真菌药物？
— PMMA 骨水泥中的抗生素可以释放多久？
— 骨水泥的成分是如何影响抗生素的洗提的？
— 请阐释水分摄取与抗生素释放的关系？
— PMMA 骨水泥的特定表面会对抗生素的释放产生哪些影响？
— 抗生素的颗粒大小对抗生素洗提有什么影响？
— 如何增加骨水泥基质的多孔性？是否有最佳的多孔性以利于抗生素的洗提？
— 抗生素的洗提可以持续多长时间？何时达到浓度峰值？
— 不同的 PMMA 骨水泥和 PMMA 间隔器之间是否存在不同的洗提属性？
— 什么是内源性耐药性？什么是获得性耐药性？
— 什么是"菌膜"？
— 什么是"小菌落变异体"和"顽固耐药菌"？
— 能加入特定的抗生素么？加入多大的剂量？
— 是否有关于"如何将抗生素混入 PMMA 骨水泥"的说明？
— 如果医生决定加入抗生素，他们应该考虑哪些问题？
— 哪些类型的抗生素或者抗感染药物可以被混入 PMMA 骨水泥中？
— 如果我们加入了超过 4g 的抗生素到 40g 的 PMMA 粉末中去会发生什么情况？
— 抗生素骨水泥是否在面团期就开始释放抗生素了？

10　PMMA 骨水泥的聚合残留物

— MMA 在人体内会发生什么？
— MMA 对患者有影响么？
— DmpT 在人体内会发生什么变化？

11　过敏反应以及PMMA 骨水泥的相互作用

— PMMA 骨水泥是否可以引发人体高敏感性？
— PMMA 骨水泥是否可以用在已知对骨水泥成分具有高敏感性的病例中？
— PMMA 骨水泥中搭载的抗生素是否会引起过敏？
— 过氧化苯甲酰是否有致敏性？如果患者对此过敏，应如何处理？
— 为什么不推荐钛植入物与骨水泥联用？

12　PMMA 骨水泥的力学性能

— 为什么 PMMA 骨水泥能符合特定的机械特性？
— Burger 模型代表什么？
— 弯曲强度（4 点测试）的定义是什么？
— 弹性模量的定义是什么？

— 哪种骨水泥具有最佳的弹性模量？为何 PMMA 骨水泥抗压性能优良，抗拉伸却欠佳？

— 水分摄取、持续聚合以及单体释放，哪个因素对于 PMMA 骨水泥的机械性能有影响？

— 什么是脆性材料的"断裂能"？

— 什么是"蠕变"？如何定义"蠕变"？

13　新的比较数据

— 当前 PMMA 骨水泥的成分有什么主要不同？

— 扫描电子显微镜的图像可以显示出这些不同么？

— 请阐述一些不同的操作特性，以及他们对于黏度的影响？

— 加入两种抗生素是否会影响 PMMA 骨水泥的机械性能？

14　PMMA 骨水泥的疲劳性能

— 抗生素对于 PMMA 骨水泥的机械性能有什么影响？

— 什么是"疲劳"？

— 环境状态对于 PMMA 的疲劳特性有什么影响？

— 灭菌过程对于 PMMA 骨水泥的疲劳特性会有影响吗？

— 多孔性在 PMMA 骨水泥的疲劳特性上发挥着什么作用？

— 不同黏度的骨水泥的疲劳特性有什么不同吗？

15　PMMA 骨水泥的玻璃转化温度

— 热学分析方法，例如：膨胀度、动态力学分析（DMA）和差示扫描量热法（DSC），如何应用于 PMMA 骨水泥？

— 膨胀度测试的原则是什么？

— 对于材料样本的 DMA 测定有什么特别之处？

— DSC 需遵循哪些测量原则？

— 什么是 PMMA 骨水泥的"玻璃转换"？

— 哪些因素决定了 PMMA 骨水泥的"玻璃转换"行为？

— 为何 PMMA 骨水泥的玻璃转换温度接近身体临界温度？

— 为何 PMMA 骨水泥的 Tg 测定需要使用饱和样本而非干样本？

— 是否能够通过玻璃转换测定检测样本的改变？

— 下列几种 PMMA 骨水泥中——Smartset GHV, Refobacin Bone Cement R, Palacos R+G, Simplex Antibiotic——DSC 能够检测到几种玻璃转换？

— 有数种多聚或共聚体的 PMMA 是否有多种玻璃转换？

— 干贮存与饱和贮存的 PMMA 在 DSC 中 Tg 差异能有多大？

16 现代骨水泥技术

— 干贮存与饱和贮存的 PMMA 在 DCS 中 Tg 差异能有多大？

— "现代骨水泥技术"是什么意思？

— 为何在真空中混合骨水泥能提高骨水泥的机械特性？

— 骨水泥的多孔性在骨水泥鞘的开裂中起到何种作用？

— 真空混合与手动混合的 PMMA 骨水泥在抗生素的释放上是否存在不同？

— 什么是"开放式骨水泥真空混合系统"？

— 什么是"骨水泥预装系统"？

— 开放式混合系统与预装混合系统的骨水泥混合是否存在不同？如果有，哪些因素能影响测试结果？

— 什么是"骨水泥植入综合征"？

— 如何避免与 MMA 接触？

— 手术区域里的 MMA 浓度是多少？

— 在 MMA 挥发的情况下，如何保证操作空间的安全？

— 过量的 MMA 暴露会对手术室工作人员的安全造成什么影响？

— 如果骨水泥发热应该怎么办？是否能够用液体冷却骨水泥？

— 水泥型或非水泥型髋（膝）关节置换术后发生脂肪栓塞的病理机制是什么？

— 如何降低栓塞症的风险？

— 是否应该使用经单体液体润湿的骨水泥，以利于水泥更好地移除？

— 什么是"最小骨水泥鞘宽度"？

— 植入物松动有什么影像学表现？所谓的"放射带"（radiological zones）对于髋臼和股骨假体松动的评估作用是什么？

17 特殊类型的PMMA骨水泥

— 哪些因素影响 PMMA 骨水泥的黏度？

— 什么是"椎体成形术"？什么是"后凸成形术"？二者有什么主要区别？

— 什么是"快速凝固型骨水泥"？使用这类骨水泥的主要指征是什么？

— 什么是"骨水泥的简化"？这与现在的骨水泥技术有何区别？

— 什么是第五代骨水泥技术？请描述浆状 PMMA 骨水泥？

（李杨译 蔡宏校）